Michael Frowein

Grundwissen Chirurgische Krankenpflege

Michael Frowein

Grundwissen Chirurgische Krankenpflege

Kurzlehrbuch für die Pflegeausbildung

GUSTAV FISCHER

Stuttgart · Jena · New York

Diejenigen Bezeichnungen, die zugleich eingetragene Warenzeichen sind, wurden nicht immer kenntlich gemacht. Es kann also aus der Bezeichnung einer Ware mit dem für diese eingetragenen Warenzeichen nicht in jedem Falle geschlossen werden, daß die Bezeichnung ein freier Warenname ist. Ebensowenig ist zu entnehmen, ob Patente oder Gebrauchsmuster vorliegen.

Wichtiger Hinweis
Der Autor hat große Sorgfalt darauf verwandt, daß die in diesem Buch gemachten Angaben zu Indikationen, Dosierungen und unerwünschten oder toxischen Arzneimittelwirkungen dem derzeitigen Wissensstand entsprechen. Da die pharmakotherapeutischen Erkenntnisse in der Medizin laufendem Wandel durch Forschung und klinische Erfahrung unterliegen, ist der Benutzer dieses Werkes dennoch verpflichtet, anhand von Packungsbeilagen und Fachinformationen der Präparate zu überprüfen, ob die dort gemachten Angaben von denen in diesem Buch abweichen und seine Verordnung in eigener Verantwortung zu bestimmen.

Die Deutsche Bibliothek – CIP-Einheitsaufnahme

Frowein, Michael:
Grundwissen chirurgische Krankenpflege : Kurzlehrbuch für die Pflegeausbildung ; 46 Tabellen / Michael Frowein. – Stuttgart ; Jena ; New York : G. Fischer, 1996
ISBN 3-437-00865-X

Wollgrasweg 49 · D-70599 Stuttgart (Hohenheim)

Herstellung: Beate Dippold
Satz: Typomedia, Ostfildern
Druck: Gulde, Tübingen
Verarbeitung: Nädele, Nehren
Umschlaggestaltung: SRP, Ulm
Gedruckt auf: 90 g/m^2 LUXOMATT
Printed in Germany

Vorwort

«Grundwissen Chirurgische Krankenpflege» beschreibt grundsätzliche Pflegetechniken und die spezielle Krankenpflege bei chirurgischen und unfallchirurgischen Operationen, bzw. Erkrankungen. Die Auswahl der Themen reicht über die Anforderungen des Krankenpflegegesetzes und der gängigen Curricula für Krankenpflege hinaus. Die rechtliche Lage bei der Durchführung von Pflegemaßnahmen wird besonders berücksichtigt. Durch den checklistenartigen Aufbau des Buches, 77 Fotos, 30 schematische Darstellungen, 46 Tabellen sowie die Erläuterung von Fremdwörtern im Text ist «Grundwissen Chirurgische Krankenpflege» speziell für die Aus-, Fort- und Weiterbildung in der Krankenpflege und zur Vorbereitung auf das Krankenpflegeexamen geeignet. «Grundwissen Chirurgische Krankenpflege» stellt erstmals in diesem Themenbereich die Krankenpflege eindeutig in den Mittelpunkt.

Besonderen Dank möchte ich an dieser Stelle meiner Ehefrau Dr. med. Corinna Frowein sowie Dr. med. Hildegard Theobald und Wolfgang Rentzsch aussprechen. Sie haben entscheidend zur Entstehung dieses Buches beigetragen.

Michael Frowein

Inhaltsverzeichnis

3 Injektionen, Infusionen, Blutentnahmen

4 Anästhesie

5 Prä- und postoperative Krankenpflege

1 Die Wunde

1.1 Wundheilung

Die Beobachtung der Wunde ist ein wesentlicher Aspekt der Krankenbeobachtung bei chirurgischen und unfallchirurgischen Patienten. Die qualifizierte Beobachtung setzt die Kenntnis der wesentlichen Wundheilungsschritte voraus. Grundsätzlich wird zwischen primärer und sekundärer Wundheilung unterschieden.

1.1.1 Primäre Wundheilung

Definition

Komplikationsfreies Zusammenwachsen der Wundränder unter Ausbildung einer minimalen Bindegewebsbrücke.

Heilungsschritte

- Defektausfüllung mit Blut-Fibrinpfropf (Endprodukt der Blutgerinnung)
- Einwanderung von Leukozyten (weiße Blutkörperchen) in den Wundspalt und Phagozytose (Aufnahme fester Partikel in das Zellinnere von Phagozyten) der Zelltrümmer, Blut und des avitalen (leblosen) Materials
- Einsprossung von Bindegewebszellen und Kapillargefäßen (Haargefäßen) in den Wundspalt
- Epithelisation (Verschluß mit Epithelzellen) der Epidermis (Oberhaut)
- Vervollständigung der Epidermis
- Vollständige Regeneration in 8–10 Tagen
- Geringe Narbenbildung

Schritte der primären Wundheilung

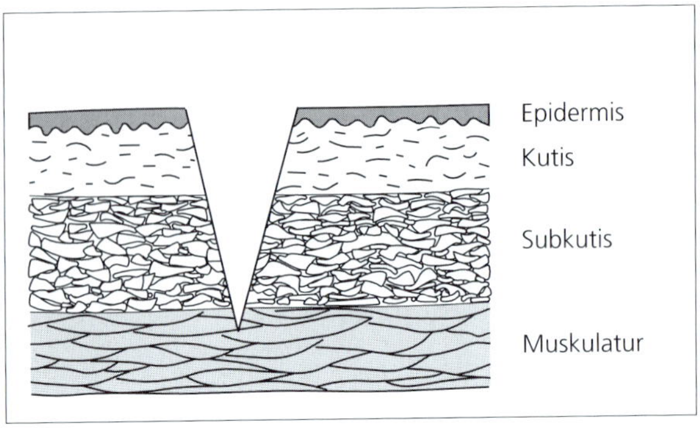

Abb. 1–1
Durchtrenntes Gewebe nach einer Verletzung.

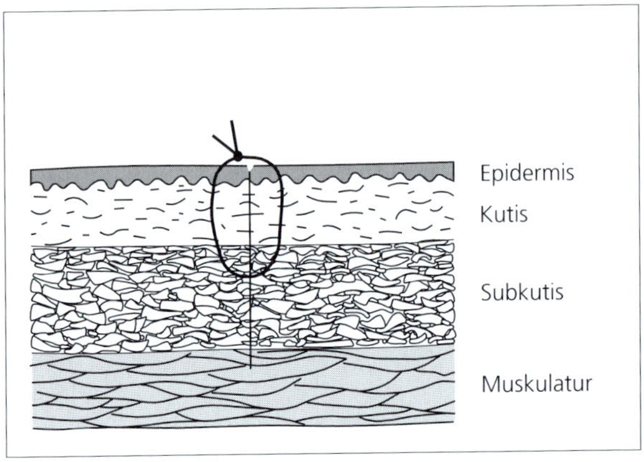

Abb. 1–2
Zustand nach Adaption der Wundflächen mittels Nahtmaterial.

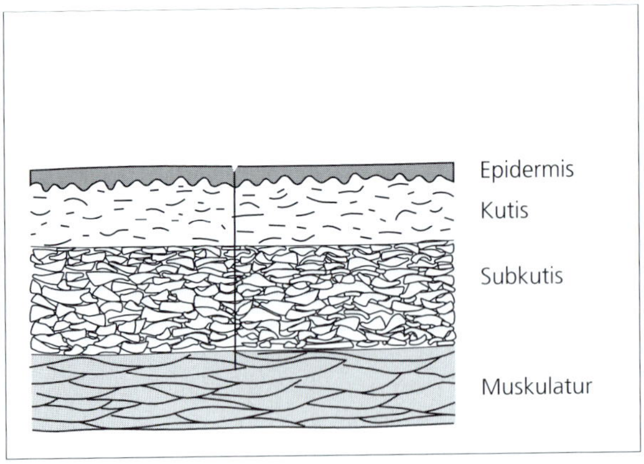

Abb. 1–3
Zustand nach der primären Wundheilung.

1.1.2 Sekundäre Wundheilung

Definition

Infolge einer (a)bakteriellen Entzündung kommt es zur Auffüllung des Gewebedefekts mit Granulationsgewebe und ausgedehnterer Bildung von Narbengewebe (Defektheilung).

Heilungsschritte

- Infektion nach Verletzung
- Abwehraktivitäten lokal und allgemein
- Klassische Entzündungszeichen (Kap. 1.5.4)
- Überwindung der Infektion
- Granulation (knötchenförmige Neubildung von Gewebe), Gewebeeinsprossung in den Defektraum
- Verschluß von unten heraus und Epithelisation (Verschluß der oberen Hautschicht mit Epithelgewebe)
- Bei großen Defekten eventuell Sekundärnaht (Adaption der Wundränder mit Nahtmaterial nach Ausheilung der Entzündung)

Schritte der sekundären Wundheilung

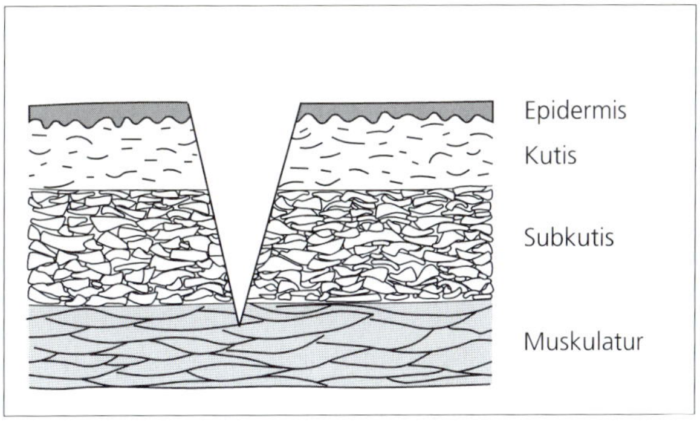

Abb. 1–4
Durchtrenntes Gewebe nach einer Verletzung.

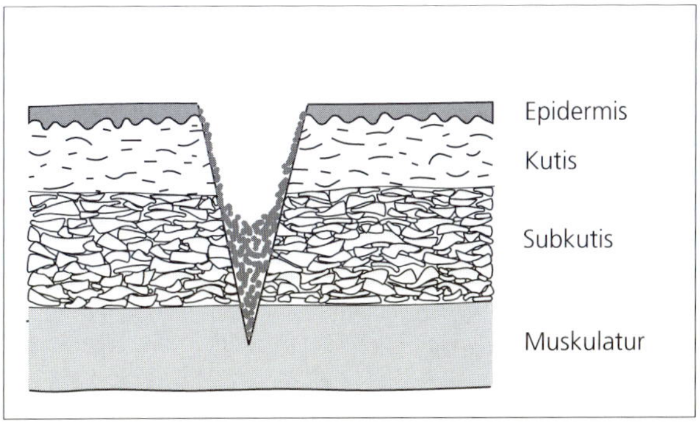

Abb. 1–5
Bildung von Granulationsgewebe im Rahmen der sekundären Wundheilung.

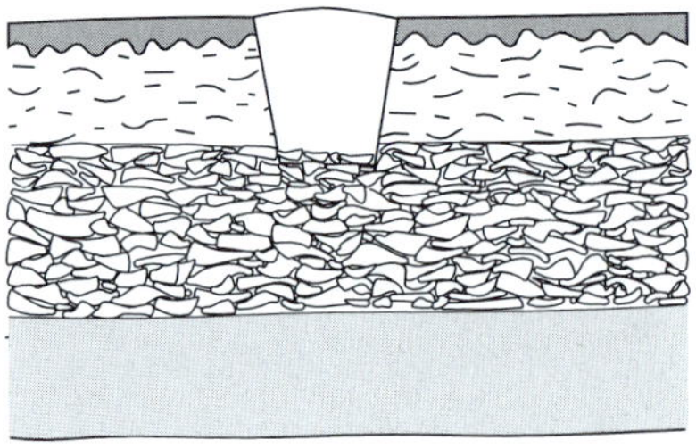

Abb. 1–6
Zustand nach Ausheilung der Wunde mit bindegewebiger Auffüllung.

1.2 Wundversorgung und Tetanusprophylaxe

1.2.1 Konservative Wundversorgung

Definition

Erstmalige Wundbehandlung nach Eintritt einer Verletzung ohne Resektion von Gewebe und ohne Hautnaht bzw. Hautklammerung.

Anwendung

- Bei kleinen, oberflächlichen Wunden, die keiner operativen Wundversorgung bedürfen
- Bei Wunden, die älter als 6 Stunden sind
- Bei infizierten Wunden
- Bei Wunden, die durch Tier- oder Menschenbiß verursacht wurden

Materialien

- Sterile Handschuhe, Schutzhandschuhe
- Wasserdichte Unterlage
- Polyvidon-Jod-Lösung, NaCl-Lösung 0,9% und H_2O_2 3% zur Desinfektion und Reinigung
- Steriles Schlitztuch
- Sterile, anatomische Pinzette
- Knopfsonde
- Knopfkanüle
- Sterile 10 ml Einwegspritze
- Steriler Holzspatel
- Sterile Tupfer und Kompressen
- Polyvidon-Jod-Salbe
- Vaselin-Tüll-Gaze

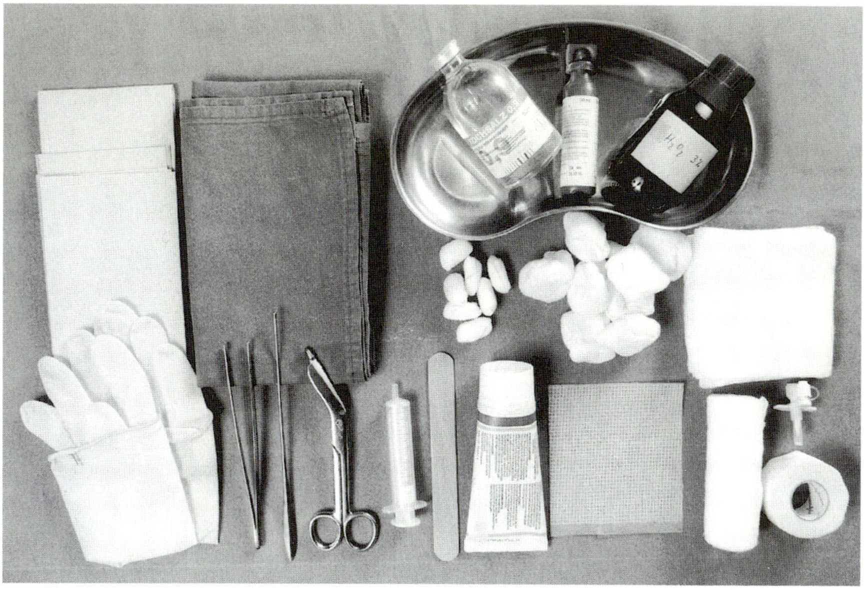

Abb. 1–7 **Materialien zur konservativen Wundversorgung (von links nach rechts und von oben nach unten): Wasserdichte Unterlage, Schlitztuch, Nierenschale, NaCl-Lösung 0,9 %, Polyvidon-Jod-Lösung (ohne Alkohol), H_2O_2 3 %, Präpariertupfer, Tupfer, Kompressen, Handschuhe, anatomische Pinzette, Knopfsonde, Verbandschere, Spritze (10–20 ml), Spatel, Polyvidon-Jod-Salbe, Salbengaze, elastische Binde, Pflaster, Mehrfachentnahmedorn für die Kochsalzlösung.**

- Elastische Binde
- Pflaster
- Nierenschale
- Verbandschere

Durchführung

Die Durchführung der konservativen Wundversorgung im Rahmen einer Erstversorgung ist eine ärztliche Aufgabe. Die Aufgabe der Krankenpflege besteht in der Betreuung des Patienten, der Vorbreitung, Assistenz und Nachsorge zur konservativen Wundversorgung.

- Information des Patienten
- Hygienische Händedesinfektion (Kap. 2.5)
- Anziehen der Schutzhandschuhe
- Lagerung der verletzten Körperregion auf eine wasserdichte Unterlage
- Vorsichtiges Entfernen des Erstverbands
- Anziehen steriler Handschuhe und Abdecken des verletzten Bereichs mit dem sterilen Schlitztuch
- Desinfektion des Wundgebiets mittels Polyvidon-Jod-Lösung und H_2O_2 3% und sterilen Tupfern (Kap. 1.5.1)

- Spülung des Wundgebiets mit NaCl-Lösung 0,9%, 10ml Einwegspritze und Knopfkanüle

Beachte: Alkoholische Lösungen sind gewebetoxisch und finden deshalb bei offenen Wunden keine Verwendung! Neben dem Auftreten von starken Schmerzen kann auch die Wundheilung verzögert werden.

- Begutachtung und Untersuchung der Wunde durch den Arzt mit Hilfe einer anatomischen Pinzette und der Knopfsonde, um tieferliegende Verletzungen oder Fremdkörper zu erkennen
- Abschließende Desinfektion des Wundgebiets
- Anlegen eines aseptischen Wundverbands

Anlegen eines aseptischen Wundverbands

- Auftragen von Polyvidon-Jod-Salbe zur Infektionsprophylaxe (vorbeugende Maßnahme zur Vermeidung einer Entzündung)
- Auflegen einer Vaseline-Tüll-Gaze, um ein Ankleben an der Wunde zu verhindern
- Abdeckung mit sterilen Kompressen und Fixation mit elastischer Binde und Pflasterstreifen oder Netzpflaster
- Dokumentation

Abschließend muß ermittelt werden, ob der Verletzte ausreichenden Tetanusschutz besitzt (Kap. 1.2.3)

1.2.2 Operative Wundversorgung

Definition

Erstmalige Wundbehandlung nach Eintritt einer Verletzung mit Hautnaht bzw. Hautklammerung.

Schritte der operativen Wundversorgung

1. Chirurgische Händedesinfektion

- Die operative Wundversorgung beginnt mit der chirurgischen Händedesinfektion (Kap. 2.9)

2. Wundtoilette

- Information des Patienten, Befragen nach Allergien
- Reinigung der Wundumgebung mit Kompressen und steriler NaCl 0,9% Lösung
- Rasur der Wundumgebung mittels Einmalrasierer
- Desinfektion des Wundgebiets mittels Polyvidon-Jod-Lösung und H_2O_2 3% und sterilen Tupfern (Kap. 1.5.1)

> **Beachte:** Alkoholische Lösungen sind gewebetoxisch und finden deshalb bei der Desinfektion offener Wunden keine Verwendung!

3. Lokalanästhesie

- Betäubung des Wundgebiets mit Lokalanästhetikum (Kap. 4.1)

4. Wundnaht

- Ausschneidung der zerfetzten Wundränder unter sterilen Bedingungen (Kap. 1.2.2)
- Säuberung der Wunde mittels Polyvidon-Jod- oder H_2O_2 3%-Lösung
- Nähen der Gewebe (Kap. 1.2.2)

5. Wundverband

- Der Wundverband wird mit sterilen Materialien unter Beachtung der Asepsis (Keimfreiheit) angelegt (Kap. 1.3 ff)
- Ankleben des Verbands muß durch Salbengaze oder Polyvidon-Jod-Salbe verhindert werden

6. Tetanusprophylaxe

- Überprüfung des Impfschutzes, gegebenenfalls muß eine Impfung vorgenommen werden. Zur Wahl der erforderlichen Präparate siehe Tetanusimpfplan (Tab. 1–1)
- Dokumentation

> **Beachte:** Wunden, die älter als 6 Stunden sind, dürfen nicht primär verschlossen werden! Die Gefahr einer Wundinfektion wird durch den Wundverschluß erhöht.

Schematische Darstellung der operativen Wundversorgung

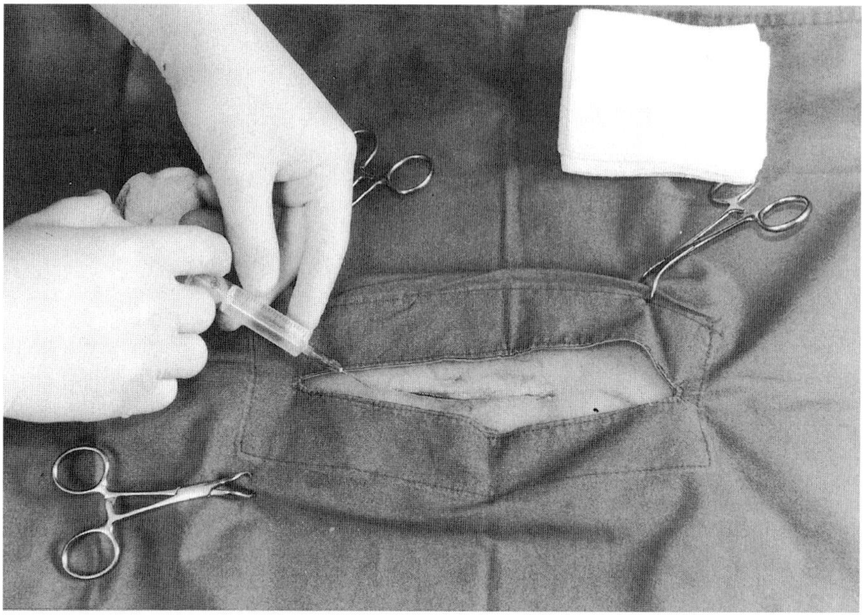

Abb. 1–8 **Lokalanästhesie des Wundgebiets.**

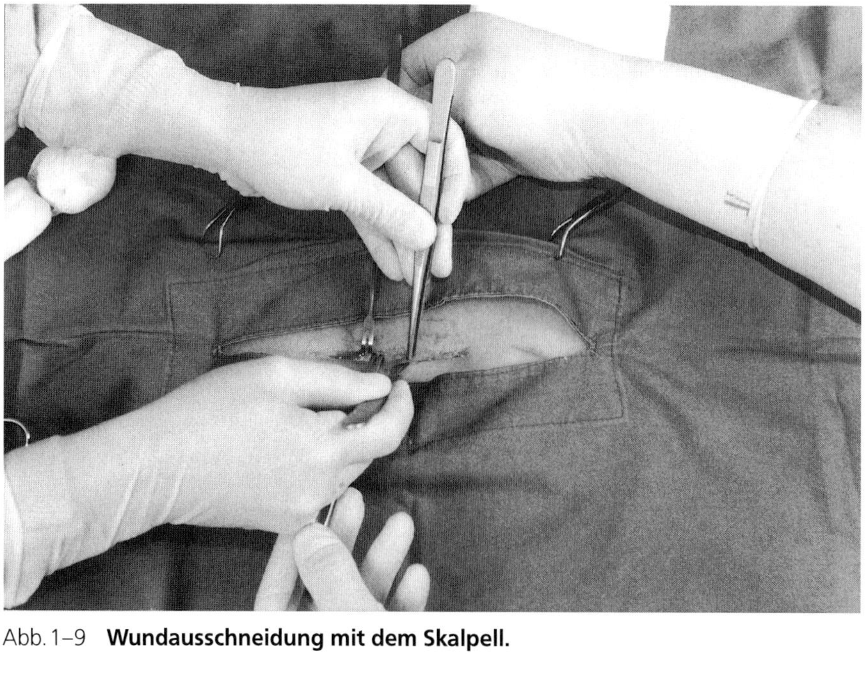

Abb. 1–9 **Wundausschneidung mit dem Skalpell.**

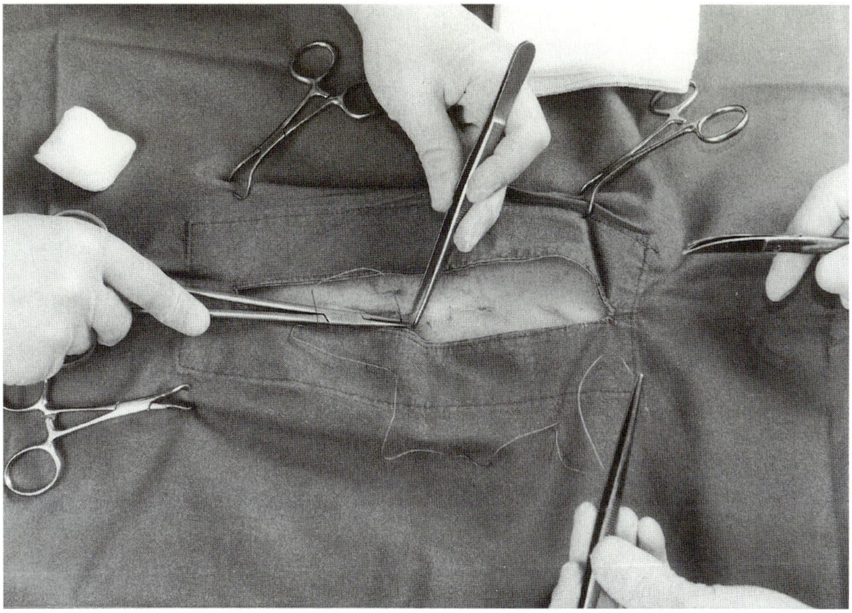

Abb. 1–10 **Hautnaht mit Nadelhalter nach Hegar, chirurgischer Pinzette und nicht-resorbierbarem Nahtmaterial.**

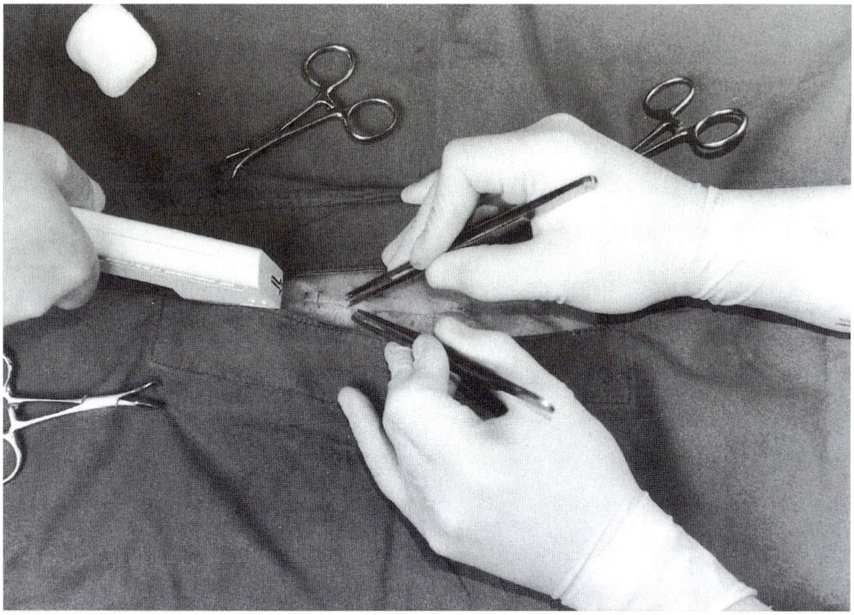

Abb. 1–11 **Hautadaption mit dem Klammersetzer und chirurgischen Pinzetten.**

1.2.3 Materialien zur Wundversorgung

1. Lokalanästhesie (Abb. 1–12)

- Alkoholisches Hautdesinfizienz
- Spritze und zwei dünne Kanülen (Nummer 12)
- Lokalanästhetikum
- Sterile Tupfer

2. Operative Wundversorgung (Abb. 1–13 und 1–14)

- Sterile Handschuhe
- Sterile Abdecktücher, steriles Schlitztuch
- Sterile Instrumente:
  - Anatomische Pinzette
  - Chirurgische Pinzette
  - Präparierschere
  - Schere
  - Wundhaken
  - Skalpell
  - Kocher- Klemmen
  - Nadelhalter
- Nahtmaterial (Tab. 15–1)
- Sterile Tupfer und Kompressen
- Polyvidon-Jod-Lösung

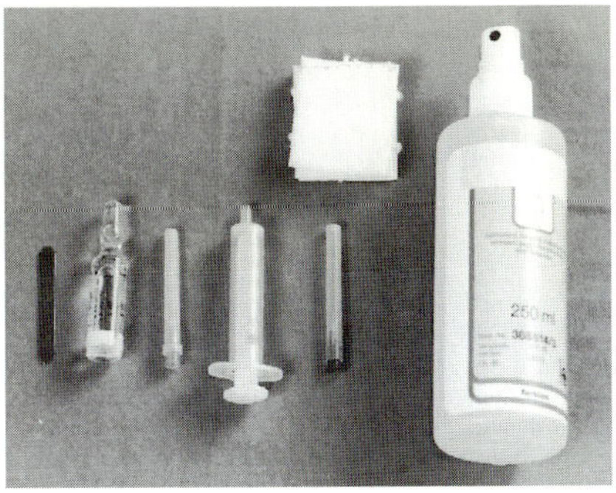

Abb. 1–12 **Material zur Lokalanästhesie (von links nach rechts): Ampullensäge, Lokalanästhetikum, Kanüle zum Aufziehen, Spritze in entsprechender Größe, Injektionskanüle, Tupfer und Hautdesinfizienz.**

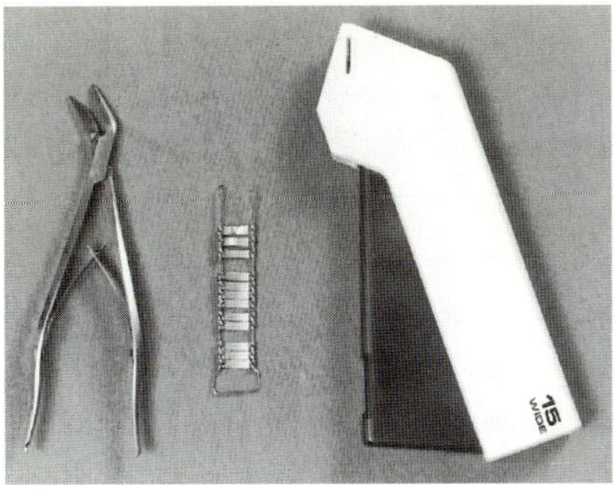

Abb. 1–14 **Klammersetzer nach Michel, Klammern nach Michel, Klammersetzer mit Magazin (15 Klammern).**

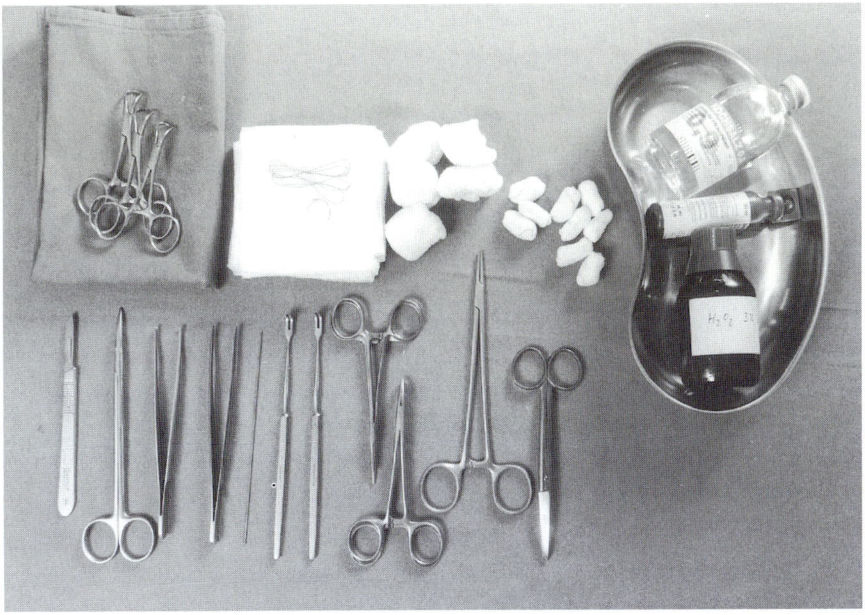

Abb. 1–13 **Instrumentarium zur operativen Wundversorgung (von links nach rechts und von oben nach unten): Tuchklemmen, Schlitztuch, Kompressen, atraumatisches Nahtmaterial, Tupfer, Präpariertupfer, Nierenschale, Kochsalzlösung 0,9%, Polyvidon-Jod-Lösung (ohne Alkohol), H_2O_2 3%, Skalpell mit Klinge Nr. 10, Präparierschere, chirurgische Pinzette, anatomische Pinzette, Knopfsonde, Wundhaken, zwei gerade Gefäßklemmen, zwei Moskitoklemmen, Nadelhalter nach Hegar, Cooper-Schere spitz-stumpf (gebogen).**

Chirurgische Instrumente zur Wundversorgung

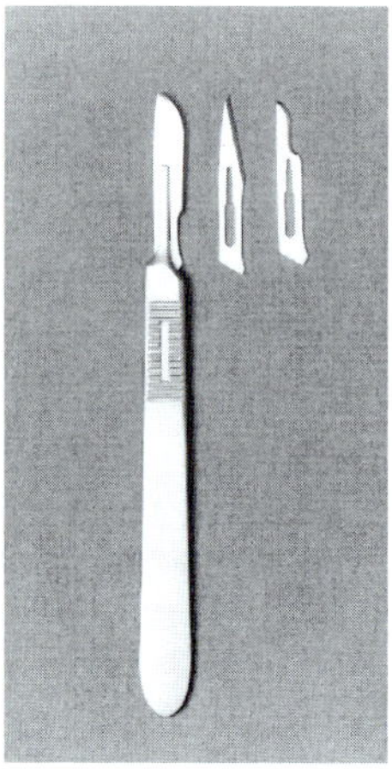

Abb. 1–15 **Skalpell mit Klinge Nr. 10, Nr. 11 und Nr. 15.**

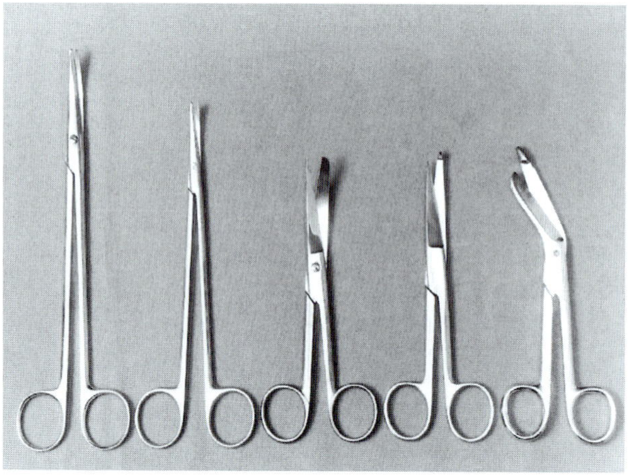

Abb. 1–16 **Große und kleine Präparierschere, Cooper-Schere spitz-stumpf (gebogen), gerade Verbandschere, gewinkelte Verbandschere.**

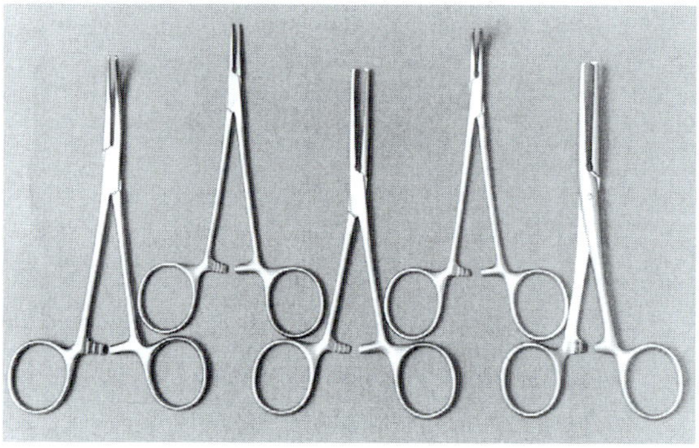

Abb. 1–18 **Pean-Klemme (stumpf und gebogen), Gefäßklemme (stumpf und gerade), Kocher-Klemme (scharf und gerade), Moskito-Klemme (scharf und gebogen), Mikulicz-Klemme (scharf und gerade).**

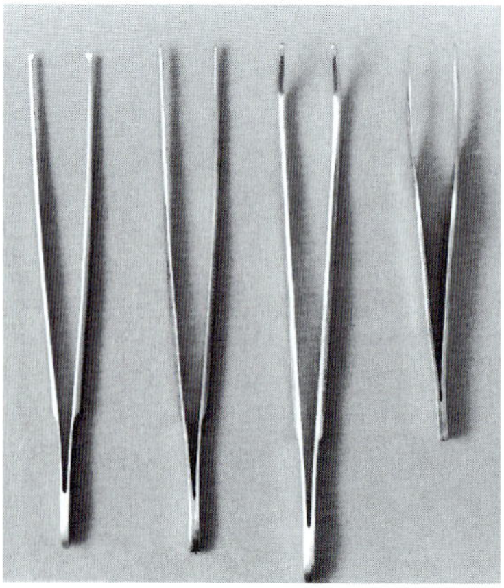

◀ Abb. 1–17 **Chirurgische Pinzette, anatomische Pinzette, abgewinkelte anatomische Pinzette, Splitterpinzette.**

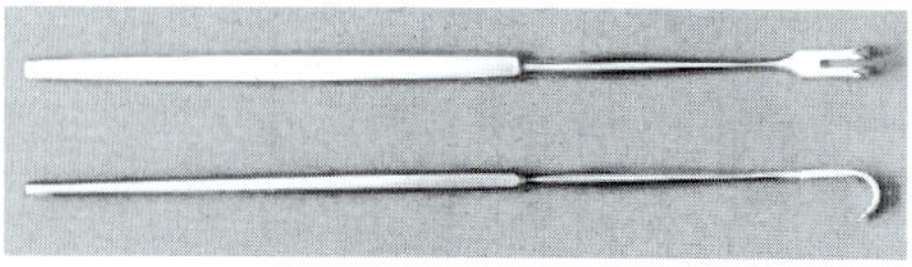

Abb. 1–19 **Wundhaken (scharfe Zweizinker).**

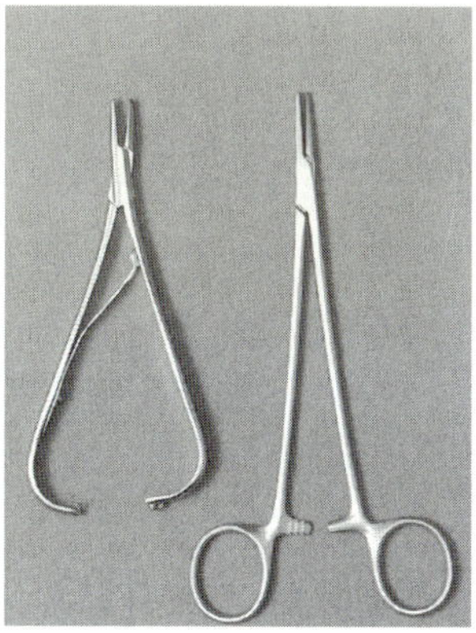

Abb. 1–20 **Nadelhalter nach Mathieu-Kocher, Nadelhalter nach Hegar.**

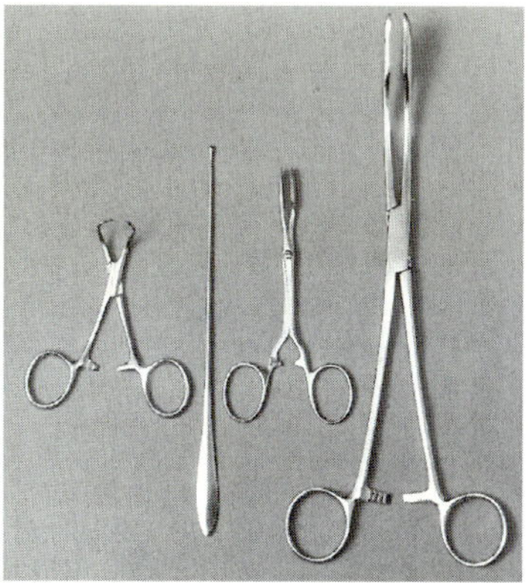

Abb. 1–21 **Tuchklemme, Knopfsonde, Tupferklemme für Präpariertupfer, Kornzange.**

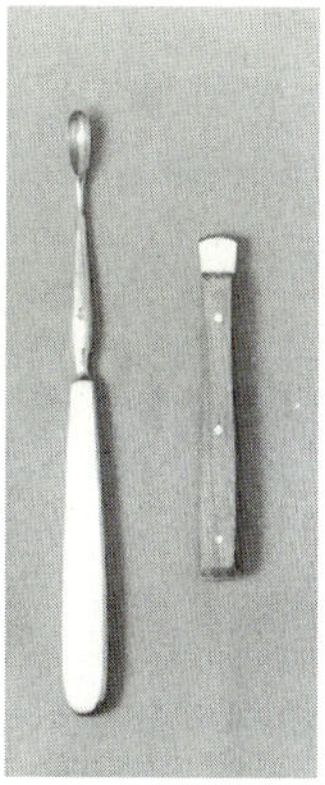

Abb. 1–22 **Scharfer Löffel, Raspatorium.**

Instrumentendesinfektion

Instrumente werden in der folgenden Reihenfolge aufbereitet:

- Desinfektion in einer am Krankenhaus üblichen Desinfektionslösung unter Beachtung der Einwirkzeit
- Reinigung
- Sterilisation

3. Verband

- Polyvidon-Jod-Salbe
- Steriler Holzspatel
- Vaseline-Tüll-Gaze
- Sterile Kompressen
- Elastische Binden und Pflaster zur Fixierung oder Netzpflaster
- Verbandschere

4. Tetanus Prophylaxe

Definition

Vorbeugende Maßnahme zur Vermeidung des Wundstarrkrampfs.

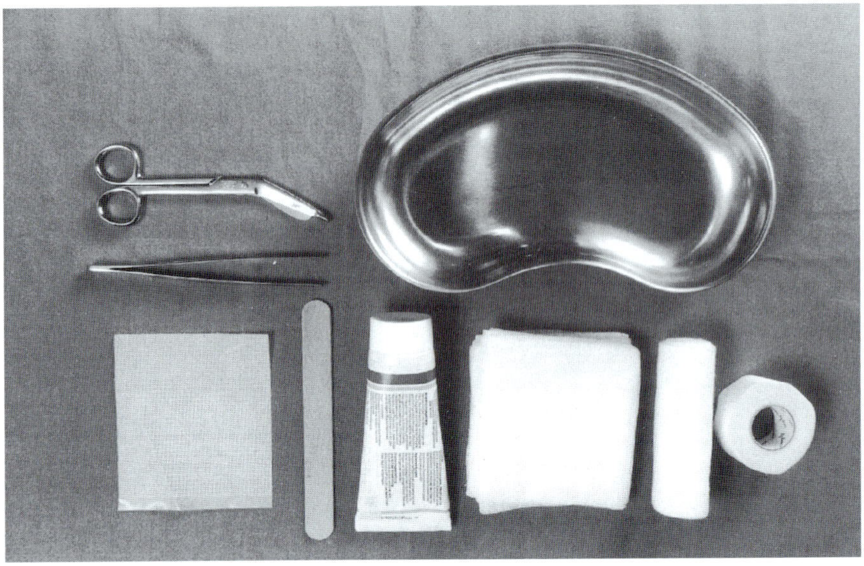

Abb. 1–23 **Wundverbandmaterial: Verbandschere, anatomische Pinzette, Nierenschale, Vaseline-Tüll-Gaze, Spatel, Polyvidon-Jod-Salbe, Kompressen, elastische Binde, Pflaster.**

Beachte: Den Patienten vor der Injektion nach Allergien befragen!
Wird zum selben Zeitpunkt Tetanus-Antitoxin und Tetanus-Toxoid verabreicht, besteht die Gefahr, daß sich die beiden Wirkstoffe gegenseitig aufheben. Zur Vermeidung dieses Effekts werden die Präparate in verschiedene Körperregionen injiziert, wie z.B. ventroglutäal rechts und links.

Erläuterung

Die Durchführung erfolgt bei jeder Verletzung, falls der Betroffene nicht ausreichend immunisiert ist.

Eine Tetanusinfektion kann tödlich verlaufen!

Beachte: Jeder Verletzte, der
(1) keinen Impfschutz besitzt,
(2) sich unsicher bezüglich der Immunität ist,
(3) keine Angaben machen kann,
(4) vor 8–10 Jahren die letzte Impfung erhielt,
wird einer Tetanusprophylaxe unterzogen!

Passive Immunisierung

Das für die Krankheitssymptome verantwortliche Antigen (Tetanustoxin) wird durch die Gabe von spezifischen Antikörpern (Tetanus-Antitoxin) unschädlich gemacht.

Die Wirkung tritt wenige Minuten nach der Applikation ein, erreicht jedoch nur das im Blut kreisende Toxin. Die Injektion erfolgt intramuskulär.

Die Bezeichnung «passive» Immunisierung erklärt sich daraus, daß das Immunsystem nicht an der Produktion der Antikörper beteiligt ist, sondern diese durch die Injektion verabreicht werden.

Präparate: Tetanus-Antitoxin.

Aktive Immunisierung

Manipuliertes Tetanustoxin, das seine krankmachende Wirkung verloren hat (das «Toxoid»), wird injiziert. Die Wirkung tritt erst nach ca. 36 Stunden ein. Die Injektion erfolgt intramuskulär.

Die Bezeichnung «aktive» Immunisierung erklärt sich daraus, daß das Immunsystem zur Antikörperproduktion angeregt wird, also selbst aktiv werden muß.

Präparate: Tetanus-Toxoid.

Beachte: Aktive und passive Immunisierungsinjektionen dürfen **nicht** zusammen in eine Region injiziert werden, da sich sonst ihre Wirkungen gegenseitig aufheben! Injektionstellen z.B. ventroglutäal rechts und links.

Vorgehensweise bei einer Tetanusimmunisierung ohne akute Verletzung

Willkürlich ausgewählter Zeitpunkt.
1 Ampulle (0,5 ml) Tetanus-Toxoid intramuskulär.
4–8 Wochen später: 1 Ampulle (0,5 ml) Tetanus-Toxoid intramuskulär.
4–8 Monate später: 1 Ampulle (0,5 ml) Tetanus-Toxoid intramuskulär.
Dieses Impfschema stellt eine Grundimmunisierung dar.

Alle 5–10 Jahre 1 Ampulle aktiven Impfstoff intramuskulär.

Dieses auf der Grundimmunisierung aufbauende Impfschema stellt die Auffrischimpfung dar.

Tetanusimmunisierung in Verbindung mit einer akuten Verletzung

Tab. 1–1 **Tetanus-Impfplan bei akuten Verletzungen**

Tetanus-Impfplan bei akuten Verletzungen					
	Sofort		**4–8 Wochen**	**4–12 Monate**	**Alle 5–10 Jahre**
	Passiv (Antitoxin)	Aktiv (Toxoid)	Aktiv (Toxoid)	Aktiv (Toxoid)	Aktiv (Toxoid)
Kein Impfschutz vorhanden	1 ml i.m.	0,5 ml i.m.	0,5 ml i.m.	0,5 ml i.m.	0,5 ml i.m.
Impfschutz nicht sicher ermittelbar	1 ml i.m.	0,5 ml i.m.	0,5 ml i.m.	0,5 ml i.m.	0,5 ml i.m.
Keine abgeschlossene Grundimmunisierung	1 ml i.m.	0,5 ml i.m.	0,5 ml i.m.	0,5 ml i.m.	0,5 ml i.m.
Letzte Auffrischung vor 5 Jahren					0,5 ml i.m. (5 J.)
Letzte Auffrischung vor 5–10 Jahren		0,5 ml i.m.			0,5 ml i.m. (5 J.)
Letzte Auffrischung vor mehr als 10 Jahren	1 ml i.m.	0,5 ml i.m.	0,5 ml i.m.	0,5 ml i.m.	0,5 ml i.m.

Beachte: Die Verabreichung der Präparate muß im Impfpaß eingetragen werden. Der Patient muß über die Wichtigkeit der Folgeimpfungen informiert werden. Die Folgeimpfungen sollten mit Bleistift in den Impfpaß eingetragen werden, da die 3. Impfung häufig vergessen wird, oder der mögliche Zeitraum einer Folgeimpfung überschritten wird.

1.3 Verbandtechniken

Es gibt verschiedene Verbandarten, die nach ihrer Verwendung unterschieden werden.

Tab. 1–2 **Grundsätzliche Verbandarten und ihre Anwendung**

Verbandart	Ziel	Material	Grund
Schutzverband	Befestigung von Wundauflagen, Schutz vor Infektion	Kompressen, Pflaster, elastische Binden	Wunden aller Art, Hauterkrankungen
Stützverband	Ruhigstellung, Stabilisierung	Gipsbinden, Schienen, Tapeverbände	Frakturen, Distorsionen
Kompressionsverband	Verbesserung des venösen Rückflusses, Vermeidung von Ödemen und Ergüssen, Blutstillung	elastische Stoffbinden, Pflasterbinden	Thromboseprophylaxe, Blutungen

1.3.1 Pflasterverband

Der Pflasterverband dient der Fixierung einer sterilen Wundauflage über dem Wundbereich.

Der Wundschnellverband (Heftpflaster)

Der Wundschnellverband, der lediglich einen direkten Kontakt verhindern soll, dient der Versorgung kleinerer Verletzungen.

Zur Überbrückung von Gelenken wird der Wundschnellverband seitlich eingeschnitten. Nachteilig wirkt sich der geringe Schutz vor Erregern bei noch offenen Wunden aus.

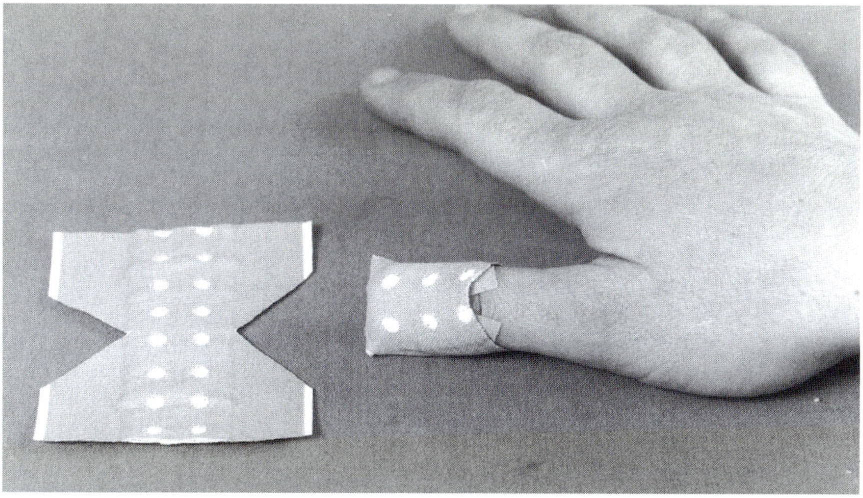

Abb. 1–24 **Wundschnellverband des Daumens. Durch v-förmiges Einschneiden wird ein optimaler Sitz erreicht.**

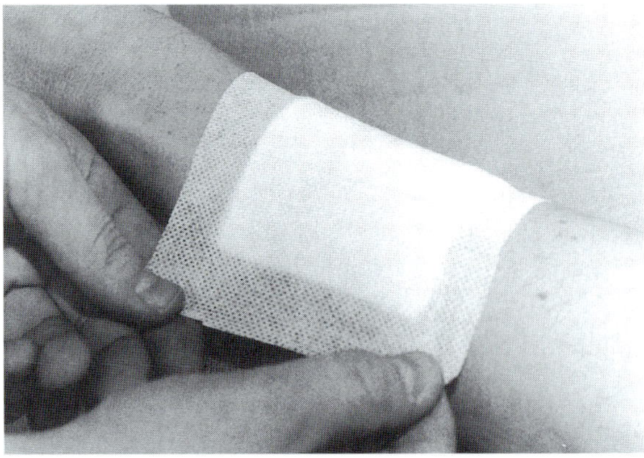

Abb. 1–25
Fixierung der sterilen Wundauflage mit elastischem Netzpflaster.

Pflasterverband mit elastischem Klebevlies

Das elastische Klebevlies ermöglicht eine flächige Fixierung der sterilen Wundauflage mit Abschluß nach allen Seiten.

Anwendung findet diese Verbandtechnik nach Operationen, da er einen guten Schutz gegen Erreger darstellt, nicht verrutschen kann und schnell anzulegen ist.

Nachteilig ist die schwierige Pflasterentfernung, die durch Rasur des Klebebereichs erleichtert werden kann.

1.3.2 Schlauch- und Netzverbände

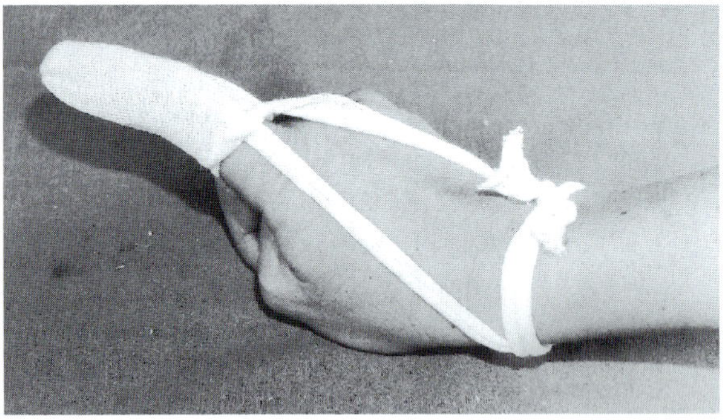

Abb. 1–26
Fingerverband mit Schlauchverbandstoff.

1.3.3 Binden

Je schmaler eine Binde ist, desto besser lassen sich Gelenkbereiche überwickeln.

Beachte: Bindenverbände werden grundsätzlich von distal nach proximal (von körperfern nach körpernah) angelegt, um Stauungen der Blutgefäße und Ödembildung zu vermeiden. Bei zu schmalen Binden oder zu festem Zug kann es zu Abschnürungen kommen! Verbände die nicht mehr korrekt sitzen, müssen umgehend erneuert werden, da anderenfalls Ödeme (Ansammlung wässriger Flüssigkeiten in den Gewebsspalten), Durchblutungsstörungen und Thrombosen (Blutgerinnselbildung) provoziert werden.

1.3.4 Empfohlene Bindenbreiten

Tab. 1–3 **Empfohlene Bindenbreiten in Abhängigkeit von der Körperregion**

Körperregion	Bindenbreite in cm
Kopf, Hals	4– 6
Oberarm, Unterarm	5– 8
Ellenbogen, Handgelenk	6– 8
Finger	1– 4
Thorax, Bauch	12–20
Oberschenkel	10–12
Knie	8–10
Unterschenkel	8–10
Sprunggelenk	6– 8
Fuß	4– 6

Um Faltenwurf und zu festen Zug beim Abrollen der Binde zu vermeiden, wird der Bindenkopf flach zwischen Daumen und Zeigefinger geführt und über die Extremität ohne Zug abgewickelt.

1.3.5 Schraubengang

Der Schraubengang wird zur Überbrückung größerer Körperabschnitte eingesetzt. Um bei Bewegung ein Auseinanderrutschen zu vermeiden, sollten sich die Touren halb überlappen.

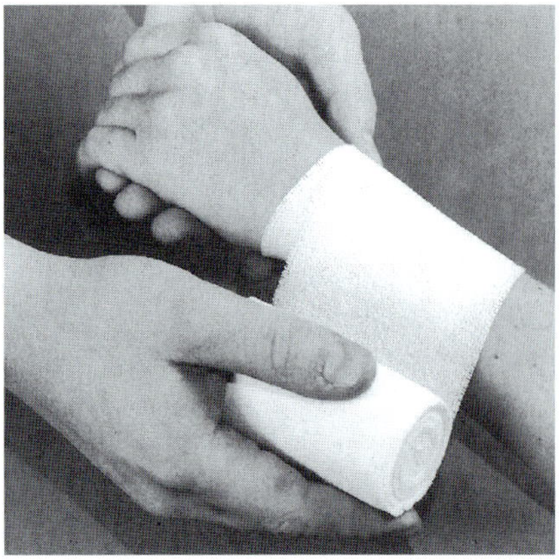

Abb. 1–27 **Bindenführung dicht am Körper, um Faltenwurf und übermäßigen Zug zu vermeiden.**

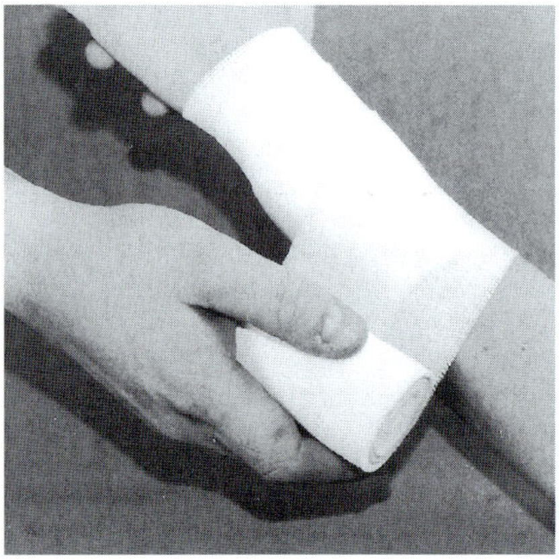

Abb. 1–28 **Der Schraubengang erfolgt schraubenförmig zum Körper hin.**

1.3.6 Achtertourenverband

Der Achtertourenverband zeichnet sich durch seinen guten Sitz und seine Rutschfestigkeit aus. Sofern durch den Arzt keine spezielle Wickeltechnik angeordnet ist, sollte diese Technik dem Schraubengang vorgezogen werden. Insbesondere bei Beinwicklungen mobiler Patienten ist die Rutschfestigkeit ein überzeugender Vorteil.

Der aufwärtsgerichtete Bindengang beim Achtertourenverband erfolgt schräg nach oben, wobei die Binde nicht nach oben gezogen, sondern lediglich der Winkel der Binde zum Arm verändert wird.

Der abwärtsgerichtete Bindengang beim Achtertourenverband erfolgt schräg nach unten. Aufwärtsgerichteter und abwärtsgerichteter Bindengang wechseln sich ab.

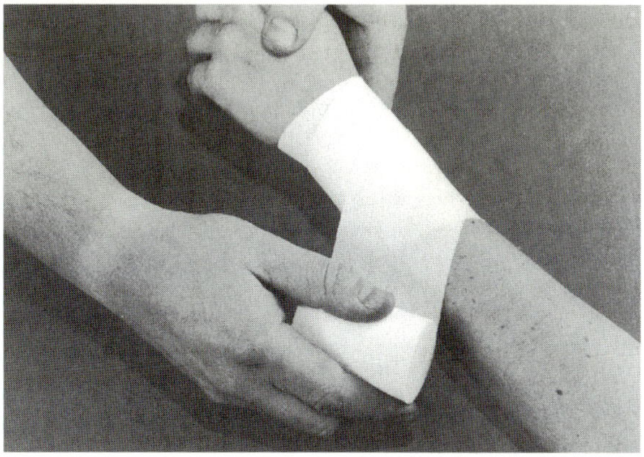

Abb. 1–29
Der aufwärtsgerichtete Bindengang beim Achtertourenverband erfolgt schräg nach oben, wobei die Binde nicht nach oben gezogen, sondern lediglich der Winkel der Binde zum Arm verändert wird.

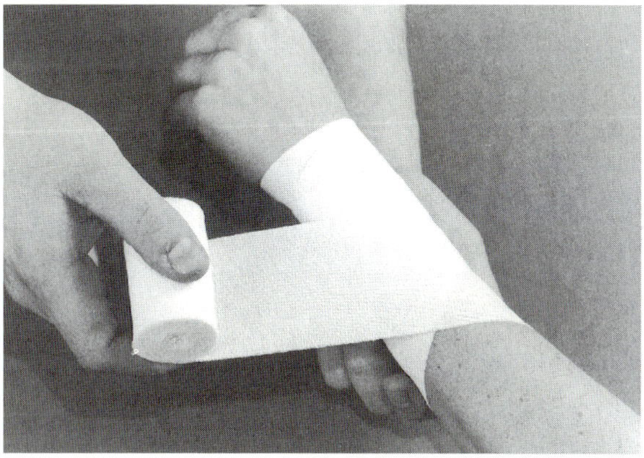

Abb. 1–30
Der abwärtsgerichtete Bindengang beim Achtertourenverband erfolgt schräg nach unten. Aufwärtsgerichteter und abwärtsgerichteter Bindengang wechseln sich ab.

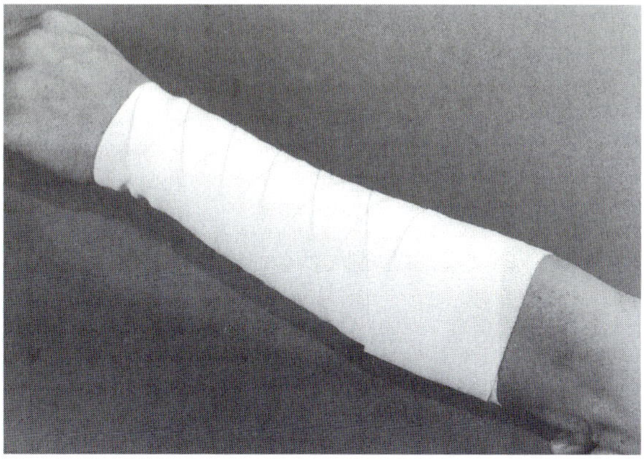

Abb. 1–31
Fertiger Achtertourenverband des Unterarms. Erkennbar ist diese Technik an den stumpfwinkeligen V's, die durch die Bindengänge gebildet werden.

1.3.7 Kornährenverband

Der Kornährenverband unterscheidet sich äußerlich kaum vom Achtertourenverband. Er besitzt eine hohe Rutschfestigkeit. Beim Anlegen wird die Binde umgeklappt. Dies führt zu dickerem Auftragen des Verbands und kann zu Druckstellen führen. Seine Anwendung ist zur temporären Beinwicklung bei mobilen Patienten geeignet, da seine Rutschfestigkeit größer als die des Achtertourenverbandes ist.

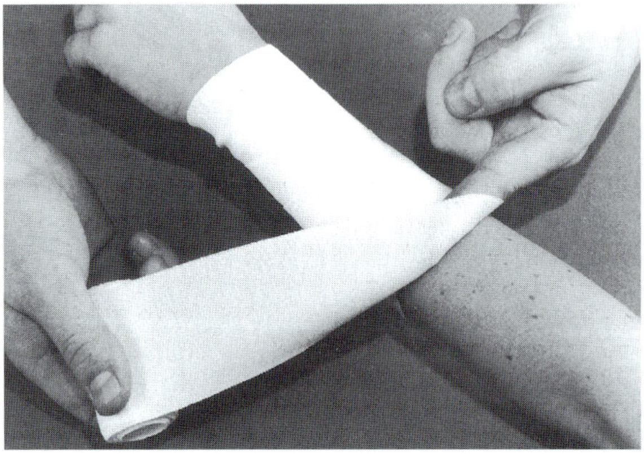

Abb. 1–32
Technik zum Anlegen eines Kornährenverbands. Die Binde wird hierbei bei jedem Bindengang umgeklappt.

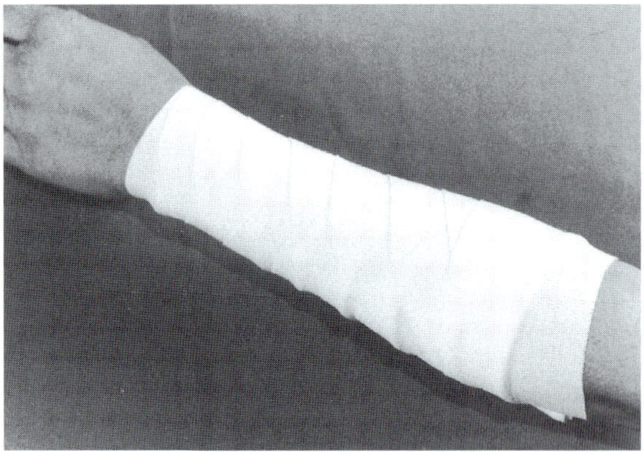

Abb. 1–33
Fertiger Kornährenverband des Unterarms. Erkennbar ist diese Technik an den stumpfwinkeligen V's, die durch die Bindengänge gebildet werden.

1.3.8 Verband in Gelenkbereichen

Um optimalen Sitz und Halt zu erreichen, wird nach einer Fixierungswicklung direkt bis zum Endpunkt des Verbands hochgewickelt. Danach wird in Achtertouren zurück zum Startpunkt gewickelt.

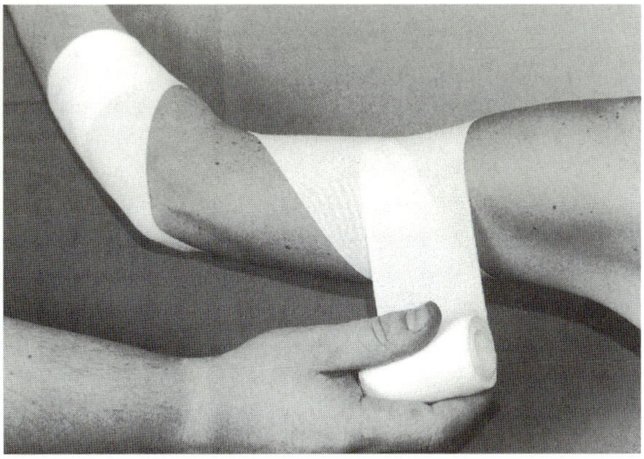

Abb. 1–34
Technik zur Überwindung von Gelenken. Um optimalen Sitz und Haltbarkeit zu erreichen, wird nach einer Fixierungswicklung direkt bis zum Endpunkt hochgewickelt. Danach wird in Achtertouren zurück zum Startpunkt gewickelt.

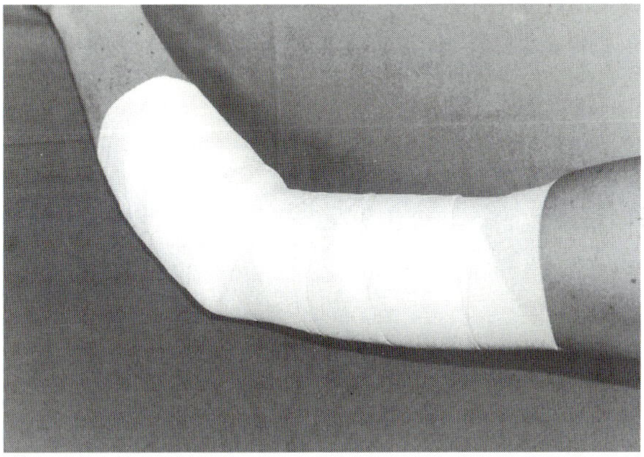

Abb. 1–35
Fertiger gelenkübergreifender Achtertourenverband mit optimalem Sitz.

1.3.9 Beinverband

Zunächst wird eine Fixierungswicklung an den Zehengrundgelenken angelegt, um Ödeme des Fußrückens zu vermeiden. Der erste Bindengang dient der Umwicklung der Ferse. Der Bindengang, der die Ferse bedeckt, darf höchstens zu einem Drittel sichtbar sein, da sonst beim Anwinkeln des Fußes die Ferse freiliegt. Bei der Beinwicklung wird in Achtertouren bis zum Knie gewickelt. Zur Einwicklung des Knies wird direkt bis zum Endpunkt des Verbands hochgewickelt. Danach wird in Achtertouren zurück zum Startpunkt gewickelt. Es werden für diese Technik zwei bis drei Binden benötigt.

Beachte: Da beim Anlegen des Verbands eine zu starke Kompression nicht völlig ausgeschlossen ist, muß der Verband von distal (körperfern) nach proximal (körpernah) gewickelt werden, um Stauungen zu vermeiden. Verbände am Unterschenkel müssen bis zum Knie gewickelt werden.

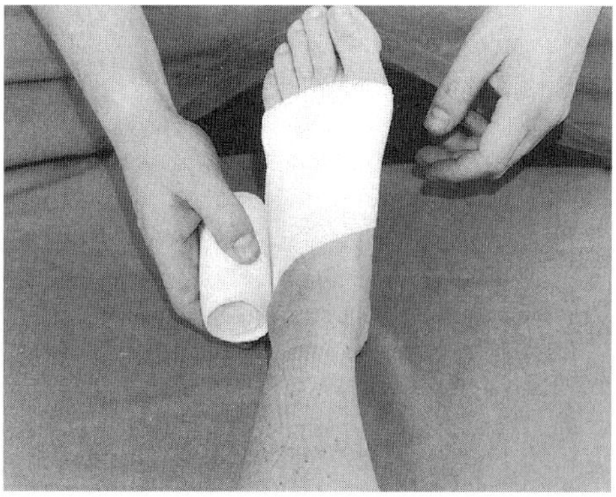

Abb. 1–36 **Fixierungswicklung an den Zehengrundgelenken, um Ödeme des Fußrückens zu vermeiden.**

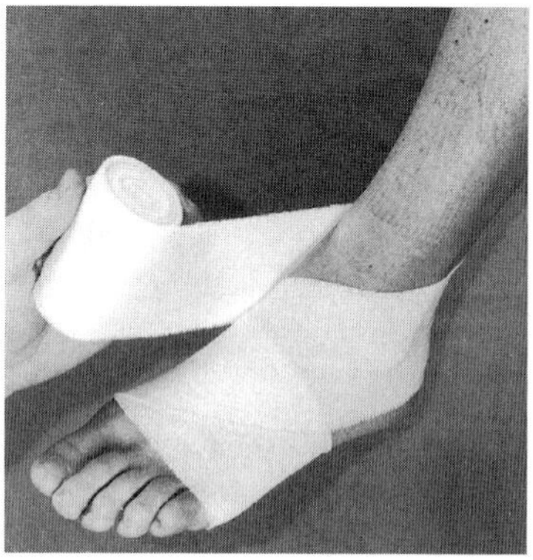

Abb. 1–37 **Erster Bindengang zur Umwicklung der Ferse.**

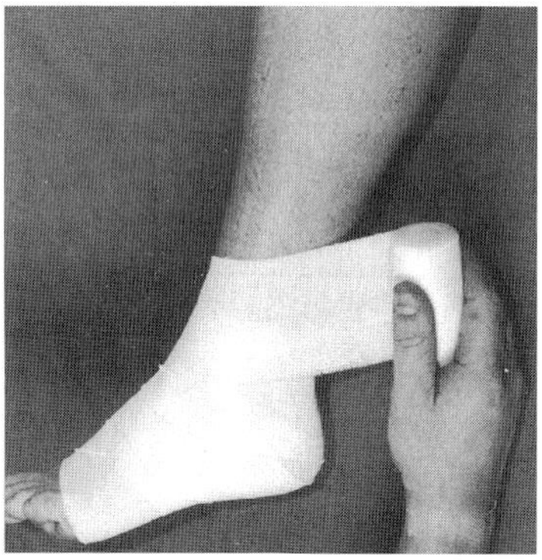

Abb. 1–38 **Fertig umwickelte Ferse. Der Bindengang, der die Ferse bedeckt, darf höchstens zu einem Drittel sichtbar sein, da sonst beim Anwinkeln des Fußes die Ferse freiliegt.**

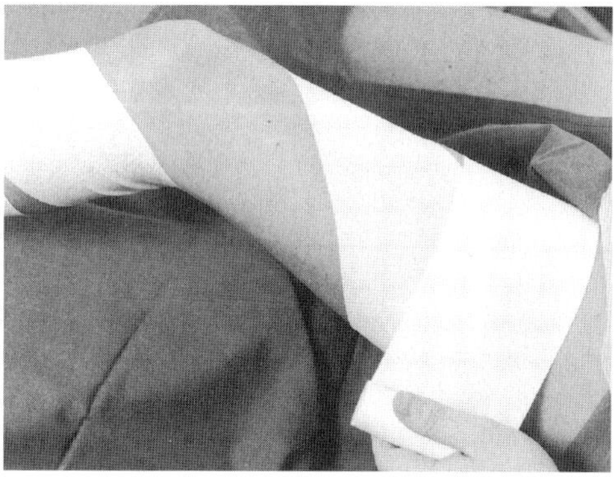

Abb. 1–39 **Bei der Beinwicklung wird in Achtertouren bis zum Knie gewickelt. Zur Einwicklung des Knies wird direkt bis zum Endpunkt hochgewickelt. Danach wird in Achtertouren zurück zum Startpunkt gewickelt.**

1.3.10 Schienenverband mit Cramer-Schiene

Die Cramer-Schiene (Metall-Leiterschiene) muß mit Wattebinden gepolstert werden, um Druckstellen zu verhindern. Durch die Flexibilität der Schiene ist die Anpassung an die anatomischen Gegebenheiten unkompliziert. Sie stellt jedoch keinen Ersatz für einen Gipsverband dar. Einsatzgebiet ist die temporäre Ruhigstellung einer Extremität und die temporäre Stabilisierung einer Fraktur (Knochenbruch).

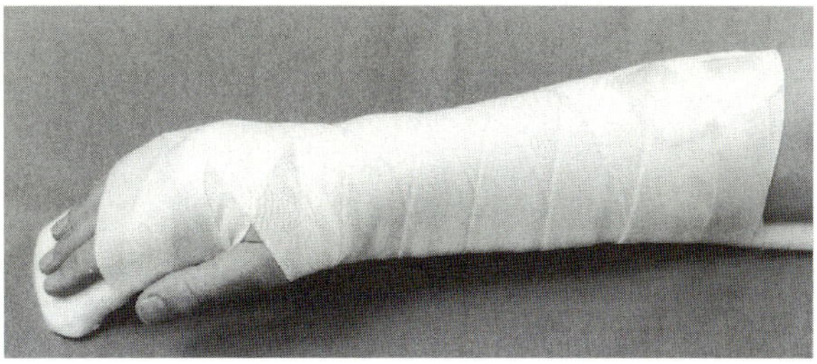

Abb. 1–40
Ruhigstellung des Handgelenks mit einer Cramer-Schiene (gepolsterte Metall-Leiterschiene).

1.4 Verbandwechsel

Das Bundesgesundheitsamt (BGA) hat in der Anlage zu Ziff. 5.1 der «Richtlinie für die Erkennung, Verhütung und Bekämpfung von Krankenhausinfektionen», Anforderungen der Krankenhaushygiene an Pflege, Diagnostik und Therapie einen besonderen Passus für Wundverband und Verbandwechsel erarbeitet.

Es wird in dieser Anlage zwischen drei Arten von Wunden unterschieden:

- aseptische und diesen gleichzusetzende Wunden
- kontaminierte und potentiell kontaminierte Wunden
- infizierte Wunden

Aseptische und diesen gleichzusetzende Wunden sind solche, die nach aseptischen Eingriffen durch Naht verschlossen wurden und keine Zeichen von Wundheilungsstörungen aufweisen. Ebenso als aseptisch einzustufen sind Hautdefekte, die nach bedingt aseptischen Eingriffen durch Naht verschlossen wurden und ohne Wundheilungsstörung verheilen sowie Wunden, die nach Verletzung durch Wundausschneidung und Naht versorgt wurden und ebenfalls störungsfrei heilen.

Kontaminierte und potentiell kontaminierte Wunden sind gemäß BGA alle offen behandelten Wunden, solange keine Zeichen einer Infektion vorliegen. Im einzelnen kann es sich dabei um offen behandelte Verletzungen, eröffnete Wundhämatome oder Wundserome, Verbrennungswunden, Drainageaustrittsstellen, Anus präter-Austrittsstellen, jedoch auch Ulcera cruris oder Dekubiti handeln. Voraussetzung für die Zuordnung ist, daß diese Wunden keine Infektion aufweisen.

Infizierte Wunden sind eröffnete Eiterherde (z.B. Abszesse, Phlegmone, Panaritium). Ebenso Wunden, die zunächst durch Naht verschlossen waren (z.B. nach bedingt aseptischen Eingriffen oder Wundversorgungen), bei Auftreten von Zeichen einer Infektion und kontaminierte oder bedingt kontaminierte Wunden mit Symptomen einer Infektion.

Anforderungen an Wundverband und Verbandwechsel

Für Wundverband und Verbandwechsel ist das Setsystem zu bevorzugen. Transportmittel, wie z.B. Tabletts, Fahrtisch oder Verbandwagen, müssen eine ausreichende, leicht zu reinigende und zu desinfizierende Arbeitsfläche aufweisen. Es müssen Beutel oder Behälter für die Entsorgung benutzter Materialien und Instrumente vorhanden sein. Die Arbeitsfläche muß mindestens einmal täglich desinfiziert und gereinigt werden. Bezüglich der Verbandwagen wird gefordert, daß diese ausschließlich zum Transport und zur Lagerung von Verbandmaterial und der zum

Verbandwechsel notwendigen Materialien sowie darüber hinaus nur zur Vorbereitung eines Verbandwechsels benutzt werden.

Zwei Personen sollten den Verbandwechsel vornehmen. Dabei ist die sogenannte **Non-Touch-Technik** anzuwenden, d.h. es sollten Instrumente zu Hilfe genommen werden. Es müssen **Einmalhandschuhe,** falls notwendig, sterile Handschuhe, getragen werden, gleichermaßen sind **sterile Instrumente** zu benutzen. Das gebrauchte Verbandmaterial ist sofort nach Abnehmen in geeignete Behältnisse zu legen, die nach dem Verbandwechsel zu verschließen und zu entsorgen sind. Benutzte Instrumente sollten unverzüglich der Aufbereitung zugeführt werden. Vor und nach dem Verbandwechsel ist die hygienische Händedesinfektion (Kap. 2.5) erforderlich.

Es wird angemerkt, daß bei infizierten Wunden wie auch bei kontaminierten und potentiell kontaminierten Wunden, der Verbandwechsel in starkem Maße zur Keimverbreitung beitragen kann. Daher müssen Patienten mit infizierten Wunden und solche mit aseptischen Wunden in getrennten Zimmern untergebracht werden.

Der Verband ist zu erneuern, wenn der Verdacht auf eine vermehrte Absonderung von Sekret besteht.

Um die Gefahr der Übertragung von Keimen auf die Patienten zu verringern, sollen größere Verbandwechsel nicht in Mehrbett-Krankenzimmern, sondern im Einzelzimmer oder einem besonderen Verbandzimmer durchgeführt werden.

Das ärztliche Personal und das Pflegepersonal hat frische Schutzkleidung, einen Mund-, Nasen- und Haarschutz zu tragen.

Vor dem Anlegen des neuen Verbands sind die Handschuhe zu wechseln.

Zusätzlich zu diesen offiziellen Vorschriften sind weitere Anmerkungen nötig:

Häufig wird beobachtet, daß bei der Wundversorgung diverse Salben, Puder o. ä. verwendet werden, wobei insbesondere Salben mit den bloßen Händen oder nicht sterilen Instrumenten aufgebracht werden. Es empfiehlt sich, hierfür sterilisierte Spatel vorrätig zu halten.

Bei Patienten mit kontaminierten oder infizierten Wunden ist häufig zu beobachten, daß Teilbäder vorgenommen werden, wobei die unterschiedlichsten Substanzen zugesetzt werden. Besonders beliebt ist die Anwendung von PVP-Jod-haltigen Haut- bzw. Schleimhautdesinfektionsmitteln, was jedoch keinen Nutzen bringt. Selbst bei einer 10-prozentigen Konzentration im Badewasser kann bei unsauberen Wunden nicht erwartet werden, daß ein ausreichender keiminaktivierender Effekt stattfindet. Auch das Zufügen von Wasserstoffperoxid oder Kaliumpermanganat ist nicht hilfreich. Vielmehr besteht durch die Anwendung von Bädern immer die Gefahr, daß es sowohl zu einer Keimverbreitung kommt, als auch Superinfektionen durch im Wasser befindliche Keime provoziert werden. Hier werden besonders häufig Pseudomonaden, wenn auch in geringen Konzentrationen, beobachtet. Damit ist ganz klar, daß es keinen Sinn hat, Patienten mit Wunden Bädern oder Teilbädern zu unterziehen. Vielmehr ist es erforderlich, daß beim Verbandwechsel eine lokale Reinigung mit sterilen Instrumenten erfolgt, wobei unterschiedliche Lösungen als Hilfsmittel eingesetzt werden können. Besonders Wasserstoffperoxid, jedoch auch sterile physiologische Kochsalzlösungen, erfüllen hier einen guten Zweck. Gänzlich verboten werden sollte es, Patienten mit infizierten Wunden in Badewannen zu setzen, da die Aufbereitung derartig kontaminierter

Badewannen nach wie vor außerordentlich problematisch ist. Offensichtlich hat es sich bewährt, eine Wunde zu duschen, da durch Reinigung der Wunde und dem damit einhergehenden durchblutungsfördernden Effekt der Heilungsprozeß beschleunigt wird.

Schließlich ist das Thema der Anwendung von lokalen Antibiotika in Zusammenhang mit den Anforderungen an die Hygiene abzuhandeln. Wenn auch die Meinung vieler Autoren hierzu ablehnend ist, bleibt doch festzustellen, daß durch die Anwendung außerordentlich hohe Konzentrationen am jeweiligen Wirkort erzielt werden können. Dagegen stehen jedoch die Provokation von allergischen Reaktionen sowie die Frage des Wirkungsspektrums des jeweils eingesetzten lokalen Antibiotikums. Insofern dürfte diese Anwendung wenigen Ausnahmeindikationen vorbehalten bleiben.

Üblicherweise werden beim Wundverband Haut- oder Schleimhautdesinfektionsmittel eingesetzt, die gewebeverträglich sind. Als Wirkstoffsubstanzen kommen hier Wasserstoffperoxid, Kaliumpermanganat, Jod bzw. Jodverbindungen sowie auch Bromverbindungen in Frage. Auch Quecksilberverbindungen können diskutiert werden, wobei allerdings auf deren toxische Gefahren hingewiesen werden muß. Jod sollte möglichst nicht mehr als reines Jod, sondern nur noch als PVP-Jod angewendet werden.

1.5 Verbandarten

- Aseptischer Verbandwechsel
- Septischer Verbandwechsel

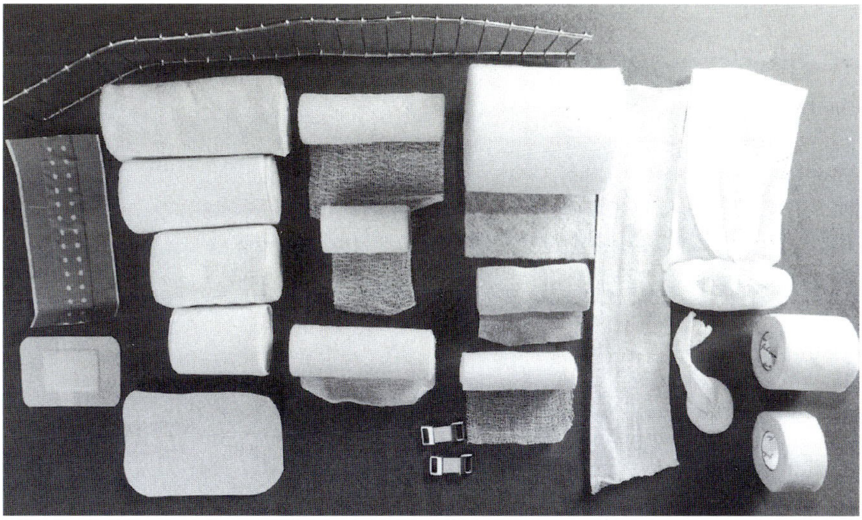

Abb. 1–41 **Verbandmaterial (von links nach rechts und von oben nach unten): Cramer-Schiene (Metall-Leiterschiene), Wundschnellverband, elastische Baumwollbinden in verschiedenen Größen, elastische Einwegbinden mit langem und kurzem Zug, Wattebinde, Kohäsionsbinde (selbsthaftend), Mullbinde (nicht elastisch), Schlauchverband, Kopfverband, Fingerverband, Pflaster in verschiedenen Breiten.**

1.5.1 Grundsätze

- Desinfektion der aseptischen Wunden von innen nach außen, um die Erregerverschleppung aus der Wundumgebung in den Wundbereich zu verhindern
- Desinfektion der septischen Wunden von außen nach innen, um Erregerverschleppung aus der Wunde in die Wundumgebung zu vermeiden (Gefahr der Infektion des umgebenden Hautareals)

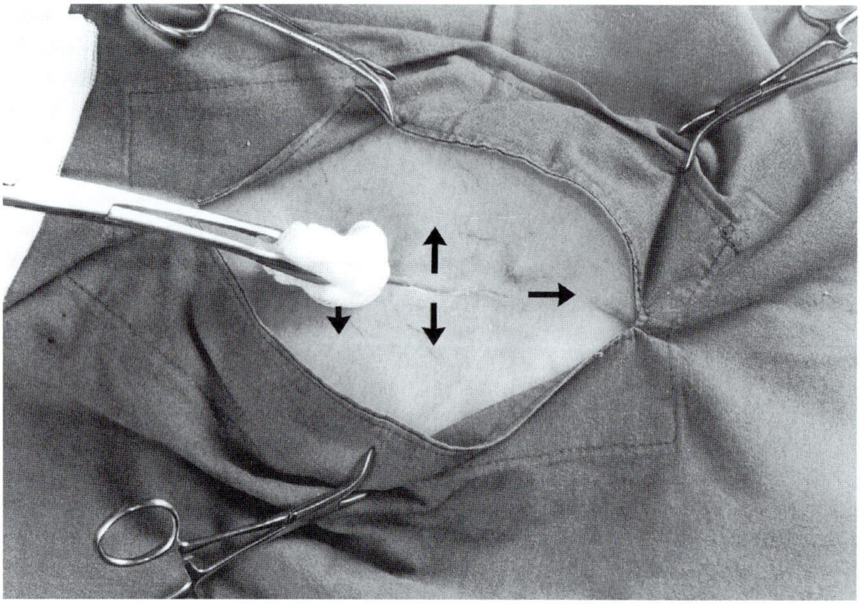

Abb. 1–42 **Desinfektion einer aseptischen Wunde von innen nach außen.**

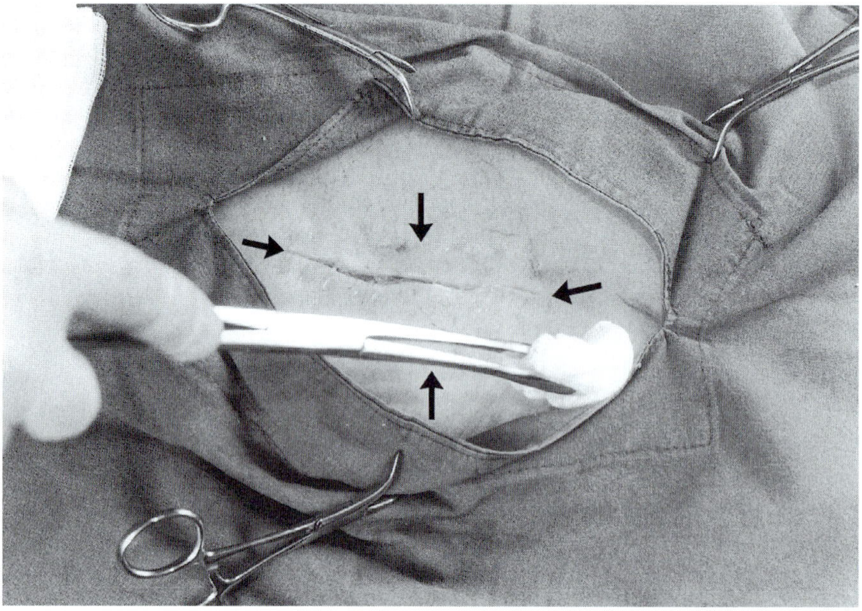

Abb. 1–43 **Desinfektion einer septischen Wunde von außen nach innen.**

- Sind mehrere Verbandwechsel nötig, werden zuerst die aseptischen, danach die septischen Wunden versorgt, um die Verschleppung von Erregern in aseptische Wunden zu verhindern

1.5.2 Welche Wundauflage bei welcher Wunde?

Tab. 1–4 **Wundarten und geeignete Wundauflagen (Hartmann Wundforum 1994)**

Wundart	Funktion	Wundauflage
Primär heilende Wunde	Aufnahme von Sickerblut, Infektionsschutz, Abschirmung vor mechanischen Reizen	Mullkompressen, kombinierte Saugkompressen, selbsthaftende Wundverbände, selbsthaftende Wundfolien bei trockenen Wunden
Schürfwunden/ Spalthautentnahmestellen	Ankleben verhindern, Epithelisierung fördern, Blutung stoppen, Infektionsschutz, Abschirmung vor mechanischen Reizen	Erstversorgung stark blutender Wunden mit gelbildenden Calciumalginat-Kompressen. Zur Förderung der Epithelisierung und Verhinderung des Anklebens Salbenkompressen oder Hydrogel-Kompressen verwenden.
Sekundär heilende, flächenhafte Wunden in der Reinigungsphase nach Nekrosenabtragung	Ankleben verhindern, Sekrete aufsaugen, Epithelisierung fördern, Erregerbesiedlung vermindern, Abschirmung vor mechanischen Reizen	Erstversorgung mit Calciumalginat-Kompressen, die Sekrete rasch absaugen, durch ihre Gelbildung die Wunde feuchthalten und nicht verkleben. Enzymatische und antibakterielle Zusätze zur Erregerreduzierung nach Anordnung. Bei schwacher Sekretion können Hydrokolloid-Verbände verwendet werden.
Sekundär heilende, flächenhafte, infizierte eitrige, schmierige Wunden in der Reinigungsphase	Sekrete aufsaugen, Ankleben verhindern, Wundreinigung, Abschirmung vor mechanischen Reizen	Trockene Wundbehandlung mit Weichschaum-Kompressen, die über eine hohe Drainagewirkung zur schnellen Wundreinigung führen. Enzymatische und antibakterielle Zusätze zur Erregerreduzierung nach Anordnung. Alternativ können mit z.B. Ringer-Lösung getränkte Kompressen verwendet werden.
Sekundär heilende, flächenhafte, nekrotische, trockene Wunden in der Reinigungsphase	Feuchtes Wundmilieu schaffen, Ankleben verhindern, Wundreinigung, Abschirmung vor mechanischen Reizen	Feuchte Wundbehandlung mit Hydrogel-Kompressen, die durch ihren hohen Wasseranteil zum Aufweichen und Ablösen trockener Beläge führt. Enzymatische und antibakterielle Zusätze zur Erregerreduzierung nach Anordnung. Alternativ können mit z.B. Ringer-Lösung getränkte Kompressen verwendet werden. Liegt keine Infektion vor, können zusätzlich wasserdichte Folien auf die Kompressen aufgebracht werden, um die Drainagewirkung zu verstärken.

Tab. 1–5 **Wundarten und geeignete Wundauflagen (Hartmann Wundforum 1994)**

Wundart	Funktion	Wundauflage
Sekundär heilende, zerklüftete, mit allen Wundzuständen versehene Wunden in der Reinigungsphase	Infiziertes Sekret absaugen, Ankleben verhindern, Wundreinigung, Granulationsförderung, Abschirmung vor mechanischen Reizen	Austamponieren der zerklüfteten Wunde mit Calciumalginat-Kompressen, um infiziertes Sekret abzuleiten und Ankleben zu verhindern. Die Tamponade wird fortgesetzt, bis das Granulationsgewebe Hautniveau erreicht hat. Die Gefahr der Taschenbildung wird damit verringert, und der Wundgrund wird feuchtgehalten.
Sekundär heilende Wunde in der Granulationsphase mit guter, hellroter Granulation	Ankleben verhindern, Granulationsförderung, Infektionsschutz, Abschirmung vor mechanischen Reizen	Feuchte Wundbehandlung mit Hydrokolloiden oder Hydrogelen. Das feuchte Wundmilieu sowie der semiokklusive Effekt der Wundauflage wirkt granulationsfördernd. Tiefe, zerklüftete Wunden mit Calciumalginat-Kompressen versorgen. Äußere Anteile der Wunde sowie vorgeschädigte Wundumgebung zusätzlich durch Hydrogele abdecken. Alternativ kann die Wunde mit Salbenkompressen versorgt werden. Dabei werden anfallende Sekrete durch Saugkörper abgeleitet.
Sekundär heilende Wunde in der Granulationsphase mit stagnierender Granulation	Ankleben verhindern, Granulationsförderung, Infektionsschutz, Abschirmung vor mechanischen Reizen	Bei flächenhaften Wunden Behandlung mit Weichschaum-Kompressen, die durch ihre offenporige Schaumstoffschicht als Matrix für die Geweneubildung wirken und die Granulation durch mechanische Reize stimulieren. Tiefe, zerklüftete Wunden mit Calciumalginat-Kompressen versorgen; eventuell mit granulationsfördernden Saubstanzen tränken.
Sekundär heilende Wunde in der Epithelisierungsphase	Ankleben verhindern, Epithelisationsförderung, Infektionsschutz, Abschirmung vor mechanischen Reizen	Feuchte Wundbehandlung mit Hydrogelen, die durch das feuchte Wundmilieu Zellteilung und Zellwanderung fördern und Austrocknung verhindern. Alternativ kann die Wunde mit Salbenkompressen versorgt werden. Bei fortschreitender Epithelisierung ist die Bedeckung der Wunde mit transparenten Wundfolien möglich.

1.5.3 Durchführung des aseptischen Verbandwechsels

Material siehe Kap. 1.2.1

- Information des Patienten
- Hygienische Händedesinfektion (Kap. 2.5)
- Aufdecken des Patienten
- Lagerung des Patienten
- Anziehen von Schutzhandschuhen
- Lösen des Verbandes mit Verbandschere, Begutachtung auf Blut, Sekret, Farbe, Geruch und zusammen mit den Handschuhen abwerfen
- Bei Ankleben des Verbands, Lösen mit NaCl 0,9% oder H_2O_2 3%
- Begutachten der Wunde auf klassische Entzündungszeichen, Blut, Sekret, Farbe, Geruch
- Desinfektion der Wunde mit sterilem Material und Hautdesinfizienz **von innen nach außen** oder Sprühdesinfektion und anschließendes Abwerfen der Materialien
- Auflegen der sterilen Kompressen mit steriler Pinzette oder sterilen Handschuhen
- Abwerfen der Pinzette in eine Schale für gebrauchte Instrumente
- Fixieren des Verbands
- Patient lagern
- Entsorgung des Materials
- Hygienische Händedesinfektion
- Dokumentation

1.5.4 Durchführung des septischen Verbandwechsels

Material siehe Kap. 1.2.1

- Information des Patienten
- Hygienische Händedesinfektion (Kap. 2.5)
- Anlegen von Schutzkleidung und Handschuhen
- Das Material sollte sich bereits im Zimmer befinden und erst nach der völligen Ausheilung der Wunde wieder entnommen werden. Hierbei sollte die benötigte Menge kalkuliert werden, da überschüssiges Material unter Umständen nicht mehr für andere Patienten weiterverwendet werden kann
- Aufdecken des Patienten
- Lagerung des Patienten
- Entfernung und Begutachtung des Verbandes auf Blut, Sekrete, Eiter und Geruch
- Abwerfen des Verbands und der Handschuhe

- Bei Ankleben des Verbands, Lösen mit NaCl 0,9% oder H_2O_2 3%
- Begutachtung der Wunde auf klassische Entzündungszeichen (Kap. 1.5.4) und die Wundbeschaffenheit sowie der Heilungstendenz
- Anlegen steriler Handschuhe
- Desinfektion der Wunde mit sterilem Material und Hautdesinfizienz **von außen nach innen** und anschließendes Abwerfen der Materialien
- Auftragen von angeordneten Medikamenten oder Ausführung von Spülungen
- Auflegen der sterilen Kompressen mit steriler Pinzette
- Gesondertes Abwerfen der Instrumente
- Fixieren des Verbands
- Lagerung des Patienten
- Abwerfen der Schutzkleidung und Handschuhe
- Sofortige hygienische Händedesinfektion (Kap. 2.5) im Zimmer, um eine Kontamination wie z.B. der Türklinke zu vermeiden
- Nach Verlassen des Zimmers und der Entsorgung der Hilfsmittel wiederholte hygienische Händedesinfektion (Kap. 2.5)
- Dokumentation

Beachte: Keimverschleppungen müssen unter allen Umständen verhindert werden! Dies erfordert die strenge Einhaltung der Hygienevorschriften.

Klassische Entzündungszeichen (Inflammation)

Die klassischen Entzündungszeichen sind bei jeder Entzündung vorhanden und stellen einen wesentlichen Bestandteil der Krankenbeobachtung in der chirurgischen und unfallchirurgischen Abteilung dar.

Bei jedem Verbandwechsel muß der Wundbereich auf folgende Zeichen beobachtet werden.

- **Wärme (Calor):** Folge der lokalen Hyperämie (vermehrte Durchblutung im Wundbereich).
- **Rötung (Rubor):** Folge der lokalen Hyperämie.
- **Schwellung (Tumor):** Lokale Schwellung durch Exsudation (Austritt von Flüssigkeit und Zellen aus Blut- und Lymphgefäßen) im Wundgebiet.
- **Schmerz (Dolor):** Durch Druck des Exsudats auf die Nerven im Wundgebiet.
- **Gestörte Funktion (Functio laesa):** Durch Dolor, Tumor und weitere Organbeeinträchtigungen.

1.5.5 Beobachtung bei anliegendem Verband

1. Beobachtungskriterien

- Sensibilität
- Durchblutung
- Motorik
- Schmerz

2. Überprüfung

- Überprüfung der Sensibilität durch Berühren der distal (körperfern) gelegenen Hautbezirke
- Überprüfung der Durchblutung durch Betrachtung der distal (körperfern) gelegenen Haut (weiß bei Unterbrechung der arteriellen Versorgung, blau bei venöser Rückflußstauung)
- Überprüfung der Motorik durch Begutachtung der Bewegungsfähigkeit
- Erfragen von Schmerzen

Treten Zeichen von Störungen dieser Funktionen im Bereich des Verbands oder bei Extremitätenverbänden distal (körperfern) des angelegten Verbands auf, muß sofort die Ursache ermittelt und wenn möglich beseitigt werden.

Meist genügt es, den Verband zu lockern. Manipulationen am Verband müssen dokumentiert und dem Arzt mitgeteilt werden.

1.6 Fadenentfernung

Definition

Entfernung von Nahtmaterial

Material

- Hautdesinfizienz
- Fadenzieh – Set oder anatomische Pinzette und Fadenziehmesser oder geeignete Schere
- Sterile Kompressen
- Pflaster, bzw. Verbandmaterial
- Abwurf

Durchführung

- Hygienische Händedesinfektion (Kap. 2.5)
- Patient informieren und lagern
- Verband entfernen und abwerfen
- Wundbereich begutachten

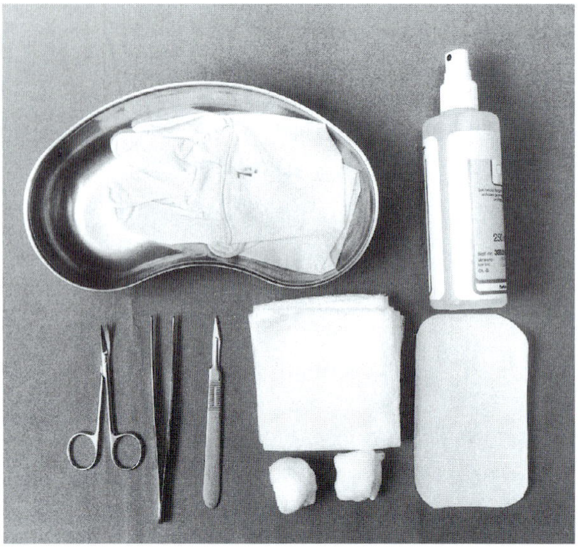

Abb. 1–44 **Fadenziehen: Nierenschale, sterile Handschuhe, alkoholisches Hautdesinfizienz, spitze Schere oder Skalpell mit Klinge Nr. 11, anatomische Pinzette, Tupfer, Kompressen, Pflaster.**

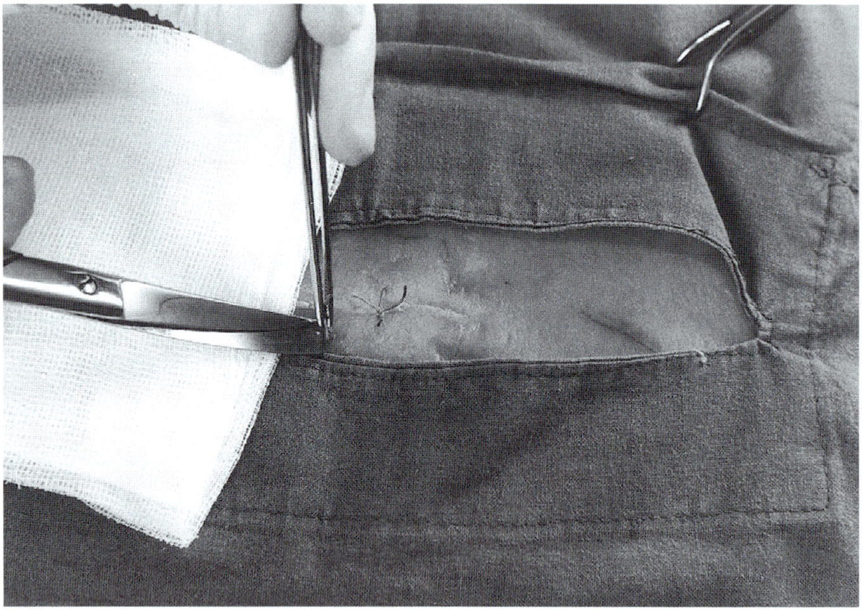

Abb. 1–45 **Fadenziehen mit anatomischer Pinzette und spitzer Schere.**

- Hautdesinfektion (Kap.3.1.6)
- Fadenende mit anatomischer Pinzette fassen und hochziehen
- Mit dem Fadenziehmesser die Seite des Fadens durchtrennen, die der Haut am nächsten liegt, um zu vermeiden, daß ein eventuell kontaminiertes Fadenstück durch den Wundkanal gezogen wird
- Faden herausziehen und abwerfen

- Erneute Desinfektion
- Steriler Verband (Kap. 1.5.3)
- Dokumentation

> **Beachte:** Niemals durch den Knoten schneiden oder beide Fadenseiten durchtrennen, da sonst Teile des Fadens im Gewebe bleiben und Wundheilungsstörungen verursachen können.

1.7 Klammerentfernung

Definition

Entfernung von Klammern mittels Klammerentfernungszange.

Material

- Hautdesinfektionslösung
- Klammerentfernungs-Set oder Klammerentfernungszange
- Anatomische Pinzette
- Sterile Kompressen
- Verbandmaterial
- Abwurf

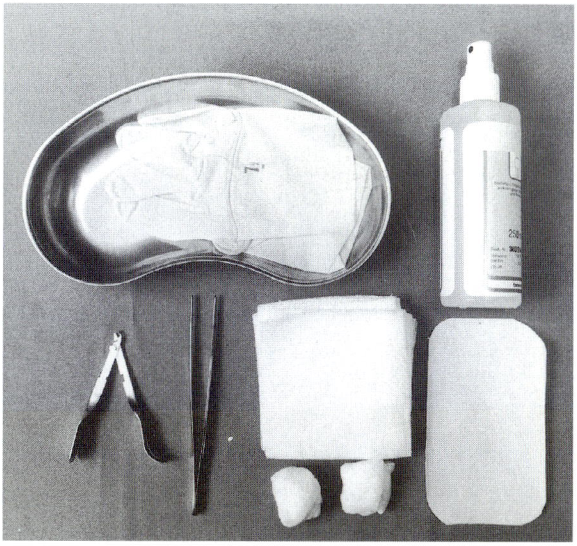

Abb. 1–46 **Klammerentfernen: Nierenschale, sterile Handschuhe, alkoholisches Hautdesinfizienz, Klammerentferner, anatomische Pinzette, Tupfer, Kompressen, Pflaster.**

Durchführung

- Hygienische Händedesinfektion (Kap. 2.5)
- Patient informieren und lagern
- Verband entfernen und abwerfen
- Hautdesinfektion (Kap.3.1.6)
- Zange unter die Klammer schieben und zudrücken
- Bei Verklebungen anatomische Pinzette zu Hilfe nehmen
- Abwerfen
- Hautdesinfektion (Kap.3.1.6)
- Steriler Verband (Kap.1.5.3)
- Dokumentation

Beachte: Behutsames Vorgehen ist notwendig, damit die Zange den richtigen Sitz an der Klammer einnimmt. Zur Vermeidung von Schmerzen muß gewährleistet werden, daß die Zange nicht verkantet wird. In einigen Fällen kann die Klammer nach Zusammendrücken der Zange nicht entfernt werden, da sich die Enden noch im Hautniveau befinden. Hier kann bei zugehaltener Klammerzange ein Aushaken durch vorsichtiges Ziehen nach einer Seite erreicht werden. Schorf, der das Unterfahren der Klammer mit der Klammerentfernungszange verhindert, darf nur vom Arzt entfernt werden. Da durch die Stichkanäle Erreger eintreten können, muß zur Infektionsprophylaxe vorübergehend ein steriler Verband nach der Klammerentfernung angelegt werden.

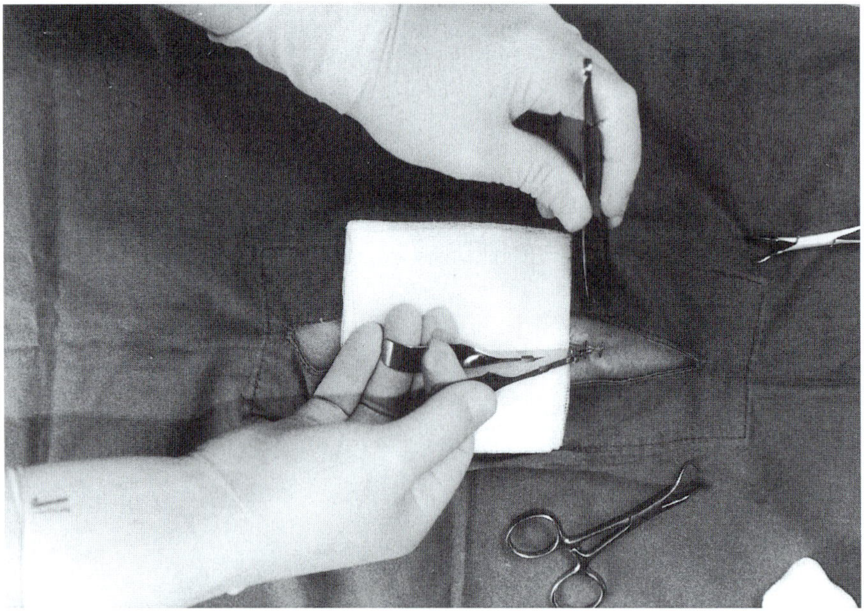

Abb. 1–47 **Klammerentfernen mit Klammerentferner und anatomischer Pinzette.**

2 Wundinfektion und Wundinfektionsprophylaxe

Die Wundinfektion zählt zu den postoperativen Komplikationen nach chirurgischen Eingriffen. Ziel der Behandlung ist die Förderung der Wundheilung und die Verhinderung einer Wundinfektion.

2.1 Definition

Bakterielle Infektion einer Wunde mit den klassischen Zeichen einer lokalen Infektion.

2.2 Formen der Wundinfektion

- Die leichte Infektion ist durch eine lokale Infektion des Wundgebiets ohne Beeinträchtigung des Allgemeinzustands gekennzeichnet. Die Heilung erfolgt nach einfacher Wundentlastung (z.B. oberflächliche Eröffnung der Wunde)
- Die schwere Infektion ist durch die Infektion des Wundgebiets mit Beeinträchtigung des Allgemeinzustands gekennzeichnet. Der Heilungsprozeß ist durch einfache chirurgische Maßnahmen nicht mehr herbeizuführen

Die Infektion kann primär durch Eiterbildung im Wundgebiet oder sekundär durch Verschleppung von Erregern erfolgen.

2.3 Übertragungswege bei sekundärer Wundinfektion

- Hämatogen (auf dem Blutweg)
- Lymphogen (über die Lymphbahnen)
- Penetration (Durchwanderung von infiziertem Gewebe in der Nähe des Wundgebiets)

2.4 Voraussetzungen zur Entstehung einer Wundinfektion

1. Kontamination (Verunreinigung) der Wunde mit Erregern

- Nach experimentellen Untersuchungen sind 1 Million Staphylokokken notwendig, um bei Personen mit normaler Konstitution einen Abszeß hervorzurufen. Fast alle chirurgischen Wunden sind mit Erregern besiedelt. Im Normalfall werden die vorhandenen Erreger vom Abwehrsystem des Körpers beseitigt

2. Günstige Wachstumsvoraussetzungen sind z. B.:

- Hämatome (sehr gute Nährböden für Bakterien, da Ischämie den Zugang von Abwehrmechanismen aus dem Blut verhindert)
- Blut
- Serom (Ansammlung von Lymphe oder Blutflüssigkeit (nach weitgehender Resorption des Hämoglobins) in nicht präformierten Gewebehohlräumen).
- Nekrosen (Tod von Zellen)
- Fremdkörper

2.5 Hygienische Händedesinfektion als allgemeine Infektionsprophylaxe

Vor und nach Durchführung einer Maßnahme erfolgt die hygienische Händedesinfektion, um die Infektionskette zu unterbrechen, bzw. die eigene Gesundheit zu bewahren.

Vorgehensweise

1. Desinfizieren der Hände durch Einreiben mit ca. 5 ml alkoholischer Desinfektionslösung. Einwirkzeit mindestens 30 Sekunden (Herstellerangaben beachten)
2. Reinigung makroskopischer Verunreinigungen mit einer neutralen oder schwach sauren Waschlotion
3. Hautpflege mit neutralen oder schwach sauren Hautlotionen bzw. Hautcremes

Beachte: Ringe (und anderer Schmuck) dürfen während der Arbeit nicht getragen werden, da sie einerseits Erreger unter sich bergen und andererseits das Verletzungsrisiko für Pflegeperson und Patient erhöhen.

2.6 Klassifikation chirurgischer Wunden nach dem Infektionsrisiko (Käufer 1994)

1. Saubere Wunde (nicht traumatisch, ohne Kontakt zum Darmtrakt, zum Harnsystem oder zu den Atemwegen)
2. Bedingt saubere Wunde (mit Eröffnung von Darmtrakt oder Atemwegen ohne größere Kontamination (Verunreinigung), mit Eröffnung anderer Körperhöhlen wie Gallenwege, Vagina (Scheide) oder Oropharynx (Mund-Rachenraum))
3. Kontaminierte Wunde (durch Trauma entstandene Wunde mit Kontakt zum Darmtrakt, mit Eröffnung von Gallenwegen oder Harnwegen bei bestehender Infektion)
4. Schmutzige Wunde (traumatische Wunde mit devitalem (leblos) Gewebe und vorhandener klinischer Infektion)

2.7 Ursachen von Wundinfektionen

1. Bakterielle Faktoren

- Ob es nach einer Kontamination mit Erregern zur Infektion kommt, ist von der Erregerzahl und dem Erregertyp abhängig

2. Operationstechnische Faktoren

- Lücken in der Asepsis
- Mißachtung chirurgischer Prinzipien
- Unsaubere Gewebebehandlung mit grobem Zufassen von Instrumenten, Quetschen von Gewebe, ausgedehnte Elektrokoagulation zur Blutstillung mit Nekrosenbildung, grober Einsatz von Wundhaken, Fingern und Tupfern mit Gewebequetschung
- Unnötiges Sprechen während der Operation
- Komplexe zeitaufwendige Eingriffe
- Nekrosebildung infolge abschnürender Nähte
- Einbringen von Implantaten und Nahtmaterial (z.B. zu dickes Nahtmaterial)
- Hämatome (Blutergüsse)
- Serome (Ansammlung von Lymph- oder Blutflüssigkeit in nicht-präformierten Gewebshöhlen)
- Unberechtigtes Vertrauen in die Antibiotika-Prophylaxe

3. Patientenabhängige Faktoren

- Stoffwechselerkrankungen (z.B. Diabetes mellitus)
- Übergewicht, da im schlecht durchbluteten Fettgewebe die Beseitigung von Erregern vermindert ist
- Niereninsuffizienz (ungenügende Leistung der Niere)

- Schock
- Durchblutungsstörungen wie AVK (arterielle Verschlußkrankheit)
- Kachexie (Abnahme des Körpergewichts bis unter 20% des Sollgewichts)
- Hohes Alter
- Kinder unter einem Jahr
- Traumen (Verletzungen) mit Erregerkontamination (Verunreinigung) der Wundfläche
- Tumorleiden mit Abwehrschwäche
- Krankheiten, die das Immunsystem beeinflussen (z.B. Leukämie oder AIDS)
- Bestimmte Medikamente wie Immunsuppressoren oder Steroide
- Immunsuppression (Abschwächung oder Unterdrückung der Immunantwort des Körpers) bei Transplantationen
- Dauer des prä- und postoperativen Krankenhausaufenthalts

2.8 Präoperative Wundinfektionsprophylaxe

- Unterbringung der Patienten fern von Patienten mit Wundinfektionen
- Großzügige Rasur des Operationsgebiets, da Haare mit Erregern besiedelt sind. Hautverletzungen durch die Rasur müssen unbedingt vermieden werden. Sanfte Rasurmethoden sind zu bevorzugen (z.B. elektrische Rasur)
- Die Zeitspanne zwischen Rasur und Operationsbeginn muß möglichst kurz gehalten werden, da Mikroverletzungen der Haut nicht zu vermeiden sind. Diese kleinen Hautverletzungen dienen Erregern als Nährboden
- Nach der Rasur sollte der Patient duschen, um Haarreste und Ausscheidungsreste zu entfernen. Zusätzlich wird dadurch die Erregerzahl auf der Haut (besonders im Operationsgebiet) verringert. Der Patient sollte nach der Rasur und vor dem Duschen die Toilette aufsuchen
- Ablegen der gesamten Kleidung und Anlegen der hauseigenen Operationskleidung wie Einmalnetzhose und Flügelhemd, um das Einschleppen von Erregern aus dem Krankenhausumfeld in den Operationssaal zu verringern
- Vollständige Bedeckung der Haare mit einer Einmal-Kopfhaube, um das «Herumfliegen» von Haaren zu vermeiden
- Entfernung von Kosmetika, da unter und in Kosmetika eine erhöhte Erregerzahl zu erwarten ist (z.B. zwischen Nagel und Nagellack)

2.9 Perioperative Wundinfektionsprophylaxe

Die chirurgische Händedesinfektion soll die höchstmögliche Keimreduktion an Händen und Unterarmen bewirken und ist Voraussetzung zur operativen Wundversorgung

Chirurgische Händedesinfektion

1. Vorwaschen für die Dauer von 1 bis 2 Minuten mit lauwarmen Wasser und ohne Seife. Unter Verwendung einer Kunststoffbürste und einer neutralen- oder schwach sauren Waschlotion die Nägel und die Nagelfalzen reinigen
2. Händetrocknen mit sterilem Einweghandtuch von der Hand zum Ellenbogen, ohne wieder zur Hand hin zu wischen
3. Desinfektion von Händen und Unterarmen mit je 5 ml Desinfektionslösung aus einem Wandspender 2 Minuten lang
4. Desinfektionsmittel mit steriler Nagelbürste auf die Nägel aufbringen
5. Einreiben der Hände bis zum Handgelenk mit je 5 ml Desinfektionslösung, 2 Minuten lang

Chirurgische Händedesinfektion unter Verwendung eines PVP-Jod-Präparats

1. Je 2 ml eines PVP-Jod-Präparates 2,5 Minuten lang auf Händen und Unterarmen verreiben. Nach Herstellerangaben eventuell unter Zugabe einer bestimmten Wassermenge
2. Nägel und Nagelfalzen mit steriler Kunststoffbürste reinigen
3. Unter Zugabe von Wasser reichlich Schaum erzeugen und weitere 2,5 Minuten Hände und Unterarme waschen
4. Nach Wiederholung dieses Waschvorgangs unter fließendem Trinkwasser abspülen
5. Abtrocknen mit sterilen Einmaltüchern von den Händen zum Ellenbogen hin, ohne wieder zur Hand hin zu wischen

Beachte: Die chirurgische Händedesinfektion mit PVP-Jod-Präparaten ist der Desinfektion mit alkoholischen Präparaten unterlegen.

Vorgehensweise bei der perioperativen Wundinfektionsprophylaxe

- Kopfhaube und Mundschutz anlegen
- Chirurgische Händedesinfektion
- Ausgiebige Hautdesinfektion
- Tragen von sterilen Operationskitteln, sterilen Handschuhen
- Astronautenbekleidung für das Operationspersonal mit eigener Luftabsaugung (nur in manchen Häusern möglich)
- Sterile Abdeckung des Operationsgebiets
- Gerichtete Luftströmung im Operationssaal von der Wunde weg
- Ggf. Perioperative Antibiotikagabe
- Steriles Anlegen eines Wundverbands im Operationssaal

2.10 Postoperative Wundinfektionsprophylaxe

- Beachtung der allgemeinen Hygienevorschriften
- Topfblumen bergen Erreger, z. B. Tetanuserreger, in der Erde. Sie dürfen in Krankenhäusern nicht aufgestellt werden
- Regelmäßige Reinigung des Zimmers
- Bett frisch beziehen
- Staubverwirbelungen im Zimmer vermeiden (z.B. kein wildes Schütteln der Bettdecke beim Bettenbeziehen)
- Kein Tragen von Schmuck jeglicher Art
- Vor Abholen des Patienten aus dem Operationssaal Zimmer lüften, um die Erregerzahl in der Raumluft zu verringern
- Bodenkontakt von Ableitungssystemen wie Blasenkatheter und Drainagen durch sachgerechte Plazierung am Bett verhindern
- Tragen von Schutzhandschuhen, bzw. sterilen Handschuhen bei allen Tätigkeiten, die zum Kontakt mit Körperflüssigkeiten führen können
- Tragen von Kopfhaube und Mundschutz bei der Durchführung von sterilen Tätigkeiten (vor allem bei der Assistenz von Wundversorgungen)
- Täglicher steriler Verbandwechsel unter Beobachtung der Wunde auf die klassischen Entzündungszeichen
- Täglicher steriler Verbandwechsel von Ableitungssystemen und Zugängen, um sekundäre Wundinfektionen zu vermeiden (z.B. Katheterpflege und Verband der Venenverweilkanüle)
- Rechtzeitiges Wechseln von Auffangbehältern, z.B. Vakuumflaschen, da eine Unterbrechung der Ableitung von Wundsekret zur Ansammlung von Flüssigkeiten im Wundgebiet führen kann. Diese würde das Wundinfektionsrisiko erhöhen
- Feuchte, durchgeblutete Verbände umgehend in Kooperation mit dem Arzt wechseln

3 Injektionen, Infusionen, Blutentnahmen

3.1 Injektionen

3.1.1 Delegationsfähigkeit von Injektionen, Infusionen und Blutentnahmen

Es gibt keine gesetzliche Vorschrift, die eindeutig die Zulässigkeit und Einschränkung der Delegation von Injektionen, Infusionen und Blutentnahmen auf das Krankenpflegepersonal regelt (Schell Werner 1991). In einer Stellungnahme der Bundesärztekammer vom 16.02. 1974 wird festgestellt, daß «Injektionen, Infusionen und Blutentnahmen [..] Eingriffe [sind], die zum Verantwortungsbereich des Arztes gehören» (Schell Werner 1991). Soweit nicht die Art des Eingriffs das persönliche Handeln des Arztes erfordere, könnten diese Maßnahmen auf medizinisches Assistenzpersonal übertragen werden. Im Falle einer Delegation dieser Aufgaben auf Krankenpflegepersonal muß sich der Arzt von der fachlichen Qualifikation (Kenntnisse über die jeweilige Technik und der Risiken) der Krankenpflegeperson für die Durchführung der übertragenen Behandlungsmaßnahme überzeugen (Brenner G., Adelhardt M. 1987). Zur Dokumentation dieses Vorgangs könnte ein schriftlicher Befähigungsausweis mit Angaben über die Pflegeperson, die Art der überprüften Maßnahme, Ort, Datum und die Unterschrift des Arztes hilfreich sein (Schell Werner 1991). Grundsätzliche Kenntnisse über Injektionen, Infusionen und Transfusionen werden laut KrPflAPrV Anlage 1 Ziffer 8.7.3 bereits in der Ausbildung vermittelt. Ergänzend können hier die Grundkenntnisse der Pharmakologie und Toxikologie laut KrPflAPrV Anlage 1 Ziffer 5.4 sowie Maßnahmen bei Schockzuständen, bzw. Infusion und Transfusion laut KrPflAPrV Anlage 1 Ziffer 12.7 und 12.8 genannt werden. Da jedoch die Inhalte nicht eindeutig formuliert sind, kann nicht davon ausgegangen werden, daß jede Krankenpflegeperson über die gleiche Eignung zur Durchführung dieser Tätigkeiten besitzt. Bei einer Übernahme hat die Krankenpflegeperson die Übernahme- und Durchführungsverantwortung. Fühlt sich die Krankenpflegeperson nicht imstande, die Tätigkeit entsprechend den Voraussetzungen zu erfüllen, kann die Übernahme verweigert werden (Schell Werner 1991). Dem Arzt obliegt die Anordnungsverantwortung. Bei der Anordnung soll schriftlich und mit Unterschrift des Arztes versehen Patientenname, das zu verabreichende Medikament, die Menge, die Art und der Zeitpunkt festgehalten werden (Schell Werner 1991). Nur die Dokumentation gilt als entscheidender Nachweis für eine Delegation (Brenner G., Adelhardt M. 1987). Von der Delegation ausgeschlossen sind Injektionen und Infusionen wie Röntgenkontrastmittel, herzwirksame Medikamente, Zytostatika und alle Medikamente, bei denen häufiger Zwischenfälle beobachtet werden (Böhme Hans 1991). Nach einer Stellungnahme der DKG (Schell Werner 1991) dürfen Krankenpflegeschüler nur zum Zwecke ihrer Ausbildung unter unmittelbarer Aufsicht und Anleitung eines Arztes oder einer ausreichend erfahrenen Krankenpflegeperson subkutane und intramuskuläre Injektionen sowie venöse Blutentnahmen durchführen. Die Durchführungsverantwortung trägt dann die anleitende Person. Zur Blutentnahme ist anzumerken, daß nach §81a StPO (Strafprozeßordnung) die Blutprobenentnahme in Verbindung mit der Verfolgung einer Straftat dem Arzt vorbehalten ist. Der Anschluß von Bluttransfusionen erfordert aufgrund des hohen Risikos die unmittelbare Anwesenheit des Arztes (Brenner G., Adelhardt M. 1987). Die Vorbereitungen sowie die Überwachung kann dagegen dem Krankenpflegepersonal übertragen werden (Brenner G., Adelhardt M. 1987). Sind die beschriebenen Voraussetzungen erfüllt, und ist der Patient mit der Durchführung der Maßnahme durch eine Krankenpflegeperson einverstanden, muß nach erfolgter Maßnahme dokumentiert werden. Dabei muß Name und Unterschrift der durchführenden Krankenpflegeperson ersichtlich sein. Nach einem Urteil des Bundesgerichtshofes (18.03. 1980), NJW 1980, S.1903) fällt es in den Zuständigkeitsbereich des Krankenpflegepersonals, die durchzuführende Injektion auf solche Körperteile zu beziehen, die dem Krankenpflegepersonal geeignet erscheinen (Brenner G., Adelhardt M. 1987).

Mögliche Folgen einer fehlerhaften Injektion

Krankenschwestern und Krankenpfleger tragen die Verantwortung für die Übernahme und die Durchführung der übertragenen Aufgabe. Bei fehlerhaftem Handeln ist sowohl eine zivilrechtliche als auch eine strafrechtliche Verfolgung möglich. Demzufolge ist es möglich, wegen der selben Fehlleistung zweifach belangt zu werden (Schell Werner 1991). Strafrechtlich wird die fehlerhafte Injektion als Körperverletzung angesehen, die dem Öffentlichen Recht (StGB) zugeordnet wird. Der Staatsanwalt klagt an, es kann zu Geld- und/oder Freiheitsstrafe kommen. Zivilrechtlich wird die fehlerhafte Injektion als Vertragsverletzung betrachtet, die dem Privatrecht (BGB) zugeordnet wird. Der Patient erhebt eine Schadenersatzklage, die zur Verurteilung zum Schadenersatz führen kann (Schell Werner 1991).

Empfehlungen der Berufsverbände ADS und DBfK (aus Schell Werner 1991)

Um Krankenschwestern/Krankenpflegern eine Orientierungshilfe bezüglich der Durchführung von Injektionen, Blutentnahmen und Transfusionen zu bieten, gaben die Berufsverbände Arbeitsgemeinschaft Deutscher Schwesternverbände (ADS) und der Deutsche Berufsverband für Krankenpflege e.V. (DBfK) im April 1989 folgende Empfehlungen:

Grundsätzliche Empfehlung

Injektionen, Infusionen, Transfusionen und Blutentnahmen sind Tätigkeiten, die der Feststellung, Heilung oder Linderung von Krankheiten oder Körperschäden dienen. Sie gehören in das Gebiet der Heilkunde und damit in erster Linie zum Aufgaben- und Verantwortungsbereich der Ärztin/des Arztes (2) (3). Der Aufgaben- und Verantwortungsbereich der Krankenschwester (1) umfaßt in erster Linie die selbständige, geplante Krankenpflege (4). Außerdem obliegt ihr die Durchführung der im Rahmen der Behandlungspflege ärztlich angeordneten Maßnahmen der Diagnostik und Therapie. In diesem Rahmen ist auch die Delegation von Injektionen möglich, wenn dazu die Einwilligung des Patienten sowie der Krankenschwester

(1) vorliegt. Grundsätzlich soll die Anordnung von Injektionen schriftlich und ausschließlich an solche dreijährig ausgebildeten Krankenpflegepersonen (1) erfolgen, die für die jeweilige Aufgabe qualifizierte Kenntnisse, Fähigkeiten und Fertigkeiten nachweisen. Im übrigen ist zu prüfen, ob durch die Wirkung des Medikaments das persönliche Tätigwerden des Arztes (3) erforderlich ist. Die Durchführungsverantwortung liegt in jedem Fall bei der Krankenschwester (1), die deshalb auch eine persönlich nicht zu verantwortende Maßnahme ablehnen kann, ohne arbeitsrechtliche Nachteile befürchten zu müssen. Da die Durchführung von Injektionen ein erhöhtes Risiko in zivil- und strafrechtlicher Hinsicht darstellt, wird empfohlen, sich zu vergewissern, ob eine ausreichende Absicherung durch den Träger gewährleistet ist.

Empfehlungen von ADS und DBfK im einzelnen (Veröffentlichung Hannover, April 1989)

1. Injektionen

Subkutane und intramuskuläre Injektionen gehören zum Tätigkeitsbereich der Krankenschwestern (1). Der Arzt (3) kann ihnen die Verabreichung dieser Injektionen generell übertragen, wenn er sich von ihren Kenntnissen, Fähigkeiten und Fertigkeiten überzeugt hat. Es muß jeweils eine schriftliche ärztliche Anordnung vorliegen, aus der Angaben über die Person des Patienten, Name und Dosis des Medikaments sowie Art und Zeitpunkt der Injektion eindeutig hervorgehen. Ferner müssen die beauftragten Krankenschwestern (1) über Wirkungen und Nebenwirkungen des Medikaments sowie mögliche Komplikationen und Zwischenfälle unterrichtet werden. Intravenöse Injektionen sind grundsätzlich ärztliche Tätigkeiten. Sie gehören üblicherweise nicht zum Aufgabengebiet der Krankenpflegepersonen (1), weil diese weder die notwendigen pharmakologischen Kenntnisse haben noch bei unvorhergesehenen Reaktionen selbständig ein Gegenmittel verordnen und verabreichen dürfen. Daher ist die Durchführung solcher Injektionen außerhalb des ärztlichen Verantwortungsbereiches nur in extremster Notsituation vertretbar. Auch nach Auffassung der Bundesärztekammer (2) kann die Durchführung einer intravenösen Injektion nur einer Krankenschwester (1) persönlich übertragen werden, die für diese Aufgabe besonders ausgebildet wurden und entsprechende Kenntnisse, Fähigkeiten und Fertigkeiten nachweisen. Bei der Entscheidung, ob die intravenöse Injektion einer Krankenschwester (1) übertragen werden, bzw. ob sie selbst die Durchführung verantworten kann, sind in besonderem Maße der Gesamtzustand des Patienten, der Schwierigkeitsgrad der Durchführung sowie Wirkung und Gefährlichkeit des Medikaments zu bedenken.

2. Infusionen

Das Anlegen von Infusionen ist ausschließlich ärztliche Aufgabe. Der Wechsel von Infusionslösungen bei liegendem Infusionssystem darf nur aufgrund schriftlicher ärztlicher Anordnung von Krankenschwestern vorgenommen werden. Die Hinzugabe von Medikamenten sowie besondere Anordnungen zur Durchlaufgeschwindigkeit müssen ärztlicherseits dokumentiert sowie auf der Infusionsflasche vermerkt werden. Entsprechendes gilt für die Verwendung von Perfusoren und Infusomaten. Injektionen in den Infusionsschlauch mit direktem Venenzugang sind i.v. Injektionen gleichzusetzen.

3. Einspritzungen in implantierte und sonstige liegende Kathetersysteme

Einspritzungen in Katheter mit unmittelbarem Zugang in die herznahen Venen, das arterielle System, den Peridualraum, das Ventrikelsystem, den Peritonealraum oder ähnliche Körperhöhlen «erfordern das Tätigwerden des Arztes selbst» (5), da geringfügige Veränderungen der Lage des Katheters schwerste Komplikationen nach sich ziehen können.

Entsprechendes gilt für implantierte Ports und Shunts. Bezüglich der Medikamentenwirkung hat das zu i.v. Injektionen Gesagte hier besondere Gültigkeit.

4. Transfusionen

Entsprechend den Richtlinien der Bundesärztekammer ist die Übertragung von Blut und Blutbestandteilen eine ärztliche Maßnahme, die nicht delegiert werden darf (2). Jede Transfusion muß von dem Arzt (3) angelegt werden, der für die sorgfältige Vorbereitung und Durchführung verantwortlich ist. Der ABO-Identitätstest (Bedside-Test) ist vom Arzt (3) am Krankenbett durchzuführen und entsprechend zu dokumentieren. Der Arzt (3) muß die Identität des Patienten mit den die Konserve begleitenden Personalangaben überprüfen und auch das Wechseln jeder nachfolgenden Transfusion selbst übernehmen.

5. Blutentnahmen

Die Blutentnahme ist ein Eingriff, der zum Verantwortungs- sowie Aufgabenbereich des Arztes (3) gehört. Soweit es sich um die Gewinnung von Kapillarblut bzw. Venenblut handelt, kann sie in den Tätigkeitskatalog der Krankenschwester (1) aufgenommen werden, wenn sichergestellt ist, daß die Punktionstechnik eingeübt und Kenntnisse über besonders zu beachtende Umstände vermittelt wurden. Die Venenpunktion darf von der Krankenschwester (1) ausschließlich zum Zweck der Blutentnahme durchgeführt werden.

6. Auswirkung auf die Stellenpläne

Soll die umfassende Pflege der Kranken gewährleistet werden, müssen bei Übernahme ärztlicher Tätigkeiten durch das Krankenpflegepersonal (1) entsprechende Berechnungen im pflegerischen Stellenplan erfolgen.

7. Auswirkung auf die Ausbildung

Innerhalb der dreijährigen Ausbildung zur Krankenschwester müssen theoretische Kenntnisse über Vorbereitung, Durchführung und Überwachung von Injektionen, Infusionen, Transfusionen und Blutentnahmen vermittelt werden.

Im Rahmen der praktischen Ausbildung können Krankenpflegeschülerinnen/-schüler und Kinderkrankenpflegeschülerinnen/-schüler unter unmittelbarer Aufsicht und Anleitung eines Arztes (3), bzw. einer dazu ausdrücklich befugten Krankenschwester (1) subkutane und intramuskuläre Injektionen sowie Blutentnahmen vornehmen. Die Durchführungsverantwortung trägt die anleitende Person.

8. Auswirkung auf die Weiterbildung

Fachkrankenschwestern für Anästhesie und Intensivpflege, bzw. Krankenschwestern (1) mit besonderer Qualifikation für die Tätigkeit in der Dialyse können unter der Voraussetzung der dokumentierten ärztlichen Anordnung und des persönlichen Auftrags mit der Durchführung von intravenösen Injektionen, dem Anlegen von Infusionen sowie Einspritzungen in unter 3. genannten Katheter- und Shuntsysteme betraut werden. Jedoch sollen diese Tätigkeiten auf die Arbeit im Anästhesie-, Intensiv- bzw. Dialysebereich beschränkt bleiben.

Anmerkungen:

1) Mit den Begriffen «Krankenschwester» bzw. «dreijährig ausgebildetes Krankenpflegepersonal» sind jeweils alle durch § 1 Abs. 1, Ziff. 1 u. 2 Kr.Pfl.G. geschützten Berufsbezeichnungen «Krankenschwester», «Krankenpfleger», «Kinderkrankenschwester», «Kinderkrankenpfleger» gemeint.
2) Vgl. Stellungnahme zu Injektionen, Infusionen und Blutentnahmen durch das Krankenpflegepersonal – beschlossen vom Vorstand der Deutschen Krankenhausgesellschaft am 11. März 1980.
3) § 2 Abs. 5 der Bundesärzteordnung vom 14. 10. 1977 (BGBl. 1 Seite 1886): «Ausübung des ärztlichen Berufs ist die Ausübung der Heilkunde unter der Berufbezeichnung «Arzt» oder «Ärztin».«
4) Vgl. § 4 Abs. 1 Krankenpflegegesetz 1985
5) Schreiben der Bundesärztekammer vom 12. 11. 1986:
«... auch bei entsprechender Ausbildung darf die Durchführung einer Injektion einem ausgebildeten nicht-ärztlichen Mitarbeiter dann nicht übertragen werden, wenn die Tätigkeit im konkreten Fall das Tätigwerden des Arztes selbst erfordert, der Eingriff also schwierig ist, daß er ärztliches Handeln und Können voraussetzt. Bei der Injektion eines Lokalanästhetikums in einen liegenden Periduralkatheter dürften diese Voraussetzungen unzweifelhaft gegeben sein, da bereits eine leichte Verschiebung des Periduralkatheters zu erheblichen Komplikationen führen kann.»

3.1.2 Abkürzungen für Appliktionsarten bei Injektionen

Tab. 3–1 **Applikationsarten von Injektionen**

Abkürzung	Applikationsart	Ort der Applikation
i.c.	intracutan	in die obere Hautschicht
s.c.	subcutan	in das Unterhautfettgewebe
i.m.	intramuskulär	in die Muskulatur
i.v.	intravenös	in die Venen

3.1.3 Material

- Hautdesinfizienz
- Geeignete Kanüle (Tab. 3–4)
- Spritze, deren Größe (Volumen) der Lösungsmenge angepaßt ist
- Injektionslösung
- Tupfer
- Abwurf
- Wundschnellverband

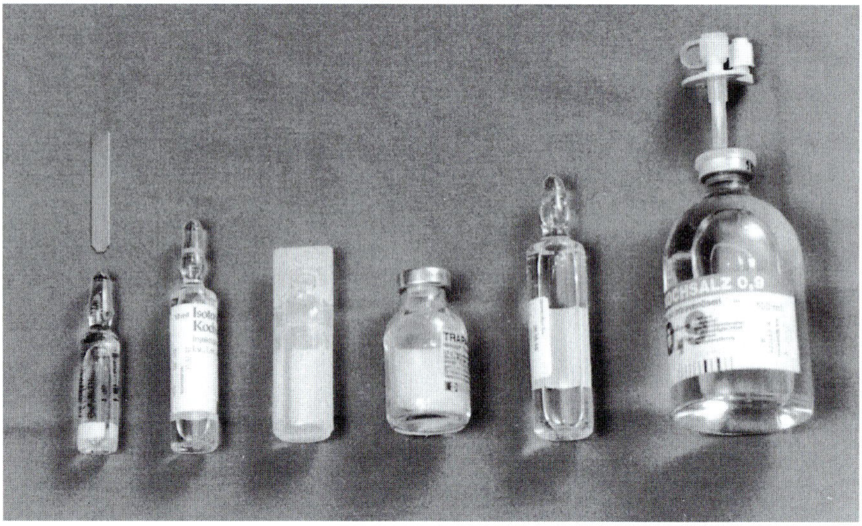

Abb. 3–1 **Ampulle mit Ampullensäge, Brechampulle (keine Ampullensäge zum Öffnen notwendig), Plastikampulle, Trockenampulle mit Lösungsmittel zum Auflösen, Ampulle mit Spike zur Mehrfachentnahme.**

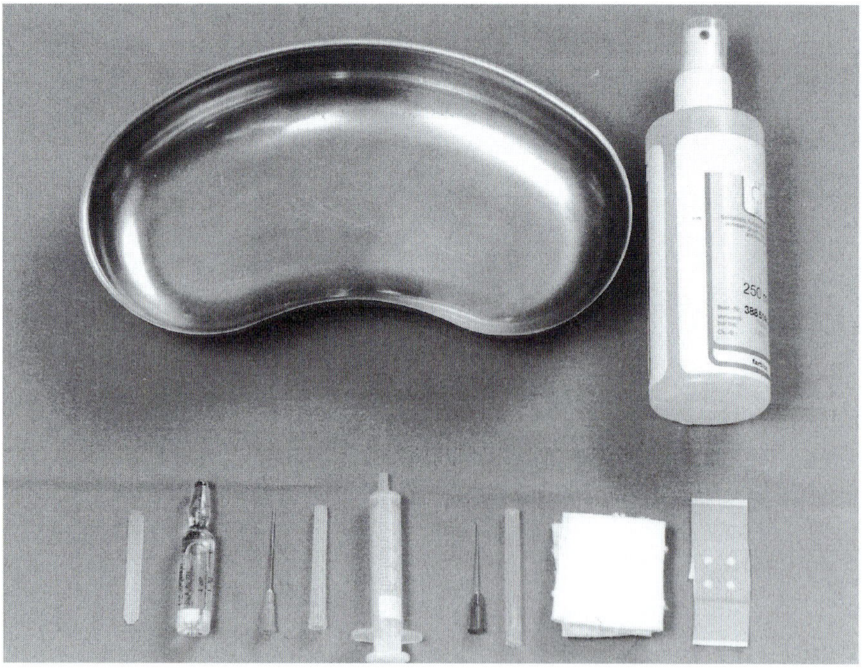

Abb. 3–2 **Injektionsmaterial: Nierenschale als Abwurf, alkoholisches Hautdesinfizienz, Ampullensäge, Ampulle, Kanüle zum Aufziehen der Injektionslösung, Einwegspritze, Injektionskanüle, Tupfer, Wundschnellverband.**

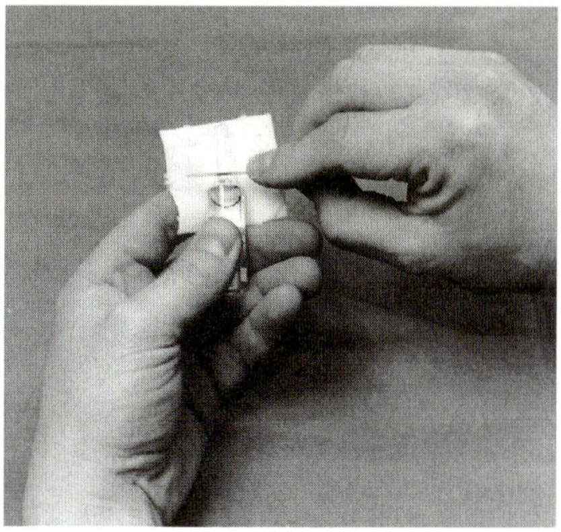

Abb. 3–3 **Ansägen der Glasampulle mit Säge und Tupfer zur Unfallverhütung.**

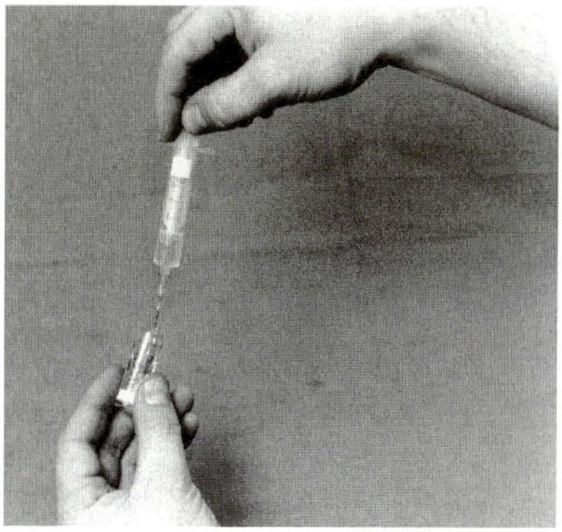

Abb. 3–4 **Aufziehen des Ampulleninhalts. Die Kanülenspitze darf die Ampulle beim Einführen nicht berühren (Sterilität muß gewahrt werden). Vorsicht! Verletzungsgefahr beim Einführen der Kanüle.**

3.1.4 Steriles Aufziehen einer Injektionslösung

Um Verletzungen zu vermeiden, muß grundsätzlich ein Tupfer zum Ansägen und Öffnen der Ampulle benutzt werden. Dies gilt ebenso für Brechampullen mit vordefinierter Bruchstelle (erkennbar an farbigen Ringen oder Punkten).

3.1.5 Material

- Ampullensäge
- Ampulle
- Tupfer
- Kanüle zum Aufziehen
- Spritze
- Injektionskanüle (z.B. Nr. 12)
- Abwurf

3.1.6 Hautdesinfektion

Vor Injektionen und Blutentnahmen muß die Punktionsstelle sorgfältig desinfiziert werden, um Infektionen wie z.B. Spritzenabszesse zu vermeiden.

Vorgehensweise

- Einreiben des Hautbereichs mit einem Hautdesinfektionsmittel und sterilem Tupfer (oder Alkoholtupfer). Einwirkzeit mindestens 1 Minute
- Wahlweise kann durch reichliches Einsprühen des Hautbereichs desinfiziert werden. Einwirkzeit ca. 1 Minute (Herstellerangaben beachten)

Beachte: Wird die richtige Einwirkzeit nicht eingehalten, so ist die Desinfektion nicht ausreichend.
Bei der Hautdesinfektion durch Einsprühen muß beachtet werden, daß bis zum Zeitpunkt der Injektion nicht mehr mit einem Tupfer nachgerieben werden darf, da somit der desinfizierte Bereich wieder kontaminiert wird.

3.1.7 Durchführung der intracutanen Injektion (Einspritzung in die Haut)

- Information des Patienten
- Hygienische Händedesinfektion (Kap. 2.5)
- Geeignete Injektionsstelle auswählen (Tab. 3–2)
- Hautdesinfektion (Kap.3.1.6), Einwirkzeit beachten!
- Entfernen des Kanülenschutzes
- Flacher Einstichwinkel (15°–20°), ca. 2–3 mm tief
- Unter Beobachtung des Patienten langsame Injektion der Lösung (Quaddelbildung wird sichtbar)
- Herausziehen der Kanüle
- Kurzes Aufpressen eines Tupfers

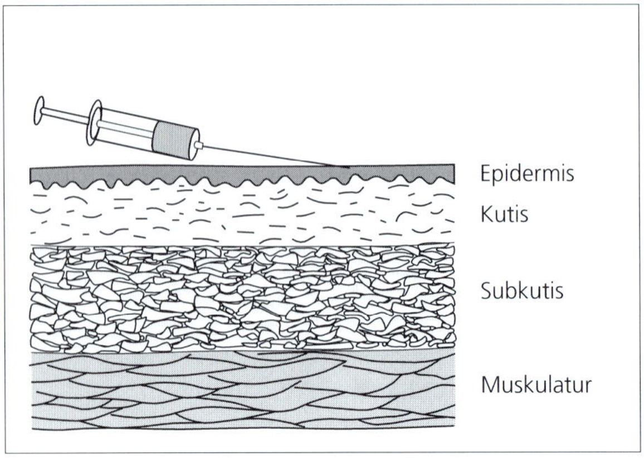

Abb. 3–5
Plazierung der Kanüle bei intracutanen Injektionen.

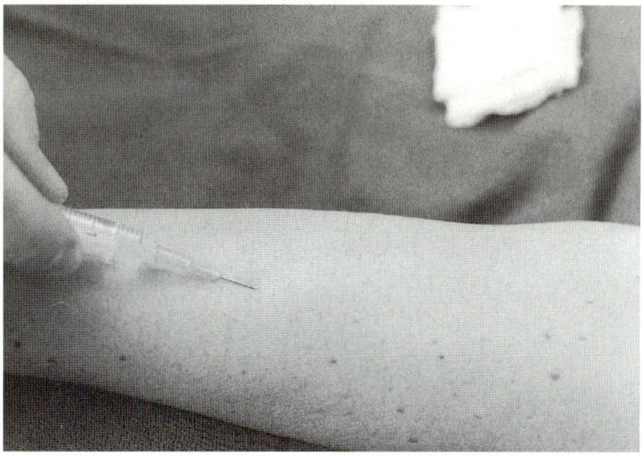

Abb. 3–6
Einstichwinkel zur intracutanen Injektion.

- Entsorgung des Materials, wobei die Kanüle wegen der Verletzungs- und Infektionsgefahr nicht in die Hülle zurückgesteckt werden sollte
- Dokumentation

Beachte: Als Komplikationen können allergische Reaktionen auf das Injektionsmittel auftreten, und es kann zu lokalen Entzündungen kommen. Bildet sich bei der Injektion keine Quaddel, muß die Kanüle zurückgezogen werden, da sonst subkutan injiziert wird.

3.1.8 Durchführung der subcutanen Injektion (Einspritzung unter die Haut)

- Information des Patienten
- Hygienische Händedesinfektion (Kap. 2.5)
- Geeignete Injektionsstelle auswählen (Tab. 3–2)
- Hautdesinfektion (Kap.3.1.6), Einwirkzeit beachten!
- Entfernen des Kanülenschutzes
- Anheben von Haut und Fettgewebe
- Einstichwinkel 45 °, ca. 1,5 cm tief
- Aspirieren (Ansaugen durch Ziehen am Spritzenkolben), um Injektionen in Blutgefäße zu verhindern
- Bei Verwendung einer Kanüle Nr. 26 ist der Einstichwinkel 90°, und es wird nicht aspiriert
- Unter Beobachtung des Patienten langsame Injektion der Lösung
- Herausziehen der Kanüle
- Kurzes Aufpressen eines Tupfers

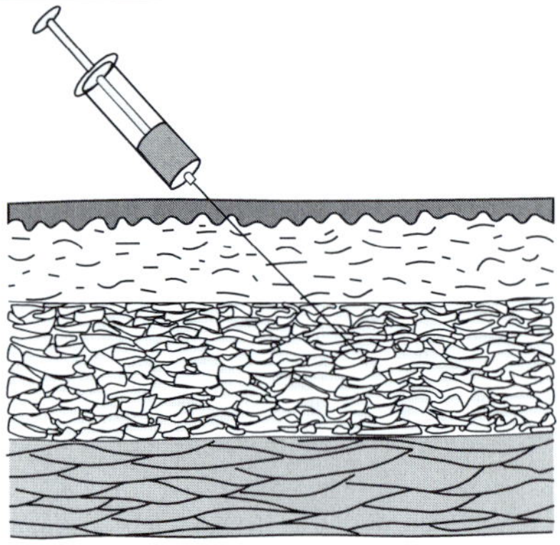

Abb. 3–7
Plazierung der Kanüle bei subcutanen Injektionen.

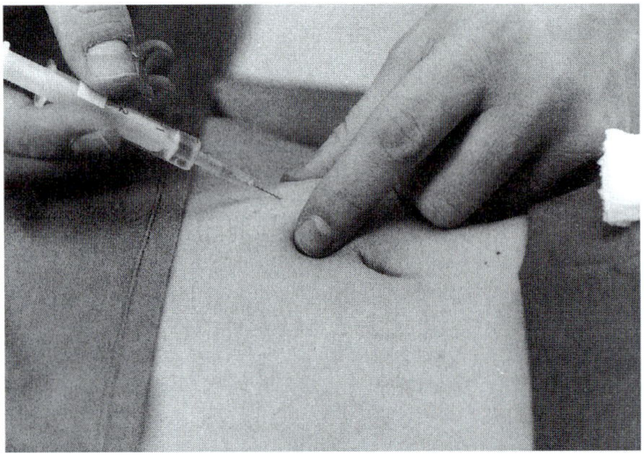

Abb. 3–8
Einstichwinkel zur subcutanen Injektion.

- Entsorgung des Materials, wobei die Kanüle wegen der Verletzungs- und Infektionsgefahr nicht in die Hülle zurückgesteckt werden sollte
- Dokumentation

Beachte: Bei der Verabreichung von Antikoagulanzien (Hemmstoffe der Blutgerinnung) sollte bei der Entlüftung der Spritze das Überlaufen der Kanüle vermieden werden, da einerseits diese Menge effektiv fehlt und andererseits der Stichkanal mit Antikoagulanzien bedeckt wird. Dadurch kann es nach der Injektion bluten. Die Deplazierung der Kanülenspitze während der Injektion muß vermieden werden, da durch die Verletzung von Gewebe Hämatome (Blutergüsse) provoziert werden (vielerorts wird deshalb bei Verabreichung von Antikoagulanzien nicht mehr aspiriert). Nach erfolgter Injektion muß die Einstichstelle ca. 1 Minute lang komprimiert werden, um die Bildung von Hämatomen zu vermeiden.
Allgemeine Komplikationen sind allergische Reaktionen auf das Injektionsmittel sowie lokale Infektionen (Entzündung um die Einstichstelle). Bei sehr schlanken Patienten besteht die Gefahr der unbeabsichtigten intramuskulären Injektion (Einspritzung in die Muskulatur) sowie der unbeabsichtigten intravenösen Injektion (Einspritzung in eine Vene).

3.1.9 Durchführung der intramuskulären Injektion (Einspritzung in die Muskulatur)

- Information des Patienten
- Hygienische Händedesinfektion (Kap. 2.5)
- Geeignete Injektionsstelle auswählen (Tab. 3–2)

Beachte: Thoraxnah (brustkorbnah) verlaufen Blutgefäße und Nerven. Um die Verletzung dieser Strukturen bei der intramuskulären Injektion am Oberarm zu vermeiden, muß ein ausreichender Sicherheitsabstand eingehalten werden. Dieser Sicherheitsabstand wird durch spezielle Techniken zur Auffindung der Injektionsstelle gewährleistet.

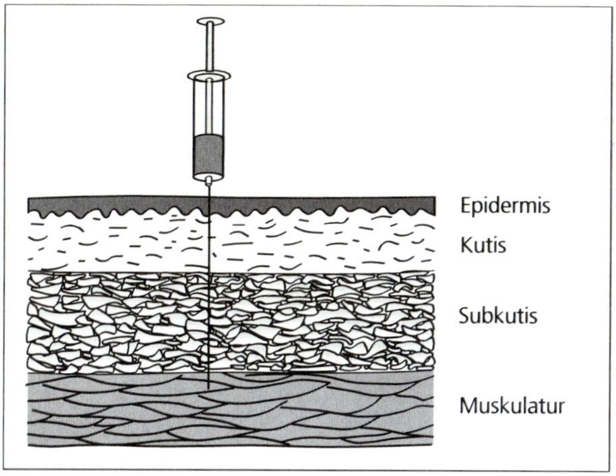

Abb. 3–9
Plazierung der Kanüle bei intramuskulären Injektionen.

Intramuskuläre Injektion am Oberarm

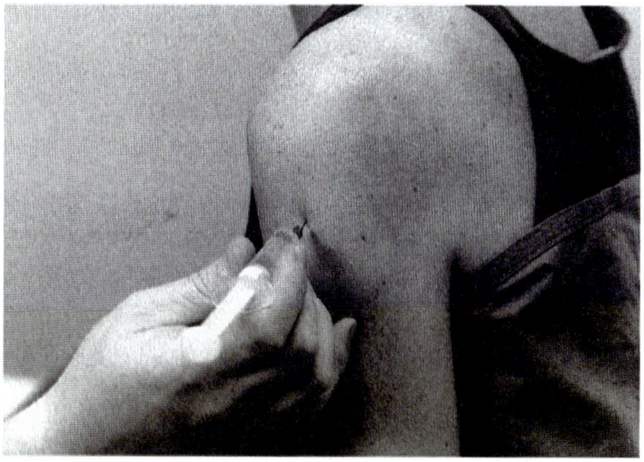

Abb. 3–10
Region und Einstichwinkel zur intramuskulären Injektion am Oberarm.

Intramuskuläre Injektion am Oberschenkel

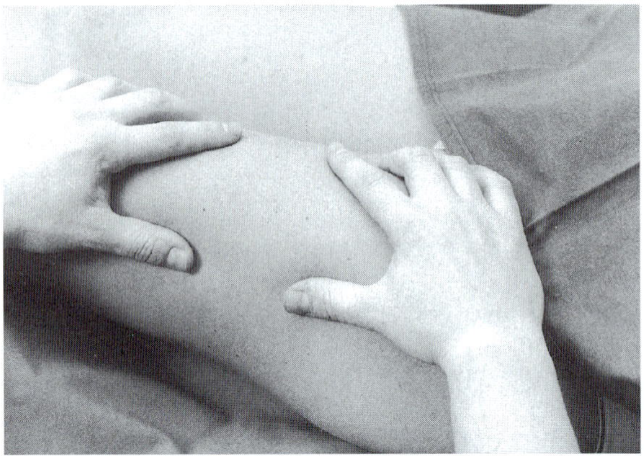

Abb. 3–11
Auffinden der Injektionsregion zur intramuskulären Injektion am Oberschenkel.

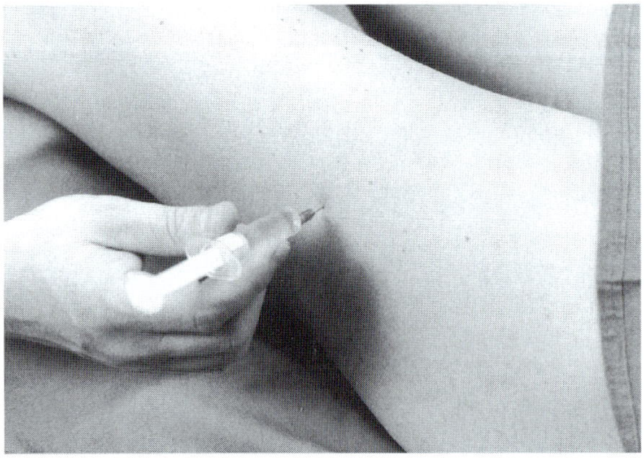

Abb. 3–12
Einstichwinkel zur intramuskulären Injektion am Oberschenkel.

Ventroglutäale intramuskuläre Injektion

Zur Injektionsstellenbestimmung kann die Hand eingesetzt werden.

Vorgehensweise

1. Mit dem Zeigefinger die Spina iliaca anterior superior (vorderer oberer Darmbeinstachel) tasten
2. Mit Mittel-, Ring- und kleinem Finger die Crista iliaca (Darmbeinkamm) tasten
3. Jetzt die Hand 2–3 cm ventral (bauchwärts) drehen, ohne den Zeigefinger von der Spina iliaca anterior superior (vorderer oberer Darmbeinstachel) zu entfernen, bis sich die Mitte der Handfläche auf dem Trochanter major (großer Rollhügel am Oberschenkel) befindet
4. Die Einstichstelle befindet sich im Dreieck Zeigefinger-Mittelfinger-Crista iliaca (Darmbeinkamm)

- Hautdesinfektion (Kap.3.1.6), Einwirkzeit beachten!

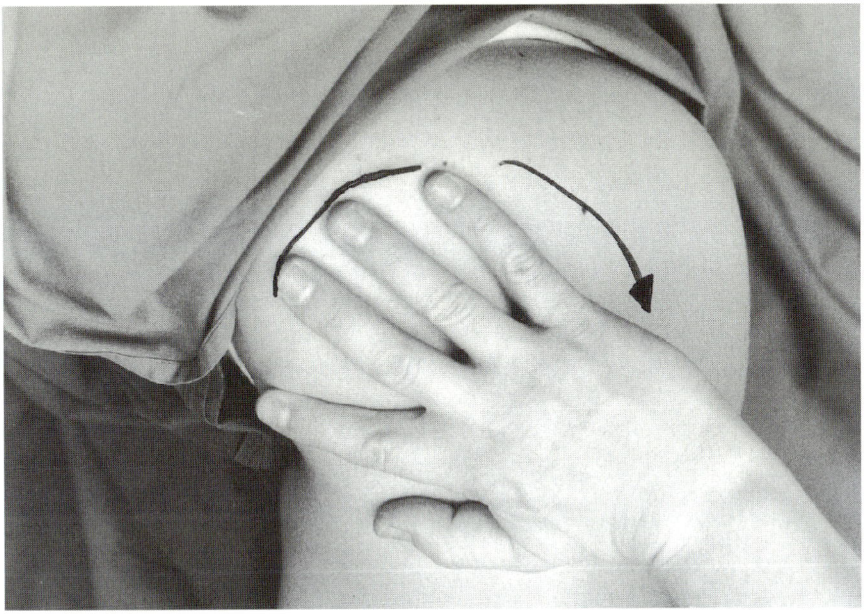

Abb. 3–13 **Einsatz der Hand zur Lokalisation der Injektionsstelle. Orientierungspunkte zur ventroglutäalen Injektion: Darmbeinkamm, vorderer oberer Darmbeinstachel, großer Rollhügel.**

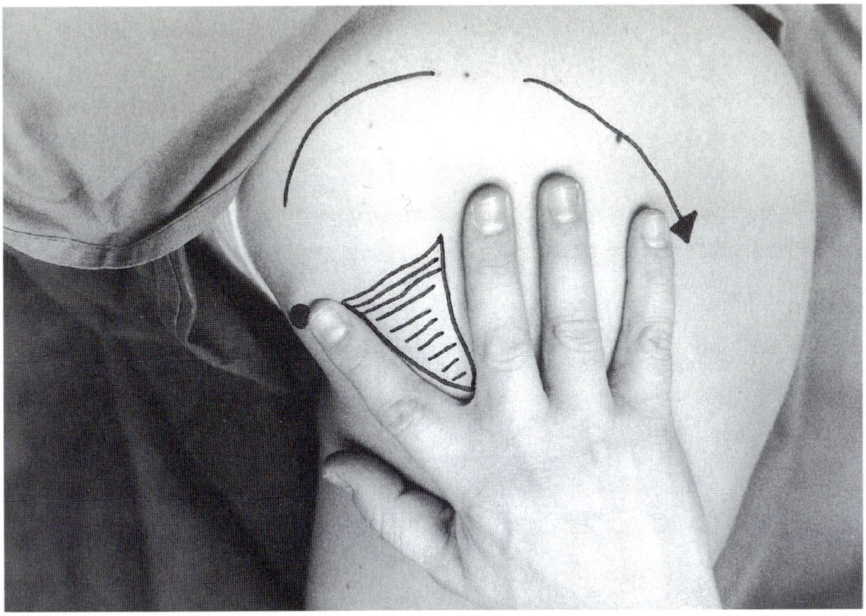

Abb. 3–14 **Ermittelte Injektionsregion zur ventroglutäalen Injektion (schraffierter Bereich).**

- Entfernen des Kanülenschutzes
- Einstichwinkel 90 °, ca. 5 cm tief
- Aspirieren (Ansaugen durch Ziehen am Spritzenkolben)
- Unter Beobachtung des Patienten langsame Injektion der Lösung
- Herausziehen der Kanüle
- Verteilen der Lösung mit kreisenden Tupferbewegungen
- Entsorgung des Materials, wobei die Kanüle wegen der Verletzungs- und Infektionsgefahr nicht in die Hülle zurückgesteckt werden sollte
- Dokumentation

Beachte: Eine Komplikation ist die unbeabsichtigte Punktion von Gefäßen. Wird eindeutig Blut aspiriert (angesaugt), muß die Kanüle entfernt und der Ampulleninhalt verworfen werden. Bei Aspiration eines leichten Blutschleiers, Kanüle etwas zurückziehen, Einstichrichtung ändern und erneut aspirieren. Wegen der Gefahr der Hämatombildung (Blutergußbildung) muß anschließend die Punktionsstelle (Einstichstelle) ca. 2 Minuten durch Aufpressen eines Tupfers komprimiert werden. Die Gefahr der Abszeßbildung (Eiteransammlung in einer nicht vorgebildeten Gewebehöhle) resultiert aus der Möglichkeit, Erreger mit der Kanüle in die tiefen Gewebe zu bringen. Nervenverletzungen können durch sorgfältiges Bestimmen der Injektionsstelle vermieden werden. Bei unbeabsichtigter Injektion in das Subkutangewebe können Nekrosen (Zelltod) entstehen.

Übersichtstabelle zu den Injektionsstellen in Abhängigkeit von der Injektionsart

Tab. 3–2 **Injektionsarten und geeignete Körperregionen**

Injektionsart	Injektionsstelle
Intrakutan	Unterarminnenseite
Subkutan	Bauchdecke (unterhalb des Nabels, da weniger vaskularisiert als oberhalb des Nabels), mittleres äußeres Drittel Oberschenkel, mittlerer äußerer Oberarm
Intramuskulär	Oberarm (Mitte Musculus deltoideus), Gesäßmuskulatur (äußerer oberer Quadrant des Musculus glutaeus maximus oder ventroglutäal), Oberschenkel (Musculus vastus lateralis)
Intravenös	Handrücken, Ellenbeuge, innerer Unterarm

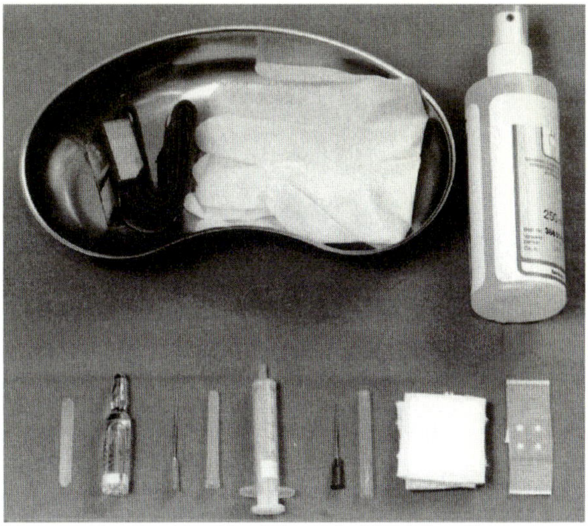

Abb. 3–15
Material zur intravenösen Injektion: Nierenschale, Stauschlauch, Schutzhandschuhe, alkoholisches Hautdesinfizienz, Ampullensäge, Ampulle, Kanüle zum Aufziehen, Spritze, Injektionskanüle (z.B. Nr. 12), Tupfer, Wundschnellverband.

3.1.10 Intravenöse Injektion

Aufgrund des hohen Risikos bei intravenösen Injektionen, wie z.B. starke Kreislaufreaktionen, darf nur der Arzt diese Injektionsart durchführen. Die Bereitstellung der Materialien, die Überwachung des Patienten, die Assistenz bei der Injektion sowie die Nachbereitung der Materialien fallen in den Aufgabenbereich des Krankenpflegepersonals.

Material

- Nierenschale
- Stauschlauch
- Schutzhandschuhe
- Alkoholisches Hautdesinfizienz
- Ampullensäge
- Ampulle
- Kanüle zum Aufziehen
- Spritze
- Injektionskanüle (z.B. Nr. 12)
- Tupfer
- Wundschnellverband

Durchführung der intravenösen Injektion

- Information des Patienten
- Hygienische Händedesinfektion (Kap. 2.5)
- Geeignete Injektionsstelle auswählen (Tab. 3–2)
- Anlegen von Schutzhandschuhen

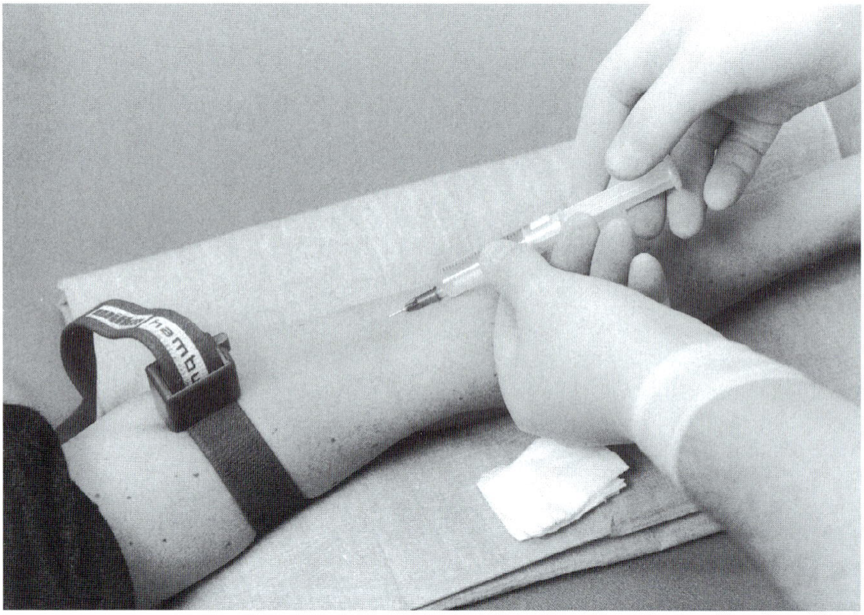

Abb. 3–16 **Punktion der gestauten Vene. Kommt nach Aspiration Blut zurück, wird der Stauschlauch gelöst und das Medikament injiziert.**

- Stauen mit Stauschlauch
- Hautdesinfektion (Kap.3.1.6), Einwirkzeit beachten!
- Entfernen des Kanülenschutzes
- Einstichwinkel 15°–30°, wobei die Skalierung der Spritze nach oben zeigen muß, um die genaue Füllmenge ablesen zu können
- Aspirieren (Ansaugen durch Ziehen am Spritzenkolben), wobei Blut zurückkommen muß
- Öffnen des Stauschlauchs
- Unter Beobachtung des Patienten langsame Injektion der Lösung
- Herausziehen der Kanüle, ohne dabei mit dem Tupfer auf die Punktionsstelle zu drücken
- Drücken eines Tupfers auf die Punktionsstelle, etwa 2 Minuten bei hochgehaltenem Arm
- Entsorgung des Materials, wobei die Kanüle wegen der Verletzungs- und Infektionsgefahr nicht in die Hülle zurückgesteckt werden sollte
- Dokumentation

Beachte: Nach jeder Injektion sollte vorübergehend ein Pflaster angebracht werden! Zu den Komplikationen zählen Hämatombildung (Blutergußbildung), schwere Sofortreaktionen des Kreislaufs auf ein Medikament, Thrombose (Blutgerinnsel), Phlebitis (Venenentzündung) sowie die unbeabsichtigte intraarterielle Injektion (Einspritzung in eine Arterie) mit schweren Gewebeschäden. Das Herausziehen der Kanüle nach erfolgter Injektion darf nicht unter Komprimierung der Punktionsstelle mit einem Tupfer erfolgen, da Teile der Vene mit der Kanülenspitze durchschnitten werden. Dies ruft einen brennenden Schmerz hervor. Später bildet sich ein schmerzhaftes Hämatom.

Die venöse Blutentnahme

Die venöse Blutentnahme erfolgt mittels Venenpunktion aus diagnostischen Gründen und stellt die häufigste Blutentnahmemethode dar.

Beim Umgang mit Blut ist besondere Vorsicht geboten. Die Gefahr einer Ansteckung mit Hepatitisviren (Entzündung des Leberparenchyms durch Viren) und HIV (Human immunodefiency virus) ist im Falle einer Verletzung möglich. Aus diesem Grund ist das Tragen von Schutzhandschuhen bei der Blutentnahme obligat. Die benutzten Kanülen müssen in entsprechend vorgesehenen Behältern entsorgt werden.

Material

- Handschuhe
- Unterlage
- Hautdesinfizienz
- Tupfer
- Stauschlauch
- Kanüle (0,70 mm–0,90 mm ∅)
- Spritze 5 ml–10 ml
- Entsprechende Blutröhrchen
- Falls vorhanden, kann anstatt Kanüle und Spritze ein Vakuumsystem verwendet werden
- Lagerungskissen
- Wundschnellverband
- Material zum Aufbringen der Patientendaten auf die Blutröhrchen

Durchführung

- Hygienische Händedesinfektion (Kap. 2.5)
- Zusammenstellen der Materialien
- Auswahl und Beschriftung der Blutröhrchen
- Information des Patienten
- Lagerung des Arms auf ein Lagerungskissen

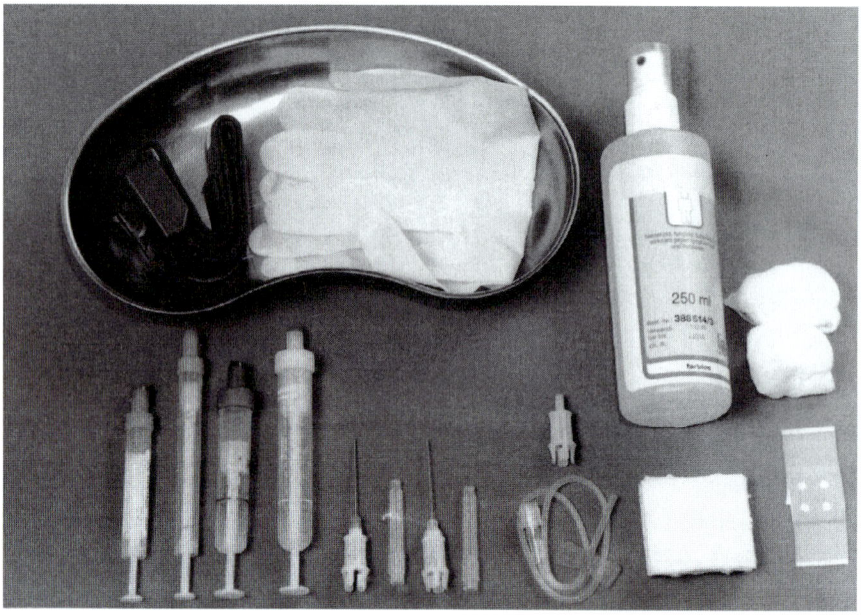

Abb. 3–17 **Blutentnahme: Nierenschale, Stauschlauch, Schutzhandschuhe, alkoholisches Hautdesinfizienz, Tupfer, Spritze oder Abnahmesystem (Bild), Punktionskanüle oder Adapter und Kanüle oder Butterfly, Wundschnellverband, Unterlage.**

- Geeignete Injektionsstelle auswählen (Tab. 3–2)
- Die häufigste verwendbare Punktionsstelle befindet sich auf der Innenseite des Unterarms in Ellenbogenhöhe
- Anlegen des Stauschlauchs im oberen Drittel des Oberarms
- Desinfektion der Punktionsstelle (Herstellerhinweise beachten) (Kap. 3.1.6)
- Bei schwierigen Venenverhältnissen empfiehlt sich die Punktion mittels Butterfly (Abb. 3–17)
- Handschuhe anlegen
- Mit Spritze und Kanüle (Schliff nach oben) die Vene punktieren
- Langsam das Blut mit der Spritze ansaugen und die Spritze füllen
- Stauschlauch öffnen, damit beim Herausziehen der Kanüle nicht unnötig Blut nachläuft
- Patient beobachten, da manche Patienten Kreislaufreaktionen zeigen. Aus diesem Grund empfiehlt es sich, die Blutentnahme am liegenden Patient vorzunehmen
- Kanüle herausziehen und unmittelbar danach den Tupfer auf die Punktionsstelle pressen. Entfernt man unter Tupferaufpressen die Kanüle, verspürt der Patient einen schneidenden Schmerz mit der Folge einer Hämatombildung (Blutergußbildung), verursacht durch Verletzung der Venenwand. Aus diesem Grund sollte von derartigen Methoden Abstand genommen werden

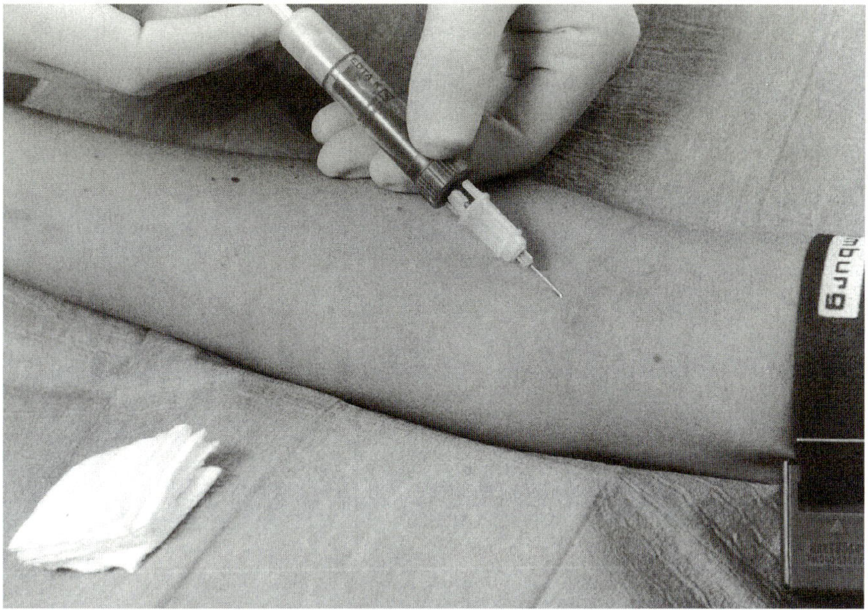

Abb. 3–18 **Blutentnahme aus der gestauten Vene.**

- Den Tupfer ca. 2 Minuten aufpressen, um Hämatombildung zu vermeiden
- In der Zwischenzeit können die Blutröhrchen befüllt werden
- Nach Befüllung die Blutröhrchen hin und her schwenken, um das Blut gleichmäßig mit den Zusätzen zu vermischen
- Anschließend den Schnellverband anbringen (Kap. 1.3.1)
- Material entsorgen, wobei die Kanüle wegen der Verletzungs- und Infektionsgefahr nicht in die Hülle zurückgesteckt werden sollte
- Hygienische Händedesinfektion (Kap. 2.5)
- Dokumentation
- Material mit Patientendaten und Untersuchungsauftrag zum Labor bringen

Abnahme mit Vakuumsystem

Material

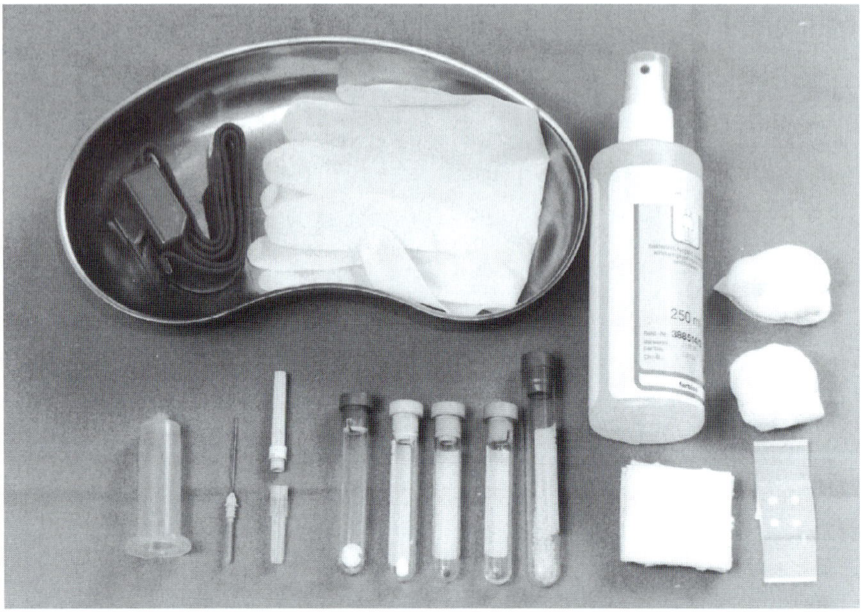

Abb. 3–19 **Blutentnahme mit Vakuumsystem: Nierenschale, Stauschlauch, Schutzhandschuhe, alkoholisches Hautdesinfizienz, Tupfer, Kanülenhalterung, spezielle Punktionskanüle, Vakuumröhrchen für die verschiedenen Untersuchungen, Wundschnellverband, Unterlage.**

Durchführung

- Kanüle in die Plastikhalterung einschrauben
- Vakuumblutröhrchen bis zur Markierung in die Plastikhalterung einschieben
- Venenpunktion
- Vakuumblutröhrchen bis zum Durchstechen des Gummistopfens vorschieben
- Venöses Blut wird angesaugt
- Nachdem das Vakuumblutröhrchen gefüllt ist, kann entweder mit dem nächsten Röhrchen fortgefahren oder die Blutentnahme durch Entfernung der Kanüle beendet werden

Darüber hinaus unterscheidet sich die Blutentnahme mit einem Vakuumsystem nicht von der Blutabnahme mit Spritze und Kanüle.

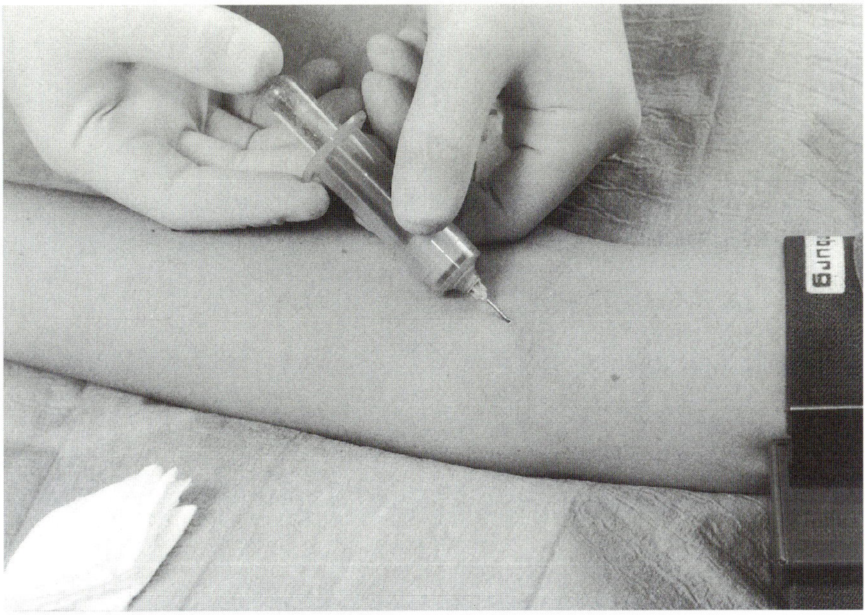

Abb. 3–20 **Blutabnahme mit dem Vakuumsystem aus der gestauten Vene.**

Farbcodierung der Vakuum-Container nach europäischer Norm

Tab. 3–3 **Standardfarbcodierung der Vakuumcontainer zur Blutentnahme nach europäischer Norm**

Containerfarbe	Zweck	Zusätze
Blau	Plasmaproben	NH_4-Heparin
Farblos	Vitamin B1, B6, B12, E, Folsäure	lichtgeschützt
Farblos/braun	Serologie, Kreuzprobe, klinische Chemie	Plastikkügelchen
Gelb	Glucose, Laktat	Na-Fluorid
Grün	Gerinnung, BSG	Na-Zitrat 3,8%
Lila	BSG	Na-Zitrat 3,8%
Orange	Blutgase, HLA-Typisierung, ionisiertes Ca^{2+},	Na-Heparin
Rot	Hämatologie (BB u.a.)	EDTA

Tabelle zur Kanülenwahl

Das verbreitetste System ist das Luer-System. In der Regel bestehen die Kanülen aus Chromnickelstahl und einem konischen Polypropylen – Ansatz (Übersichtstabelle zu Kanülenmaßen Kap. 15.1.2).

Tab. 3–4 **Geeignete Kanülengrößen in Abhängigkeit von der Applikationsart**

Injektionsart	Kanülendurchmesser (mm)	Kanülenlänge (mm)
Intrakutan	0,30–0,45	3–16
Subkutan	0,45–0,55	13–16
Intramuskulär	0,70–0,90	38/55–55/70
Intravenös	0,55–0,70	25/32/38

3.2 Infusionen

Tab. 3–5 **Infusionsarten und ihre Ziele**

Infusionsart	Ziel
Elektrolytlösungen	Herstellung und Erhaltung normaler intra- und extrazellulärer Elektrolytkonzentrationen und Ausgleich von Wasserverlusten
Elektrolytfreie Lösungen	Flüssigkeitszufuhr, Trägerlösung für Medikamente, Offenhalten von venösen Zugängen
Ernährungslösungen	Deckung des Energiebedarfs durch Zufuhr von Kohlehydraten, Fetten und Eiweiß
Pufferlösungen	Normalisierung des Säuren- Basen- Haushalts
Mischlösungen	Zufuhr von Medikamenten, Vitaminen, Hormonen und Spurenelementen
Kolloidale Lösungen	Flüssigkeitszufuhr, Blutersatzstoffe

Tab. 3–6 **Verteilung des Körperwassers auf die Flüssigkeitsräume des Körpers**

	Flüssigkeitsräume des Körpers	
Intrazellulär	Zellinneres	ca. 40% des Körpergewichts
Interstitiell	Zellzwischenräume	ca. 15% des Körpergewichts
Intravasal	In Blutgefäßen	ca. 5% des Körpergewichts

3.2.1 Definition

Einfließenlassen von Flüssigkeiten in den Körper über z.B. Venen.

3.2.2 Anmerkungen zur Rechtslage

Das Anlegen von Infusionen ist ausschließlich ärztliche Aufgabe. Der Wechsel von Infusionslösungen bei liegendem Infusionssystem darf nur aufgrund schriftlicher ärztlicher Anordnung vom Krankenpflegepersonal vorgenommen werden. Die Hinzugabe von Medikamenten sowie besondere Anordnungen zur Durchlaufgeschwindigkeit müssen ärztlicherseits dokumentiert sowie auf der Infusionsflasche vermerkt werden. Entsprechendes gilt für die Verwendung von Perfusoren und Infusomaten. Injektionen in den Infusionsschlauch mit direktem Venenzugang sind intravenösen Injektionen gleichzusetzen (Empfehlung von ADS und DBfK).

> **Beachte:** Infusionslösungen über 1000 mOsmol/l müssen über ZVK verabreicht werden!

3.2.3 Vorbereitung einer Infusion

Postoperativ erhalten die Patienten Infusionen, um Flüssigkeitsverschiebungen und Volumenverluste auszugleichen. Die Vorbereitung von Infusionen, der Verband von Venenverweilkanülen sowie die Krankenbeobachtung bei laufenden Infusionen gehören zum Aufgabenbereich der Krankenpflege.

3.2.4 Material

- Infusionslösung
- Infusionsbesteck
- Desinfektionslösung
- Aufhängevorrichtung

3.2.5 Durchführung

- Lasche der Infusionslösung zurückziehen
- Gummistopfen der Infusionslösung desinfizieren, da die Plastikabdeckung nicht erregerdicht ist. Einwirkzeit des Desinfektionsmittels beachten!
- Infusionsbesteck aus der Verpackung nehmen
- Infusionsschlauch durch Regulationsrad verschließen
- Plastikschutz an der Spitze entfernen
- Spitze durch den Gummistopfen stoßen

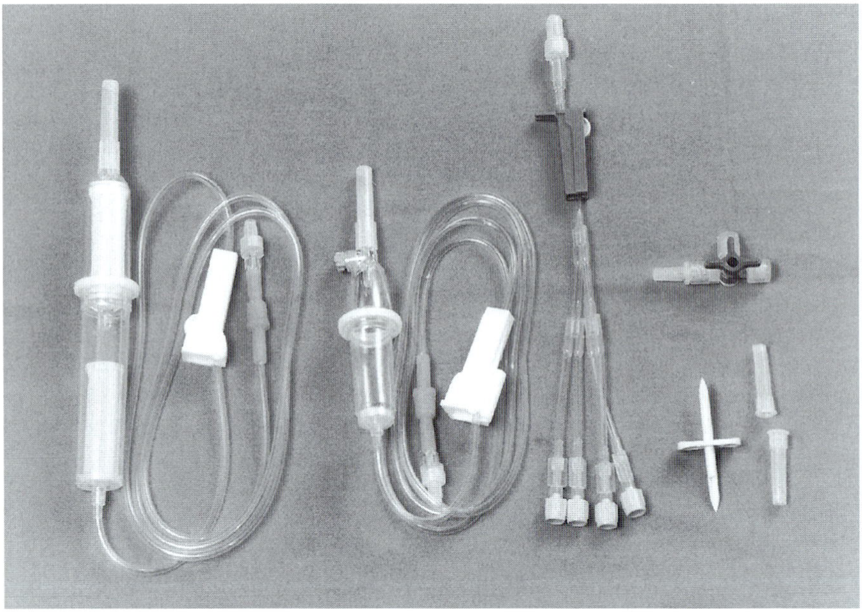

Abb. 3–21 **Bluttransfusionsgerät mit 40 Mikrometer Endfilter für Beutel (Transfusionsbesteck), Schwerkraft-Infusionsbesteck mit bakteriendichter Belüftung (Infusionsbesteck), Doppel-Y-Stück zum Anschluß mehrerer Infusionen an einen venösen Zugang, Dreiwegehahn zur Flußrichtungsregulierung, Transfer-Set für sterile Flüssigkeiten (z. B. zum Vorbereiten von Kurzinfusionen wie Antibiotika).**

- Durch Drücken an der Tropfkammer einen Flüssigkeitsspiegel bis zur Markierung erzeugen
- Regulationsrad öffnen, um den Schlauch zu entlüften
- Infusionssystem aufhängen, wobei der Infusionsschlauch nicht den Boden berühren darf.

3.2.6 Legen einer Venenverweilkanüle

Anmerkung zur Rechtslage

Das Legen einer Venenverweilkanüle ist ausschließlich ärztliche Aufgabe.

Material

- Händedesinfektionsmittel
- Unterlage
- Handschuhe
- Stauschlauch
- Hautdesinfizienz

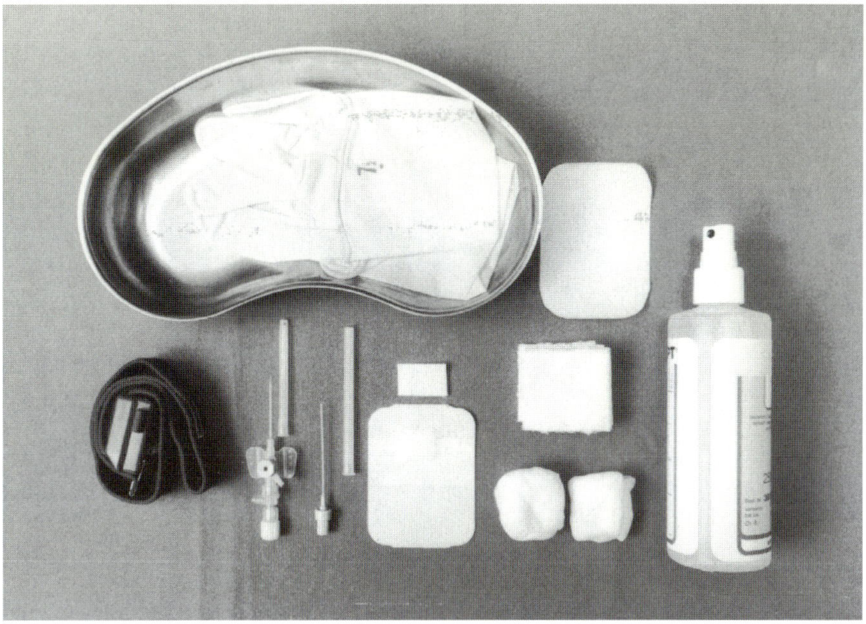

Abb. 3–22 **Material zum Legen einer Venenverweilkanüle: Nierenschale, Handschuhe, Netzpflaster oder Schnellverband für venöse Zugänge, Stauschlauch, Venenverweilkanüle in geeigneter Größe, Mandrain, Tupfer, alkoholisches Hautdesinfizienz, Unterlage.**

- Venenverweilkanüle in entsprechender Größe
- Mandrin oder vorbereitete Infusion
- Tupfer
- Venenverweilkanülenfixierungspflaster (oder sterile Kompresse und eingeschnittenes Netzpflaster)

Durchführung

- Hygienische Händedesinfektion (Kap. 2.5)
- Vorbereitung des Materials
- Information des Patienten
- Auswahl der Punktionsstelle
- Unterlage unter den Punktionsbereich
- Anziehen der Handschuhe
- Anlegen des Stauschlauchs
- Hautdesinfektion (Kap. 3.1.6)
- Punktion der Vene mit der Venenverweilkanüle
- Lösen des Stauschlauchs
- Fixierung der Kanüle mit steriler Wundauflage und Pflaster
- Wahlweise Mandrin oder Infusion konnektieren

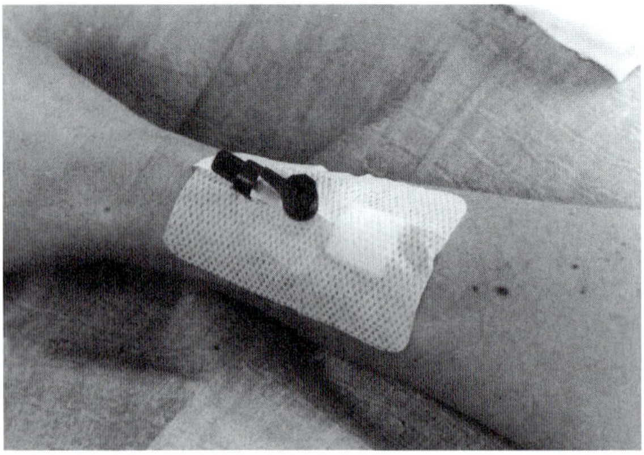

Abb. 3–23
Verbundene Venenverweilkanüle mit Mandrain (verhindert den Verschluß durch Blutbestandteile).

- Entsorgung der Materialien
- Hygienische Händedesinfektion (Kap. 2.5)
- Dokumentation

3.2.7 Berechnung der Infusionsgeschwindigkeit

Erläuterung

20 Tropfen einer wäßrigen Lösung ergeben 1ml. Da beinahe alle Infusionen wäßrige Lösungen sind, kann mit dieser Angabe berechnet werden, wie lange eine beliebige Menge mit einer bestimmten Tropfenzahl pro Minute benötigt, um einzulaufen.

Praktische Anwendung

Eine Infusionslösung mit 500 ml soll innerhalb von 3 Stunden einlaufen. Wieviel Tropfen pro Minute müssen eingestellt werden?

Rechnung

500 ml × 20 Tropfen = 10000 Tropfen
3 Stunden × 60 Minuten = 180 Minuten
10000 Tropfen : 180 Minuten = 55,5 Tropfen pro Minute (gerundet 56).

Ergebnis

Die Infusionsgeschwindigkeit muß auf 56 Tropfen pro Minute eingestellt werden.

Berechnung der Infusionszeit

Eine Infusionslösungsmenge von 500 ml soll mit 50 Tropfen pro Minute laufen. Wie lange läuft die Infusion?

Rechnung

500 ml × 20 Tropfen = 10000 Tropfen
10000 Tropfen : 50 Tropfen pro Minute = 200 Minuten

Ergebnis

Die Infusion benötigt 3 Stunden und 20 Minuten, um einzulaufen.
Eine exakte Dosierung der Tropfen pro Minute, beziehungsweise der Infusionsmenge innerhalb einer bestimmten Zeit, ist nur mit technischen Hilfsmitteln möglich: Tropfenzahl pro Minute mittels Tropfenzähler, exakte Medikamentenmenge pro Zeiteinheit mittels Perfusor (Spritzenpumpe). Voraussetzung zur Bedienung dieser Geräte ist die Einweisung im Sinne der MedGV (Medizingeräteverordnung).

Tabelle zur schnellen Ermittlung der Infusionsgeschwindigkeit siehe Tabellenanhang.

3.3 Transfusionen

3.3.1 Definition

Übertragung von Blut oder Blutprodukten.

3.3.2 Anmerkungen zur Rechtslage

Entsprechend den Richtlinien der Bundesärztekammer ist die Übertragung von Blut und Blutbestandteilen eine ärztliche Maßnahme, die nicht delegiert werden darf. Jede Transfusion muß von dem Arzt angelegt werden, der für die sorgfältige Vorbereitung und Durchführung verantwortlich ist. Der AB0 – Identitätstest (Bedside – Test) ist vom Arzt am Krankenbett durchzuführen und entsprechend zu dokumentieren. Der Arzt muß die Identität des Patienten mit den die Konserve begleitenden Personalangaben sowie das Verfallsdatum der Konserve überprüfen und das Wechseln jeder nachfolgenden Transfusion selbst übernehmen.

3.3.3 Material zur Vorbereitung einer Transfusion

- Händedesinfektionsmittel
- Schutzhandschuhe
- Bluttransfusionsbesteck mit Mikrofilter ohne Belüftung (Frischblut, Warmblut, FFP und Thrombozytenkonzentrat 170 μm-Filter, Erythrozytenkonzentrat 40 μm-Filter)
- Blutkonserve

3.3.4 Durchführung der Vorbereitung

(1) Hygienische Händedesinfektion (Kap. 2.5)
(2) Verpackung des Bluttransfusionsbestecks öffnen
(3) Schutzhandschuhe anziehen
(4) Rollklemme des Bluttransfusionsbestecks dicht an die Tropfkammer schieben und schließen
(5) Schutzkappe entfernen, und den Einstechdorn mit drehender Bewegung in den vorbereiteten Stutzen der Blutkonserve einführen
(6) Bluttransfusionsbesteck nach oben halten, so daß die Blutkonserve senkrecht unter dem Besteck ist
(7) Rollklemme öffnen
(8) Vorsichtiges Komprimieren der Blutkonserve, um die erste Kammer des Bluttransfusionsbestecks vollständig zu füllen
(9) Kompression beibehalten und Rollklemme schließen
(10) Das Transfusionssystem drehen, so daß das Bluttransfusionsbesteck wieder unten ist
(11) Der Blutspiegel sollte nun bis zur Hälfte der zweiten Kammer reichen. Ist dies nicht der Fall, wird die Kammer durch Drücken auf die Tropfkammer nachgefüllt
(12) Rollklemme vorsichtig öffnen, um das Bluttransfusionsbesteck luftblasenfrei zu befüllen
(13) Rollklemme schließen
(14) Transfusionssystem aufhängen
(15) Abfall verwerfen

Beachte: Die Überprüfung und das Anhängen der Blutkonserve ist ärztliche Aufgabe. Lediglich die Vorbereitung der Transfusion und die Krankenbeobachtung bei laufender Transfusion gehören zum Aufgabengebiet des Krankenpflegepersonals. Der Transfusionsbeutel muß nach erfolgter Transfusion 24 Stunden bei 2°–8°C aufbewahrt werden!

3.3.5 Transfusionsreaktionen

Bei der Übertragung von Blut oder Blutprodukten können schwere Komplikationen auftreten. Die Symptome diese Komplikationen stehen im Mittelpunkt der Überwachung.

Hämolytische Transfusionsreaktion

Zerstörung der Erythrozyten im Empfänger durch Antigen-Antikörper-Reaktion bei fehlerhafter Übertragung blutgruppenungleichen Blutes (ABO-Unverträglichkeit).

Allergische Reaktion

Überempfindlichkeitsreaktion auf unbekannte Allergene im Spenderblut.

Febrile Reaktion

Fieber durch zytotoxische (zellzerstörende) Antigen-Antikörper-Reaktion.

Reaktion auf bakterielle Toxine

Bei bakteriell verunreinigten Konserven.

Übertransfusion

Kreislaufüberlastung durch zu schnelle und übermäßige Zufuhr von Blut oder Blutprodukten.

> **Beachte:** Während der ersten 15 Minuten tropfenweise transfundieren und kontinuierlich überwachen!

Sofortreaktionen

- Brennendes Gefühl entlang der Transfusionsvene
- Schüttelfrost
- Fieber
- Übelkeit
- Erbrechen
- Rückenschmerzen
- Retrosternale Schmerzen (hinter dem Brustbein)
- Tachykardie (beschleunigte Pulsfrequenz)
- Blutdruckabfall
- Schock (Kap. 5.5.11)
- Bronchospasmen (Krampf der Bronchialmuskeln)
- Larynxödem (Anschwellen des Kehlkopfbereichs infolge von Wasseransammlung)
- Lungenödem (Wasseransammlung in der Lunge)
- Nesselausschlag
- Atemnot
- Neurologische Störungen

Spätreaktionen

- Fieber
- Ikterus (Gelbsucht)
- Anämie (Blutarmut)

Übertragung von Infektionskrankheiten durch Bluttransfusionen

- Hepatitis C
- Hepatitis B
- AIDS
- Cytomegalie
- Treponema pallidum
- Plasmodien

3.3.6 Transfusionspräparate

Tab. 3–7 **Transfusionspräparate und ihre übliche Verabreichungsgeschwindigkeit**

Präparat	Anwendung	Besonderes	Infusionsgeschw.
Vollblut	Erhöhung von Blutvolumen und O_2-Transportkapazität je nach Alter der Konserve Thrombozyten- und Gerinnungsfaktorenmangel	sorgfältiges, vorsichtiges Mischen, langsame Infusion während der ersten 15 Minuten	bis 2 Stunden
Frischblut (max. 3 Tage alt) **Warmblut** (max. 6 Stunden alt)	Erhöhung von Blutvolumen und O_2-Transportkapazität, Thrombozyten- und Gerinnungsfaktorenmangel	sorgfältiges, vorsichtiges Mischen, langsame Infusion während der ersten 15 Minuten, spezielles Infusionsbesteck nötig	bis 2 Stunden
Erythrozytenkonzentrat	Erhöhung von O_2-Transportkapazität	kein Mischen	bis 2 Stunden
Leukozytenarmes Erythrozytenkonzentrat	Erhöhung von O_2 Transportkapazität und Vermeidung der Reaktionen bedingt durch Leukozyten	kein Mischen	bis 2 Stunden
Leukozytenkonzentrat	Erhöhung der Infektabwehr	spezielle Infundierung und Überwachung	bis 2 Stunden
Thrombozytenkonzentrat	Blutplättchenmangel	Spezialfilter	zügig

Tab. 3–8 **Transfusionspräparate und ihre übliche Verabreichungsgeschwindigkeit**

Plasmapräparate	Anwendung	Besonderes	Infusionsgeschw.
Pasteurisierte Plasmalösung	Volumen und Eiweißersatz	klassische Transfusionsreaktionen nicht möglich	zügig
Fresh – frozen – Plasma	Volumen-, Bluteiweiß- und Gerinnungsfaktorenmangel	klassische Transfusionsreaktionen möglich	zügig
Albuminlösung	Volumen- und Eiweißmangel		nach Wirkung
Immunglobulinlösung	schwere Infekte, angeborener Antikörpermangel		zügig
Fibrinogenlösung	Blutstillung bei Fibrinogenmangel		rasch
Antihämophilie Fraktion	Blutstillung bei Fibrinogenmangel und Faktor VIII Mangel		zügig

Beachte: Die Kühlkette bei Transfusionspräparaten darf nicht unterbrochen werden!

4 Anästhesie

Definition

Unempfindlichkeit gegen Schmerz-, Temperatur- und Berührungsreize.

4.1 Lokalanästhesie, syn. Regionalanästhesie

Definition

Regionale Schmerzausschaltung bei erhaltenem Bewußtsein mit Hilfe von Substanzen, die eine örtlich begrenzte reversible Blockade der Erregungsleitung hervorrufen.

4.1.1 Oberflächenanästhesie

Haut und Schleimhaut wird durch Beträufeln, Besprühen oder Bepinseln mit lokalanästhetikahaltiger Lösung unempfindlich gemacht (z.B. Instillagel).

4.1.2 Infiltrationsanästhesie («örtliche Betäubung»)

Injektion (Einspritzung) des Lokalanästhetikums in das Gebiet, das operiert werden soll (z.B. zur Wundversorgung).

4.1.3 Leitungsanästhesie

Injektion des Lokalanästhetikums in die unmittelbare Nähe des Nerven.

1. Periphere Leitungsanästhesie

Bei der peripheren Leitungsanästhesie werden einzelne periphere Nerven durch Injektion des Lokalanästhetikums in unmittelbarer Nähe der Nerven blockiert.

Z.B. Axilläre Blockade des Plexus brachialis

Das Lokalanästhetikum wird im Bereich der Axilla (Achselhöhle) in die Gefäßnervenscheide des um 90° außenrotierten Arms injiziert (eingespritzt) und führt zur Gefühllosigkeit des Arms (z.B. zur Operation an Hand, Unterarm, Ellenbogen).

2. Zentrale Leitungsanästhesie

Die zentrale Leitungsanästhesie führt zur Gefühllosigkeit der unteren Körperhälfte durch Blockade der Spinalnervenwurzeln (z.B. zur Operation an Fuß, Unter- bzw. Oberschenkel, Leiste, Gesäß und Unterbauch).

Spinalanästhesie

In seitlicher oder sitzender Position des Patienten wird das Lokalanästhetikum vom Rücken her meist in Höhe L3/4 in den Subarachnoidalraum = Spinalraum = Liquorraum (zwischen Spinngewebs- und weicher Rückenmarkshaut) injiziert. Das Rückenmark endet in Höhe L1/2 und geht in die Cauda equina (Pferdeschweif) über.

Periduralanästhesie

In seitlicher oder sitzender Position des Patienten wird das Lokalanästhetikum in den Periduralraum (Raum zwischen den Bändern und Knochen des Spinalkanals und der harten Rückenmarkshaut) injiziert. Die Periduralanästhesie kann im lumbalen und thorakalen Bereich der Wirbelsäule durchgeführt werden.

Die Überwachung während der Leitunganästhesie erfolgt mittels EKG, Pulsoxymetrie und Blutdruckmessung. Es wird immer eine Infusion angelegt.

Für alle Lokalanästhesien gilt:

- Vor jeder Lokalanästhesie muß der Patient nach Lokalanästhetika-Allergien befragt werden
- Während und nach der Behandlung muß auf Zeichen der allergischen Reaktion wie Hautveränderungen, Asthmaanfall, anaphylaktischer Schock, auf Kreislaufreaktionen wie Blutdruckabfall, Herzrhythmusstörungen und auf zerebrale Reaktionen wie Krampfanfälle geachtet werden

Für alle Leitungsanästhesien gilt:

- Vorbereitung wie zur Vollnarkose!
- Präoperatives Labor, EKG, Röntgen-Thorax, Patientenakte bereitlegen
- Prämedikationsgespräch durch den Anästhesisten
- Spezielle Voruntersuchungen, Konsile oder Medikationen nach den Angaben des Anästhesisten veranlassen
- Präoperative Nüchternheit mindestens 6 Stunden
- Zahnprothese, Schmuck, Kosmetika (auch Nagellack) entfernen, am Op-Tag nicht eincremen! (Venenverweilkanüle läßt sich schlecht fixieren, im Fall einer Vollnarkose ist die Beatmungsmaske schwer zu halten, das Pflaster zur Tubusfixierung hält nicht)
- Rasur der Achselhöhle bei Plexus axillaris
- Prämedikation nach Anordnung des Anästhesisten
- Postoperative Übernahme aus dem OP oder Aufwachraum
- Engmaschige Kreislaufkontrollen

- Spezielle Anordnungen laut Narkoseprotokoll
- Der Patient darf trinken und essen, sobald das Gefühl in Arm, bzw. Beine zurückgekehrt ist. Auch nach Lokalanästhesie kann Übelkeit auftreten!
- 12–24 Stunden Bettruhe nach Spinal- und Periduralanästhesie
- Bei der Mobilisation (Kap. 5.9.7) kann eine Orthostasereaktion (Versacken des Blutes in der unteren Körperhälfte mit Blutdruckabfall durch mangelnde Gegenregulation) autreten. Vorhandene motorische und sensible Störungen können zur Verletzung des Patienten führen
- Bei postoperativem Harnverhalt nach Rücksprache gegebenenfalls Einmalkatheterisierung
- Beobachtung der Punktionsstelle auf Entzündungszeichen, Blut- oder Flüssigkeitsaustritt
- Bei postspinalem Kopfschmerz, Sensibilitäts- oder motorischen Störungen sowie Komplikationen an der Punktionsstelle Anästhesist sofort verständigen

4.2 Vollnarkose

Definition

Zentrale Schmerzausschaltung mit Bewußtseinsverlust. Die Komponenten der Vollnarkose sind:

- Hypnose (Bewußtlosigkeit)
- Analgesie (Schmerzlosigkeit)
- Relaxation (Muskelentspannung)
- Reflexdämpfung

4.2.1 Maskennarkose

Nach Anlage von EKG, Pulsoxymetrie, Blutdruckmessung und Infusion wird dem Patienten über eine Venenverweilkanüle ein Hypnotikum (Schlafmittel) und eventuell ein Analgetikum (schmerzstillendes Medikament) intravenös injiziert (in die Vene eingespritzt). Sobald der Patient schläft, wird eine passende Narkosemaske auf Mund und Nase aufgesetzt, über die der Patient assistiert beatmet wird oder spontan das Narkosegas-Sauerstoff-Gemisch ein- und ausatmet.

Bei ausreichender Narkosetiefe ist Operationsbeginn.

Postoperativ erwacht der Patient wenige Minuten nach Beendigung der Narkosegaszufuhr und wird bei stabilem Kreislauf und suffizienter Spontanatmung zur weiteren Überwachung in den Aufwachraum verlegt.

Maskennarkosen werden durchgeführt bei:

- Kurzen Eingriffen (max. 30 min.) (z.B. an Extremitäten, Abrasio(Ausschabung))
- Nüchternen Patienten

4.2.2 Intubationsnarkose

Nach der Vorbereitung wie zur Maskennarkose wird zusätzlich zum Hypnotikum (Schlafmittel) und Analgetikum (schmerzstillende Medikamente) ein Muskelrelaxans (Medikament zur Hemmung der neuromuskulären Übertragung) injiziert. Da nun keine Spontanatmung mehr möglich ist, muß der Patient intubiert und kontrolliert beatmet werden. Die Narkotikazufuhr erfolgt dann entweder weiterhin intravenös (in die Vene), über das Narkosegas-Sauerstoff-Gemisch oder über eine Kombination von beidem.

Bei ausreichender Narkosetiefe ist Operationsbeginn.

Postoperativ wird die Narkose durch Beendigung der Narkosegaszufuhr, der Wirkdauer der intravenösen Anästhetika oder deren Antagonisierung (Wirkungsaufhebung durch Medikament mit entgegengesetzter Wirkung) ausgeleitet. Der Patient darf erst dann extubiert werden (Entfernung des Trachealtubus), wenn seine Spontanatmung und Schutzreflexe vollständig zurückgekehrt sind.

Der wache Patient wird bei suffizienter Spontanatmung und stabilem Kreislauf zur weiteren Überwachung in den Aufwachraum verlegt.

Intubationsnarkosen werden durchgeführt bei:

- Eingriffen über 30 Minuten Dauer
- Patienten mit erhöhter Aspirationsgefahr (z.B. Ileus (Darmverschluß oder Darmlähmung), nicht nüchterner Patient), Schwangere ab der 20. Schwangerschaftswoche
- Operation, die Muskelrelaxation erfordert
- Operation an Kopf, Hals oder intraabdominell (im Bauchraum)
- Operation in Bauch- oder Seitenlage
- Geplante postoperative Nachbeatmung

Vorbereitung zur Vollnarkose

- Präoperatives Labor, EKG, Röntgen-Thorax, Patientenakte bereitlegen
- Prämedikationsgespräch durch den Anästhesisten
- Spezielle Voruntersuchungen, Konsile oder Medikationen nach den Angaben des Anästhesisten veranlassen
- Präoperative Nüchternheit mindestens 6 Stunden
- Zahnprothese, Schmuck, Kosmetika (auch Nagellack) entfernen, am Op-Tag nicht eincremen! (Venenverweilkanüle läßt sich schlecht fixieren, die Beatmungsmaske ist schwer zu halten, das Pflaster zur Tubusfixierung hält nicht)
- Prämedikation nach Anordnung des Anästhesisten

Postoperative Übernahme des Patienten aus dem Aufwachraum

- Engmaschige Atem-, Kreislauf- und Bewußtseinskontrollen
- Zusätzliche Anordnungen laut Narkoseprotokoll
- Analgesie laut Anordnung des Stationsarztes

- Der Patient darf, sofern chirurgisch keine Kontraindikationen bestehen, nach 6 Stunden trinken und essen.

> **Beachte:** Postoperatives Erbrechen ist die häufigste Komplikation nach Narkosen

- Mobilisation (Kap. 5.9.7) des wachen Patienten nur bei stabilem Kreislauf unter Beobachtung der Kreislaufparameter und nie alleine!

> **Beachte:** Es können Orthostasereaktionen (Blutdruckabfall beim Übergang vom Liegen zum Stehen) auftreten!

- Bei postoperativem Harnverhalt nach Rücksprache gegebenenfalls Einmalkatheterisierung (Kap. 14.7) zur Harnableitung
- Bei Störungen der Atmung, des Bewußtseins oder der Kreislauffunktion Anästhesie sofort benachrichtigen

5 Prä- und postoperative Krankenpflege

5.1 Pflegeanamnese bei chirurgischen und unfallchirurgischen Patienten

Auf der folgenden Seite wird das Muster für einen Pflegeanamnesebogen auf einer chirurgischen Station vorgestellt.
Eine Pflegeanamnese sollte von jedem Patienten bei seiner Aufnahme im Krankenhaus erstellt werden. Sie liefert für alle beteiligten Pflegekräfte einen schnellen Überblick über die momentane Situation und über den Pflegeaufwand eines Patienten, sie erleichtert und vervollständigt die Übergabe beim Schichtwechsel. Die Pflegeanamnese dient als Grundlage zur Erstellung einer Pflegeplanung und bietet die Möglichkeit einer Erfolgskontrolle sowie einen Rückblick zur Aufnahmesituation.

Nicht zuletzt kann die Pflegeanamnese bei etwaigen Rechtsansprüchen seitens des Patienten als Beweis über bereits bei der Aufnahme vorhandene Schäden herangezogen werden.

Die Pflegeanamnese sollte heute bereits Standard in allen Pflegeabteilungen sein. Durch den Aufbau des Pflegeanamnesebogens ist eine schnelle Erhebung der Patientendaten möglich, so daß keine unnötige Zeit auf Kosten anderer pflegebedürftiger Patienten vergeudet wird.

5.1.1 Pflegeanamnesebogen

Tab. 5–1 **Pflegeanamnesebogen für chirurgische und unfallchirurgische Patienten**

Name: **Vorname:** **Geburtsdatum:** **Straße:** **Wohnort:**	männlich ☐ weiblich ☐ Religion: Staatsangehörigkeit:	**Angehörige:**	**Station:** **Aufnahmetag:** **Grund:**
Parameter: Alter: Größe: Gewicht: Puls: RR: Temperatur:	**Bewußtseinslage:** klar ☐ verwirrt ☐ eingetrübt ☐ bewußtlos ☐	**Atmung:** normal ☐ Dyspnoe ☐ Atemgeräusche ☐	**Allgemeinzustand:** Psychische Verfassung:
Medikamente:	**Allergien:**	**Genußmittel:** Zigaretten: Alkohol: Drogen:	**Ständige Hilfsmittel:**
Informationsgesprächs-Checkliste: Allgemeiner Tagesablauf ☐ Toilette, Dusche, Aufenthaltsraum ☐ Bedienung des Betts ☐ Bedienung der Klingel ☐ Benutzung von Hilfsmitteln ☐ Geplanter individueller Ablauf ☐	**Mobilität:** mobil ☐ teilmobil ☐ immobil ☐	**Körperpflege:** selbständig ☐ mit Hilfe ☐ vollständig durch Pflegeperson ☐	**Verletzungen:** Kopf: Rumpf: Beine: Arme:
Nahrungsform: keine Besonderheit ☐ Nahrungskarenz ☐ Sondenernährung ☐ parenterale Ernährung ☐ besondere Diät:	**Nahrungsaufnahme:** selbständig ☐ mit Hilfe ☐ durch Pflegeperson ☐	**Ausscheidungen:** Stuhlausscheidung: Urinausscheidung:	**Geplante Operation:**
Hautzustand: Kopf: Hals: Rumpf vorne: Rumpf hinten:		Arm rechts: Arm links: Bein rechts: Bein links: Schleimhäute:	
Datum: **Uhrzeit:** **Unterschrift:**		**Besondere Bemerkungen:**	

5.1.2 Erläuterung zum Pflegeanamnesebogen

Patientenadresse

Die Adresse des Patienten kann unabhängig von einem Adreßaufkleber eingetragen werden, da oftmals bei der Erhebung der Pflegeanamnese noch keine entsprechenden Aufkleber zur Verfügung stehen.

Angaben über Geschlecht, Religion und Staatsangehörigkeit

Die steigende Zahl der ausländischen Mitbürger unterschiedlicher Nationalitäten erfordert entsprechende Beachtung bei der Erhebung der Pflegeanamnese. Nationalität und Religion des Patienten müssen bekannt sein, um entsprechende Besonderheiten wie Ernährungsgewohnheiten oder die Ablehnung von Bluttransfusionen berücksichtigen zu können.

Angehörige

Bei bewußtseinsgetrübten, verwirrten oder bewußtlosen Patienten können Informationen oft nur durch Angehörige ermittelt werden. Um unvorhergesehene Situationen mit den Angehörigen besprechen zu können, müssen Anschrift und Telefonnummer notiert werden.

Station, Aufnahmetag und Grund

Zur zeitlichen Dokumentation dienen Angaben über Aufnahmetag und Station.

Der Grund der Aufnahme gibt Aufschluß über den voraussichtlichen Verlauf des Aufenthaltes und dient als Information bei Erstellung der Pflegeplanung.

Parameterbestimmung

Die Parameterbestimmung bringt Aufschluß über die vitale Aufnahmesituation und enthält Angaben für den Chirurgen und Anästhesisten, da die Dosierung einiger Medikamente nach Körpergewicht und Alter errechnet wird.

Bewußtseinslage

Die Einschätzung der Bewußtseinslage liefert Informationen zur Pflegebedürftigkeit des Patienten. Beispielsweise ist es bei bewußtlosen Patienten erforderlich, zur optimalen Überwachung eine Dauerwache anzufordern.

Atmung

Offensichtliche Störungen der Atmung müssen sofort an den Arzt weitergegeben werden. Zudem leitet sich aus dieser Erhebung die Notwendigkeit einer Pneumonieprophylaxe (Maßnahmen zur Verhinderung einer Lungenentzündung Kap. 5.9.2) ab.

Psychische Verfassung

Zeigt die psychische Verfassung des Patienten besondere Auffälligkeiten, so leiten sich daraus Pflegeprobleme ab, die bei der Pflegeplanung berücksichtigt werden müssen. Beispielsweise erfordert übersteigerte Angst vor einer Operation besondere Zuwendung durch Pflegepersonal und Ärzte, insbesondere Anästhesisten.

Medikamente

Um die schnellstmögliche Versorgung mit Medikamenten zu ermöglichen, müssen diese notiert und falls nötig umgehend bestellt werden.

Allergien

In Verbindung mit der Pflegeanamnese stehen medikamentöse Allergien und Pflasterallergien im Vordergrund. Entsprechende Allergien müssen bei der Pflegeplanung berücksichtigt werden.

Genußmittel

Es kommt immer wieder zu deliranten Zuständen von Patienten, weil zu spät nach Abhängigkeiten gefragt wird. Dies soll durch die Erhebung der Pflegeanamnese vermieden werden.

Ständige Hilfsmittel

Angaben über ständige Hilfsmittel werden zum einen benötigt, um den Bestand an Hilfsmitteln wie Gehstützen oder Lagerungshilfen zu überprüfen und gegebenenfalls fehlende Materialien zu bestellen. Darüber hinaus gibt der ständige Gebrauch von Hilfsmitteln Aufschluß über die Ressourcen des Patienten.

Informationsgesprächs-Checkliste

Die Informationsgesprächs-Checkliste dient dazu, die Pflegeperson daran zu erinnern, die wichtigsten räumlichen und technischen Gegebenheiten zu erläutern. Mit ihrer Hilfe wird gewährleistet, daß alle Patienten über die gleichen Informationen verfügen.

Mobilität

Die Selbständigkeit des Patienten bestimmt den voraussichtlichen Pflegeaufwand und erlaubt Aussagen bezüglich der erforderlichen Prophylaxen und der nötigen Unterstützung der LA (12 Lebensaktivitäten (Roper 1993)).

Körperpflege

Ein Großteil der Pflegezeit entfällt auf die Körperpflege. Um einen reibungslosen Stationsablauf zu gewährleisten, ist eine exakte Information über die Anzahl der Patienten erforderlich, die nur teilweise oder gar nicht in der Lage sind, die Körperpflege selbständig durchzuführen.

Verletzungen

Vorhandene Verletzungen bedürfen besonderen Pflegeaufwands, weil zusätzliche Lagerungshilfsmittel sowie Verbandmaterialien bereitgestellt und Überwachungsmaßnahmen durchgeführt werden müssen.

Nahrungsform

Aufgrund von möglichen Vor- oder Begleiterkrankungen ist die Ermittlung der Nahrungsform erforderlich.

Unterliegt der Patient zur Zeit der Pflegeanamnese einer Nahrungskarenz, muß dies allen Stationsmitarbeitern mitgeteilt werden.

Nahrungsaufnahme

Bei Problemen mit der Nahrungsaufnahme muß eine Pflegeperson zur Unterstützung des Patienten zur Verfügung gestellt werden. Da dies zu Organisationsproblemen führen kann, ist die rechtzeitige Personalplanung notwendig.

Ausscheidungen

Es werden Daten bezüglich eventueller Ausscheidungsprobleme sowie Erkrankungen des Magen-Darm- oder Urogenital-Traktes erhoben.

Geplante Operation

Ist eine Operation geplant, müssen die entsprechenden allgemeinen und speziellen Pflegemaßnahmen geplant werden.

Hautzustand

Nach Regionen unterteilt werden Angaben über Verletzungen, Entzündungen, Pilze, Dekubiti und andere Hauterkrankungen erhoben.

Datum, Uhrzeit, Unterschrift

Anhand dieser Angaben ist es möglich, die durchführende Pflegeperson und den Zeitpunkt der Erhebung der Pflegeanamnese zu ermitteln. Hiermit soll das Verantwortungsbewußtsein, die Qualität der Pflegeanamnese und letztlich die Pflege selbst gefördert werden.

Besondere Bemerkungen

Da sich durch die Individualität der Menschen kein allumfassendes Raster erstellen läßt, besteht die Möglichkeit, nicht im Bogen vorgesehene Umstände oder Daten zu vermerken.

5.2 Pflegeplanung

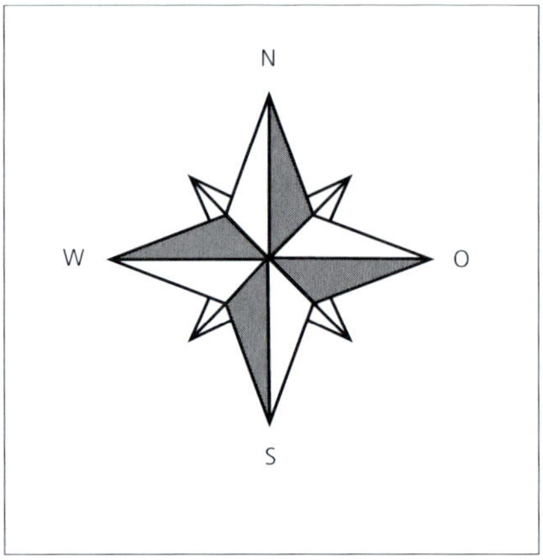

Abb. 5–1 **Die Pflegeanamnese und Pflegeplanung als Kompaß der qualifizierten Krankenpflege.**

Das Krankenpflegegesetz schreibt in §4 Absatz (1) 1. «die sach- und fachkundige, umfassende, [und] geplante Pflege des Patienten» vor.

Die Pflegeplanung ist Voraussetzung für eine systematische, individuelle und geplante Krankenpflege. Um alle Bereiche des Menschseins in die Krankenpflege einzubeziehen, kann das Pflegemodell der 12 Lebensaktivitäten (Roper 1993) herangezogen werden.

Die Ausübung der Lebensaktivitäten kann durch körperliche, psychologische, soziokulturelle, umgebungsabhängige oder wirtschaftspolitische Faktoren beeinflußt werden. Zusätzlich wird die Fähigkeit zur Ausübung einer Lebensaktivität durch das Lebensalter bestimmt. Die Abhängigkeit oder Unabhängigkeit in der Ausübung einer Lebensaktivität ist somit vom Lebensalter und den beeinflussenden Faktoren bestimmt. Die Aufgaben der Krankenpflege bestehen darin, dem Individuum dabei zu helfen, aktuelle oder potentielle Probleme in den Lebensaktivitäten zu vermeiden, zu erkennen, zu lindern, zu lösen oder zu überwinden.

5.2.1 Lebensaktivitäten (LA) (Nach Roper, Logan und Tierney 1993)

(1) Für eine sichere Umgebung sorgen
(2) Kommunizieren
(3) Atmen (RR und Puls)
(4) Essen und trinken
(5) Ausscheiden
(6) Sich sauberhalten und kleiden
(7) Die Körpertemperatur regulieren
(8) Sich bewegen
(9) Arbeiten und spielen
(10) Sich als Mann oder Frau fühlen und verhalten
(11) Schlafen
(12) Sterben

5.2.2 Pflegeprozeß

Der Pflegeprozeß hat nach Fiechter und Meier (1981) das Ziel, auf systematische Art und Weise dem Bedürfnis des Patienten nach pflegerischer Betreuung zu entsprechen. Übertragen auf das Pflegemodell von Roper, Logan und Tierney dient der Pflegeprozeß der praktischen Anwendung des Pflegemodells.

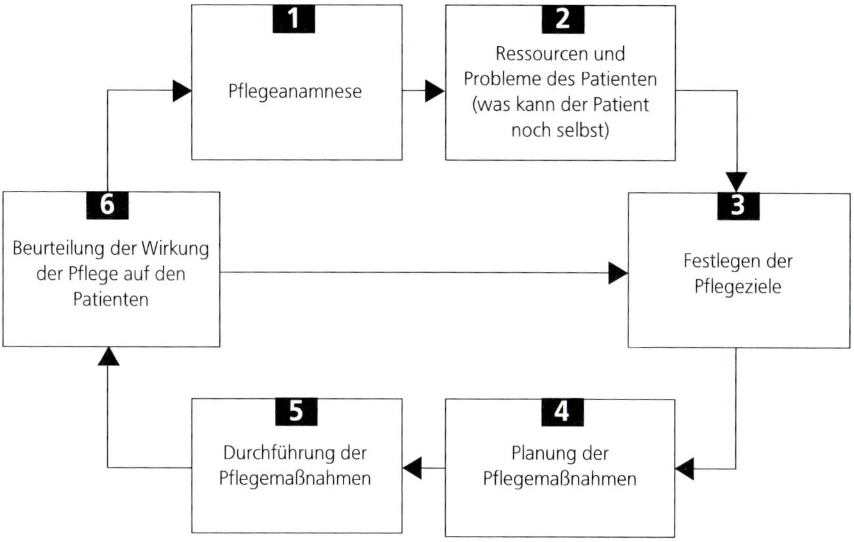

Abb. 5–2 **Der Pflegeprozeß.**

Pflegeprozeßschritte

1. Informationssammlung

Zur Informationssammlung eignet sich besonders die Pflegeanamnese, da sie Details über die Fähigkeit, die Lebensaktivitäten zu verrichten, beinhaltet. Die Störungen im Breich der LA führen zur vorrübergehenden oder andauernden Abhängigkeit.

2. Erfassen und Einschätzen der Probleme und Ressourcen

Aus den gewonnenen Informationen werden systematisch Pflegeprobleme abgeleitet. Pflegeprobleme können aktuell (bereits vorhanden) oder potentiell (möglich) sein.

Ressourcen des Patienten werden ermittelt und zur Bewältigung eines Gesundheitsproblems eingesetzt. Hier kommen vor allem Motivation, Einsicht und Erkenntnis des Patienten zum Tragen. Der Grad der Abhängigkeit des Patienten bei der Ausführung der LA muß eingeschätzt werden, um entsprechende Pflegemaßnahmen bei der Pflegeplanung berücksichtigen zu können. Faktoren, die die LA beeinflussen müssen ermittelt werden. Diese Faktoren werden nach Roper et al. in körperliche, psychologische, soziokulturelle, umgebungsabhängige und wirtschaftspolitische Faktoren unterteilt. Bei der Einschätzung muß das Alter des

Patienten berücksichtigt werden, um die Auswirkung der Faktoren auf die LA und mögliche zukünftige Probleme im Bereich der LA einzuschätzen.

Ein nützliches Instrument zur Erfassung von Problemen ist die Pflegediagnose. Die Pflegediagnose entsteht aus der Erfassung des Problembereichs, der Einflußfaktoren und den Symptomen.

3. Pflegeziele

Globale Pflegeziele sind

- Bewältigung von Abhängigkeit (Förderung von Autonomie)
- Wiedererlangung von Gesundheit (Rehabilitation)
- Präventive (vorbeugende) Pflegemaßnahmen zur Verhinderung von Störungen bei den LA's (Prävention)

Die Pflegeziele werden in Nah- und Fernziele unterteilt. Nahziele beziehen sich auf kurze Zeitintervalle. Beispielsweise ist im Rahmen einer postoperativen Mobilisation (Kap. 5.9.7) die Durchführung von aktiven Bewegungsübungen im Bett ein Nahziel. Es muß hinterfragt werden, ob das gesteckte Nahziel im geplanten Zeitlimit erreichbar ist.

Fernziele beziehen sich auf große zeitliche Intervalle. Beispielsweise ist die Wiedererlangung der Unabhängigkeit im Bereich einer gestörten LA anzustreben. Die Maßnahmen, mit denen das angestrebte Ziel erreicht werden soll, werden kurz und präzise ermittelt. Angaben über Art und Weise, Zeitpunkt und Häufigkeit der Pflegemaßnahmen müssen formuliert werden.

4. Planung der Pflegemaßnahmen

Der Pflegeplan enthält detailierte Ausführungen über die Pflegemaßnahmen, die zur Erlangung von Selbständigkeit und Unabhängigkeit des Kranken durchgeführt werden. Potentielle Pflegeprobleme werden durch prophylaktische/präventive (vorbeugende) Pflegemaßnahmen verhindert. Alle Tätigkeiten werden dokumentiert.

5. Durchführung der Pflegemaßnahmen

Bei der Ausführung und Umsetzung der geplanten Maßnahmen werden Schwierigkeiten, weitere Pflegeprobleme und Veränderungen erkannt sowie eine Evaluation (Erfolgskontrolle) durchgeführt.

6. Evaluation (Beurteilung der Wirkung der Pflege auf den Patienten)

Beurteilt wird Patientenakzeptanz und Erfolg der durchgeführten Maßnahmen. Treten bei der Erfolgskontrolle Diskrepanzen zwischen Maßnahmen, angestrebtem Ziel und dem Befinden des Patienten auf, muß die Pflegeplanung korrigiert bzw. modifiziert und die Zielsetzung angepaßt werden.

Zur Dokumentation der Pflegeplanung eignet sich ein Pflegeplan. Ein Beispiel für einen Pflegeplan wird im folgenden dargestellt. Die Planung sollte immer mit entsprechendem Datum versehen werden, um den zeitlichen Verlauf überprüfen zu können.

Tab. 5–2 **Pflegeplanungsbogen unter Berücksichtigung der Lebensaktivitäten (Mischo-Kelling 1992)**

Name				**Abteilung**			
	Situation vor der Erkrankung	**Beeinträchtigung der LA**	**Bewältigungsstrategie**	**Probleme des Patienten**	**Pflegeziele**	**Pflegemaßnahmen**	**Erfolgskontrolle**
Für eine sichere Umgebung sorgen							
Kommunizieren							
Atmen (RR und Puls)							
Essen und Trinken							
Ausscheiden							
Sich sauberhalten und kleiden							
Regulieren der Körpertemperatur							
Sich bewegen							
Arbeiten und spielen							
Sich als Mann oder Frau fühlen/ verhalten							
Schlafen							
Sterben							

5.3 Allgemeine präoperative Krankenpflege

Vor, während und nach operativen Eingriffen werden grundsätzlich eine Reihe von Pflegemaßnahmen durchgeführt, um das Risiko möglicher Komplikationen wie z.B. Wundinfektion, Thrombose (Blutgerinnsel) oder Ileus (Störung der Darmpassage durch Darmverschluß oder Darmlähmung) zu verringern. Die ganzheitliche Pflege setzt neben diesen Pflegemaßnahmen den Umgang mit allen Bereichen des Lebens voraus. Besonders der Umgang mit der Angst stellt erhebliche Anforderungen an das Pflegepersonal. Nicht nur der Patient selbst, sondern auch seine Angehörigen müssen in diese Betrachtung miteinbezogen werden. Durch Gespräche und eine ruhige Atmosphäre kann Sicherheit vermittelt werden. Die ausführliche Information über den Ablauf rund um die Operation reduziert die Angst vor dem Unbekannten. Bei übersteigerter Angst muß eventuell ein Psychologe oder Seelsorger hinzugezogen werden. Der Anästhesist kann zur Reduzierung der Angst Medikamente wie z.B. Anxiolytika (Medikamente, die Angst- und Spannungszustände dämpfen) verordnen.

5.3.1 Informationsgespräch

Durch das Informationsgespräch sollen dem Patienten alle notwendigen Aspekte der prä-, intra- und postoperativen Krankenpflege vermittelt werden.

- Erhebung der Pflegeanamnese
- Aufklärung über den allgemeinen Stationsablauf
- Hinweise über den Ablauf vor und nach der Operation
- Aushändigung des Aufklärungsbogens für Operation und Anästhesie. Der Patient muß Gelegenheit haben, den Inhalt in Ruhe durchzulesen
- Einüben postoperativer Fähigkeiten
  - Benutzung der Patientenklingel
  - Erläuterung der Atemübungen
  - Technik des Abhustens
  - Benutzung der Ausscheidungshilfen
  - Postoperative Bewegungsübungen
  - Benutzung von Gehhilfen

5.3.2 Körperhygiene

Das Infektionsrisiko kann durch gründliche Körperpflege deutlich reduziert werden, besonders durch die Rasur des Operationsgebiets im Radius von ca. 20 cm da Haare stark mit Erregern besiedelt sind. Die Rasur wird am Operationstag vorgenommen, da Mikroverletzungen nicht auszuschließen sind. Diese Mikroverletzungen dienen Erregern als Nährboden. Wird das Operationsgebiet bereits am Vortag rasiert, ist das Infektionsrisiko erhöht. Zur Haarentfernung sollten keine Haarentfernungscremes verwendet werden, da Allergien auftreten können, die zur Verzögerung der Operation führen.

- Rasur des Operationsgebietes am Morgen des OP-Tages
- Baden oder Duschen vor der Operation unter Einbeziehung von Genitalien, Nägeln, Nabel

5.3.3 Nahrungskarenz

Zur Vorbeugung der intraoperativen Aspiration von Mageninhalt, muß eine mindestens 6 stündige Nahrungskarenz eingehalten werden. Dies gilt auch für Regionalanästhesien, da eine Intubation jederzeit erforderlich werden kann.

- Mindestens 6 Stunden vor der Operation nicht essen, trinken und rauchen. Dies gilt für alle Narkosearten (Vollnarkose und Regionalanästhesie) (Kap. 4)
- Wird dies nicht eingehalten, muß der Anästhesist unterrichtet werden
- Vor intraabdominellen Eingriffen kann die Nahrungskarenz bereits 3 Tage vorher beginnen. Dies muß in jedem Fall erfragt werden!

5.3.4 Prämedikation

Der Anästhesist führt am Tag vor der Operation die Anästhesievisite durch. Dabei werden Informationen bezüglich Vorerkrankungen und möglichen Komplikationen ermittelt. Zusätzlich wird mit dem Patienten die Narkoseform und die Verordnung von z.B. Anxiolytika, Sedativa oder Schlafmitteln besprochen. Der Patient muß abschließend die Einverständniserklärung zur Narkose unterschreiben. Die verordneten Medikamente (Prämedikation) müssen zur angeordneten Uhrzeit verabreicht werden. Zeitpunkt, Art, Dosierung und Menge müssen dokumentiert werden

- Am Vorabend Medikation nach Anordnung des Anästhesisten
- Am OP-Tag vor der Operation Medikation nach Anordnung des Anästhesisten, wobei man sich vor Verabreichung der Prämedikation davon überzeugen muß, ob die Einverständniserklärung unterschrieben ist
- Nach Verabreichung der Prämedikation am Operationstag nicht mehr aufstehen lassen, um Verletzungen vorzubeugen

5.3.5 Thromboseprophylaxe

Infolge der Operationslagerung, der vorrübergehenden Immobilität, eventuellen Blutverlusten mit Flüssigkeitsverschiebungen oder Gerinnungsstörungen kann es zur Bildung einer Venenthrombose kommen. Zur Verringerung dieses Risikos wird grundsätzlich die Thromboseprophylaxe (Maßnahmen zur Vermeidung von Blutgerinnseln Kap. 5.9.3) durchgeführt.

- Anziehen von passenden Antithrombosestrümpfen am OP-Tag
- Injektion von Antikoagulanzien nach Anordnung des Arztes

5.3.6 Parameterbestimmungen

Zur Ermittlung des aktuellen Gesundheitszustands müssen verschiedene Untersuchungen vor der Operation durchgeführt werden. Mit den Ergebnissen kann das Operationsrisiko eingeschätzt und entsprechende Vorsichtsmaßnahmen getroffen werden. Erkrankungen des Atem- und Kreislaufsystems stehen im Vordergrund dieser Betrachtungen.

- Blutdruck, Puls, Temperatur
- Größe und Gewicht
- Laborwerte nach Anordnung
- EKG und Röntgen – Thorax nach Anordnung
- Zusätzliche Untersuchungen nach Anordnung

5.3.7 Darmreinigung

Die präoperative Darmreinigung soll dem ungewollten Stuhlabgang nach Einleitung der Narkose vermeiden und einem postoperativen Darmverschluß vorbeugen. Durch vorrübergehende Immobilisierung, Nahrungskarenz und eingeschränkter Bauchpresse nach Operationen im Abdominalbereich kann es zur Störung der Stuhlausscheidung kommen.

- Abführen am OP-Vortag mit Laxantien oder Klysma (z.B. Sorbit-Klysma, 150 ml, rectal)

Orthograde Darmspülung

Bei Operationen am Verdauungstrakt kann die Reinigung des gesamten Magen-Darm-Trakts erforderlich sein. Dazu wird die orthograde (in physiologischer Richtung) Darmspülung durchgeführt.

Definition

Darmspülung in physiologischer Richtung (von Mund zu Anus).

Technik

Magen-Darm-Spülung mittels Magensonde und großen Mengen Spülflüssigkeit. Die Spülung wird so lange durchgeführt, bis diese als klare Flüssigkeit wieder ausgeschieden wird. Die erforderliche Flüssigkeitsmenge kann oral verabreicht werden, sofern der Patient dazu in der Lage ist.

Material

- Materialien zum Legen einer Magensonde (Kap. 14.9)
- 10 Liter Spülflüssigkeit, 37°C warm
- Infusionsbesteck
- Klemme
- Überwachungsbogen

- Blutdruckmeßgerät
- Stethoskop
- Nachtstuhl
- Wenn möglich separates Zimmer
- Angeordnetes Antiemetikum (Medikament gegen Übelkeit und Erbrechen)
- Eventuell parallel Volumenersatz

Beachte: Diese Spülung darf nicht durchgeführt werden bei
- Herzinsuffizienz (ungenügende Funktion des Herzens)
- Niereninsuffizienz (ungenügende Funktion der Niere)
- Ileus (Störung der Darmpassage durch Darmlähmung oder Verstopfung)
- Subileus (beginnender Ileus)
- Stenosen (Verengungen) des Darms

Durchführung

(1) Information des Patienten
(2) Vitalzeichenkontrolle
(3) Legen der Magensonde (Kap. 14.9)
(4) Verabreichung der Spülflüssigkeit über das Infusionsbesteck und die Magensonde
(5) Langsames Verabreichen des ersten Liters
(6) Anstreben einer erträglichen Sitzposition des Patienten auf dem Nachtstuhl
(7) Abwarten des ersten Stuhlgangs, anschließend Spülungsbeschleunigung
(8) Regelmäßige Kontrolle und Dokumentation von Einfuhr, Ausfuhr, RR und Puls, da es durch die großen Flüssigkeitsverschiebungen zu Kreislaufreaktionen kommen kann
(9) Beendigung der Spülung bei klarer Darmentleerung
(10) Spülungsdauer ca. 2–4 Stunden
(11) Dokumentation

Beachte: Treten Kreislaufreaktionen auf oder leidet der Patient an starkem Brechreiz, muß die Spülung sofort unterbrochen werden.
Engmaschige Vitalzeichenkontrollen sowie griffbereite Positionierung der Patientenklingel sind obligat.

5.4 Operationstag

Zur Koordinierung der Pflege am Operationstag sollte eine standardisierte Reihenfolge eingehalten werden. Dies stellt die lückenlose Vorbereitung des Patienten sicher. Zudem werden durch die Planung unsinnige Reihenfolgen, wie z.B. Duschen vor der Rasur, ausgeschlossen.

5.4.1 Vorbereitung des Patienten

- Nahrungskarenz mindestens 6 Stunden vor OP-Beginn sicherstellen
- Ablegen von Schmuck, Prothesen, Kontaktlinsen etc.
- Kosmetika, z.B. Nagellack müssen entfernt werden, da zur Beurteilung der intraoperativen Sauerstoffversorgung die Farbe von Nagelbett und Haut beobachtet wird. Außerdem können Erreger in der Schicht zwischen Nagel und Nagellack vorhanden sein. Keine Cremes und Körperlotionen verwenden
- Rasur des Operationsgebiets
- Toilette aufsuchen lassen
- Duschen, um Reste von Haaren, Ausscheidungen und Erregern auf der Haut zu entfernen
- Anlegen eines OP-Hemdes
- Anlegen einer Einmal-Unterhose
- Anlegen von Antithrombosestrümpfen
- Anlegen einer Kopfhaube
- Vitalzeichenkontrolle (Blutdruck, Puls, Temperatur)
- Prämedikation nach Anordnung verabreichen und dokumentieren (Kap. 4)
- Auf Vollständigkeit überprüfte Papiere mit in den Operationssaal geben
- Transport in den Operationssaal durch zwei Pflegekräfte

5.4.2 Vorbereitung des Betts und des Zimmers

Während der Operation wird das Bett und das Zimmer vorbereitet.

- Nach Übergabe des Patienten an das OP-Personal Bett frisch beziehen
- Richten von Lagerungshilfsmitteln wie z.B. Schaumstoffschienen oder Knierollen
- Bereithalten von Aufhängevorrichtungen für Infusionen, Urinbeutel, Drainagen
- Bereithalten von Nierenschale und Zellstoff, falls es postoperativ zum Erbrechen kommt
- Bereithalten von Überwachungsprotokoll und Meßinstrumenten (z.B. Blutdruckmeßgerät, Thermometer)
- Patientenklingel muß gut zugänglich und funktionstüchtig sein

5.4.3 Präoperative Hautdesinfektion

Die präoperative Hautdesinfektion wird im Operationsaal durch das Operationsteam unmittelbar vor der sterilen Abdeckung vorgenommen. Um eine optimale Keimreduktion zu erreichen, muß das Operationgebiet rasiert und frei von Verunreinigungen sein. Haare sind potentielle Keimträger, die schwer zu desinfizieren sind. Die Rasur muß schonend durchgeführt werden, um Verletzungen zu vermeiden, da sie Nährboden für Erreger sind. Da kleinste Hautläsionen nicht zu vermeiden sind, muß die Rasur kurz vor der Operation am Operationstag durchgeführt werden.

Durchführung der präoperativen Hautdesinfektion

1. Hautreinigung und Entfettung
2. Desinfektion des Operationsfeldes mit alkoholischem Hautdesinfektionsmittel unter Verwendung steriler Tupfer und Kornzangen. Das Desinfektionsmittel wird 2 mal 2,5 Minuten durch Verreiben aufgetragen

5.5 Allgemeine postoperative Krankenpflege

Die allgemeine postoperative Krankenpflege findet nach jeder Operation Anwendung. Sie beginnt mit dem Abholen des Patienten aus dem Operationssaal oder dem Aufwachraum.

5.5.1 Abholen aus dem Operationssaal

Die allgemeine postoperative Krankenpflege beginnt mit dem Abholen des Patienten aus dem Operationssaal oder dem Aufwachraum.

- Transport in den Aufwachraum oder auf Station durch zwei Pflegekräfte, wovon mindestens eine examiniert sein muß. Es kann jederzeit zu einer lebensbedrohlichen Situation kommen, die adäquate Reaktion erfordert
- Mitführen des Beatmungsbeutels, falls es durch Narkoseüberhang oder Herzstillstand zum Ausfall der Atmung kommt
- Überprüfung der Ansprechbarkeit. Ist der Patient nicht ansprechbar, darf der Patient nicht auf die allgemeine Station verlegt werden
- Atmungskontrolle, Kreislaufkontrolle
- Verbandkontrolle, wegen der Gefahr der Nachblutung (Kap. 1.5.5)
- Ermitteln von Art und Anzahl der Drainagen (Kap. 5.8)
- Korrekte Befestigung der Drainagen und Infusionen an den vorgesehenen Aufhänge-Vorrichtungen
- Lagerung des Patienten erfragen und durchführen

  Erfragen von
  - Zeitpunkt der Mobilisation (Kap. 5.9.7)
  - Anordnungen zur Infusionstherapie (Kap. 3.2)
  - Anordnung zur medikamentösen Therapie

5.5.2 Postoperative Kontrollen

Die Krankenbeobachtung in der unmittelbaren postoperativen Phase ist auf die Vitalzeichen und die allgemeinen chirurgischen Komplikationen ausgerichtet und absolut erforderlich.

- Atemkontrolle, da es durch Narkoseüberhang oder Kreislaufstillstand zum Atemstillstand kommen kann (Kap. 14.4)
- Blutdruck- und Pulsmessung (5, 10, 15, 30 minütlich, dann stündlich), da es durch Nachblutung oder andere Komplikationen zum Kreislaufschock oder zum Kreislaufstillstand kommen kann (Kap. 5.5.11)
- Überprüfung der Bewußtseinslage
- Beobachtung auf Schmerzäußerungen (Kap. 6.4)
- Auf Erbrechen achten (Vorsicht: Aspirationsgefahr)
- Verband und Drainagen auf Nachblutung und Durchgängigkeit überprüfen (Kap. 5.6)
- Temperaturkontrollen (Infektionsgefahr)
- Flüssigkeitsbilanzierung, da es postoperativ zum Harnverhalt kommen kann

Beachte: Bei Vollnarkose 6 Stunden Nahrungskarenz, sofern nicht anders angeordnet! Zur Nahrungskarenz zählen feste Nahrungsmittel, flüssige Nahrungsmittel, Getränke und Rauchen.

5.5.3 Postoperative Lagerung

Die postoperative Lagerung soll Komplikationen verhindern, das Operationsergebnis nicht beeinträchtigen und Schmerzen auf ein Mindestmaß reduzieren.

- Lagerung flach, sofern nicht anders angeordnet. Die Seitenlage ist wegen der Aspirationsgefahr und dem Offenhalten der Atemwege zu bevorzugen
- Abknicken der Drainageschläuche verhindern
- Sichtbare Befestigung aller ableitenden Systeme
- Schläuche dürfen nicht unter dem Körper entlang geleitet werden, da Druckstellen und Schmerzen provoziert werden. Dies gilt auch für den Blasen-Dauerkatheter!

5.5.4 Postoperative Prophylaxen

Postoperativer Schmerz, Nahrungskarenz und Immobilität können die Entstehung von Pneumonie (Lungenentzündung), Thrombose (Blutgerinnsel in Venen), Dekubitus (Druckgeschwür), Parotitis (Speicheldrüsenentzündung) und Kontrakturen (Gelenkversteifungen) begünstigen

- Pneumonie- und Atelektasenprophylaxe (Maßnahmen zur Verhinderung einer Lungenentzündung Kap. 5.9.2)

- Thromboseprophylaxe (Maßnahmen zur Vermeidung von Blutgerinnseln Kap. 5.9.3)
- Dekubitusprophylaxe (Maßnahmen zur Vermeidung von Druckgeschwüren Kap. 5.9.4)
- Parotitisprophylaxe (Maßnahmen zur Verhinderung der Ohrspeicheldrüsenentzündung Kap. 5.9.1)
- Kontrakturprophylaxe (Maßnahmen zur Verhinderung von Gelenkversteifungen Kap. 5.9.6)
- Die Prophylaxen werden individuell abgestimmt

5.5.5 Mobilisation

Immobilität begünstigt die Entstehung von Pneumonie (Lungenentzündung), Thrombose (Blutgerinnsel in Venen), Dekubitus (Druckgeschwür) und Kontrakturen (Gelenkversteifungen). Ziel der postoperativen Krankenpflege ist deshalb die schnellstmögliche Mobilisierung (Maßnahmen zur körperlichen Aktivierung).

- Zeitpunkt der Mobilisation nach Anordnung
- In der Regel stufenweise Mobilisation (Kap. 5.9.7)
  - Aufsetzen im Bett
  - Auf die Bettkante setzen
  - Vor das Bett stellen
  - Heraussetzen in einen Sessel
  - Erste Schritte gehen
  - Wege langsam verlängern bis zum selbständigen Gehen

Beachte: Während dieser Maßnahmen muß der Patient beobachtet und der Kreislauf kontrolliert werden, da es zum Orthostasesyndrom (Blutdruckabfall beim Übergang vom Liegen ins Stehen durch mangelnde Gegenregulation der Blutgefäße) kommen kann!

5.5.6 Postoperative Urinausscheidung

Infolge der Narkose kann es zum postoperativen Harnverhalt kommen. Dies äußert sich in der Unfähigkeit, Urin zu lassen, obwohl die Harnblase voll ist und Urindrang verspürt wird.

- 6 Stunden nach der OP muß der Patient spontan Urin gelassen haben
- Falls erforderlich muß nach Rücksprache mit dem Arzt steril einmalkatheterisiert werden (Kap. 14.7)
- Mögliche Unterstützung zur Urinausscheidung
  1. Patient von anderen Patienten abschirmen
  2. Wasser laufen lassen

3. Nassen Waschlappen auf den Blasenbereich legen (nur wenn sich in dieser Region nicht der Verband befindet)
4. Bereich über dem Mons pubis (Schambeinhügel) beklopfen

5.5.7 Postoperative Darmentleerung

Durch Immobilität, Nahrungskarenz und Flüssigkeitsverschiebung kann es zu postoperativer Verstopfung kommen. Deshalb schließt die postoperative Krankenpflege auch die Beobachtung der Darmentleerung ein.

- Beobachtung von wiedereinsetzenden Darmgeräuschen mittels Stethoskop (Hörrohr)
- Frage nach Windabgang
- Am 3. postoperativen Tag muß der Patient abgeführt haben
- Falls erforderlich Abführmittel einsetzen. Bei Blähungen kann zuvor ein Darmrohr gelegt werden, falls nicht im Bereich des Enddarms operiert wurde
- Der Patient darf keine Vollkost zu sich nehmen, solange er nicht abgeführt hat. Dies muß dem Patienten erläutert werden, da Angehörige oft Nahrungsmittel von zu Hause mitbringen

5.5.8 Nahrungskarenz nach Operation

Tab. 5–3 **Beispiel zur Länge der postoperativen Nahrungskarenz in Abhängigkeit vom Eingriff**

Grund	Dauer der Karenz	Beispiel
Anästhesie	6 Stunden	Osteosynthese
Extraabdomineller Eingriff	6 Stunden	Strumektomie
Kleiner abdomineller Eingriff	1 Tag	Appendektomie
Großer abdomineller Eingriff	3 Tage	Bifurkationsbypass

Tab. 5–4 **Beispiel zur Länge der postoperativen Nahrungskarenz bei Anlage von Anastomosen im Magen-Darm-Trakt**

Nahrungskarenz bei Anastomosen		
Magen	5 Tage	Billroth I+II
Dünndarm	5 Tage	Dünndarmresektion
Dickdarm	5–7 Tage	Hemikolektomie
Rektum	5–7 Tage	anteriore Rektumresektion
Ösophagus	9 Tage	Ösophagusresektion

5.5.9 Postoperative Körperpflege

Vorrübergehend kann der Patient eventuell die Körperpflege nicht alleine bewältigen. Die Körperpflege soll nur in den Bereichen übernommen werden, die vom Patienten nicht selbst erreicht werden. Die Wiederherstellung der Gesundheit wird dadurch gefördert.

- Individuelle Unterstützung, ohne den Patienten zu unter- oder überfordern

5.5.10 Postoperatives Betten

Häufiges Betten des Patienten dient der Prophylaxe von Infektion (da Sekrete oder Blut in der Wäsche sein können), Dekubitus (Druckgeschwür), Pneumonie (Lungenentzündung), Kontraktur (Gelenkversteifung) und Thrombose (Blutgerinnsel in den Venen).

- Durchführung durch zwei Pflegekräfte
- Nach Möglichkeit in Verbindung mit der Mobilisation (Kap. 5.9.7)

5.5.11 Komplikationen in der Chirurgie

Nach jeder Operation können Komplikationen auftreten. Zu den häufigsten Komplikationen in der Chirurgie werden nachfolgend die wichtigsten benannt.

- Nachblutung
- Schock (Kap. 5.5.11)
- Thrombose (Blutgerinnselbildung in den Venen) (Kap. 6.2)
- Embolie (Verschluß eines Blutgefäßes durch ein im Blutplasma unlösliches Gebilde wie z.B. Thrombus)
- Infektion (Kap. 2)
- Nervenschädigungen
- Nahtinsuffizienz

Diese möglichen Komplikationen müssen Gegenstand der postoperativen Krankenbeobachtung sein!

1. Schock

Definition

Akut bis subakut einsetzendes, fortschreitendes generalisiertes Kreislaufversagen, gekennzeichnet durch Störung der Mikrozirkulation oder Makrozirkulation.

Symptome

- Tachykardie (Anstieg der Pulsfrequenz auf über 100 Schläge pro Minute)
- Hypotonie (Blutdruckabfall unter 110 mm Hg systolisch beim Mann, 100 mmHg systolisch bei der Frau, und unter 60 mm Hg diastolisch)
- Schockindex über 1 (Ergebnis aus Pulsfrequenz pro Minute geteilt durch den systolischen Blutdruck. Normalwert ca. 0,5–0,8).
- Kaltschweißigkeit

◆ Beschleunigte Atmung

◆ Hautblässe

Der Kreislaufschock ist eine der häufigsten Komplikationen in der Chirurgie. Besonders bei der Mobilisierung von Patienten muß auf die Symptome eines Schocks geachtet werden, da gerade nach schweren Operationen oder langer Liegezeit der Kreislauf Adaptationsschwierigkeiten aufweisen kann.

Der Schock kann Symptom einer Nachblutung sein.

Berechnung des Schockindex

Erläuterung

Der Schockindex erleichtert die Beurteilung, ob ein Kreislaufschock vorliegt. Normalwert ist ca. 0,5–0,8. Ab 1 liegt ein beginnender Kreislaufschock vor.

Beispiel

Der gemessene sytolische Blutdruck beträgt 80 mmHg.
Die gemessene Pulsfrequenz beträgt 130 Schläge pro Minute.
Formel zur Berechnung des Schockindex: Pulsfrequenz / systolischer Blutdruck.
Schockindex = 130 / 80
Schockindex = 1,625

Ergebnis: 1,625 liegt deutlich über 1. Es liegt ein Kreislaufschock vor.

Sofortmaßnahmen bei Schock

(1) Beinhochlagerung, Kopftieflage (außer bei kardiogenem Schock)
(2) Vitalzeichenkontrolle
(3) Falls möglich Sauerstoffzufuhr
(4) Arzt sofort informieren
(5) Weitere Maßnahmen nach Anordnung

2. Lungenembolie

Definition

Thrombembolischer Verschluß der arteriellen Lungenstrombahn durch Einschwemmung eines Thrombus (Blutgerinnsel).
Embolus = mobiler Thrombus.

Symptome

◆ Dyspnoe (Atemnot), Orthopnoe (schwere Atemnot), Tachypnoe (beschleunigte Atmung)

◆ Thoraxschmerz (Brustkorbschmerz)

◆ Tachykardie (Pulsfrequenz über 100 Schläge pro Minute)

◆ Blutdruckabfall

◆ Kaltschweißigkeit

◆ Einflußstauung (erkennbar am Hervortreten der Halsvenen)

- Zyanose (Blaufärbung der Haut und Schleimhaut durch Sauerstoffmangel)
- Todesangst

Die Lungenembolie ist eine der gefürchtetsten postoperativen Komplikationen, da sie in vielen Fällen tödlich verläuft. Im Falle einer Lungenembolie ist schnelles Erkennen und Handeln die einzige Hoffnung für den Patienten. Die Gefahr einer Lungenembolie besteht nicht nur unmittelbar nach einer Operation, sondern besonders nach einigen Tagen, nicht selten noch kurz vor einer Krankenhausentlassung. Die Symptome der Lungenembolie müssen immer Gegenstand der Krankenbeobachtung sein.

Zur Prophylaxe (Vorbeugung) sind die Pflegemaßnahmen zur Thromboseprophylaxe (Kap. 5.9.3) anzuwenden, da postoperativ meist Thrombosen die Ursache für eine Lungenembolie sind.

5.6 Drainagearten

Drainagen dienen dem Abfluß von Blut, Sekret und Eiter. Vermehrter Abfluß von Blut in das Drainagesystem kann Symptom einer Nachblutung sein.

Durch die Ableitung des Wundsekrets wird der Heilungsprozeß beschleunigt. Wird Wundsekret nicht abgeleitet, kann eine Besiedelung mit Erregern erfolgen, durch die lebensbedrohliche Infektionen entstehen können. Die Liegedauer der Drainagen muß so kurz wie möglich gehalten werden, um aufsteigende Infektionen zu vermeiden.

Abfluß von Eiter ist Zeichen einer bereits bestehenden Infektion.

5.6.1 Offene Drainage

Das Wundsekret wird über eine Lasche oder ein Rohr offen in den Verband geleitet. Die Infektionsgefahr ist hier besonders groß. Anwendung findet diese Drainageform bei Abszessen zur Ableitung des Eiters nach außen.

5.6.2 Halboffene Drainage

Das Wundsekret wird über eine Lasche oder einen Penrose – Drain in ein aufgeklebtes Beutelreservoir abgeleitet. Die Kontaminationsgefahr ist hier ebenfalls sehr groß. Nicht selten kommt es durch Verkleben des Drains zu Sekretstau.

5.6.3 Geschlossene Drainage

Das Wundsekret wird über ein Rohr direkt in ein geschlossenes Beutel – oder Flaschenreservoir abgeleitet. Zu dieser Kategorie gehören die Redon – Drainage, Thorax-Drainage und die Robinson – Drainage. Diese Systeme zählen zu den bevorzugten Drainagesystemen, da sie den hygienischen Anforderungen am ehesten gerecht werden.

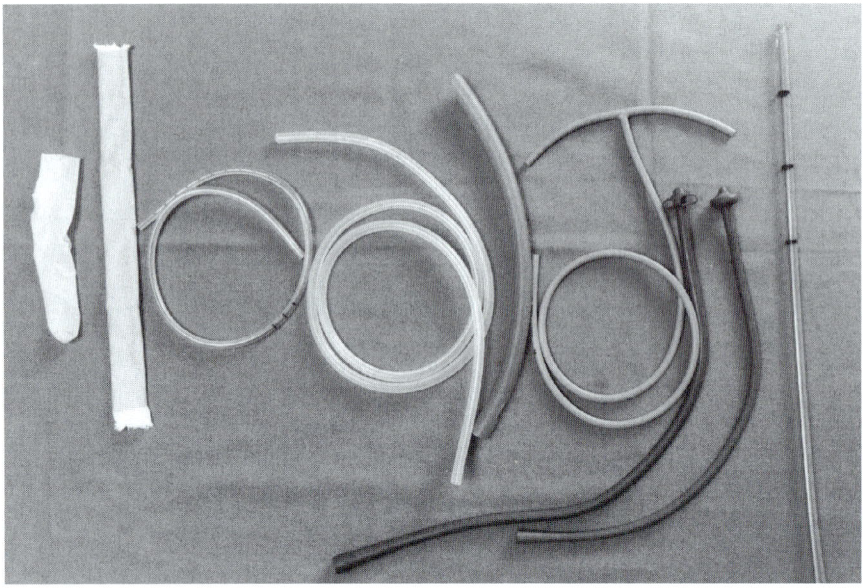

Abb. 5-3 **Drainagearten (von links nach rechts): Lasche, Penrose-Drain, Saugdrain (Redon-Drain, doppelt perforiert, 15 cm, Ch 16), Robinson-Drain (Silikon-Drain, 100 cm, Ch 20), Silikon-Kurzdrain, T-Drainage, Katheter bei Witzel-Fistel zur Ernährung, Thoraxdrainage.**

5.7 Funktionsweisen der Drainagen

5.7.1 Schwerkraftdrainagen

Die intraabdominell am häufigsten verwendeten Rohrdrainagen arbeiten nach dem Schwerkraftprinzip. Sie bestehen aus Silikonkautschuk und werden in einen sterilen Beutel, der unter dem Körperniveau plaziert sein muß, abgeleitet.

5.7.2 Kapillardrainagen

Die Kapillardrainagen besitzen eine zackenförmige Innenwand, die einen Kapillareffekt erzeugt. Das Wundsekret wandert an dieser Wand entlang und wird in einen sterilen Beutel im Sinne eines halboffenen Systems abgeleitet. Zu ihnen gehören die Easy – Flow Drainagen.

5.7.3 Vakuum-Saugdrainagen

Das Wundsekret wird durch ein geschlossenes System in ein unter Unterdruck stehendes Flaschenreservoir abgeleitet. Zu dieser Gruppe gehört die Redon- oder auch Jackson-Pratt-Drainage. Intraabdominell sind diese Drainagesysteme nicht anwendbar, da durch den Sog Gewebe angesaugt würde mit der Folge einer Gewebsschädigung.

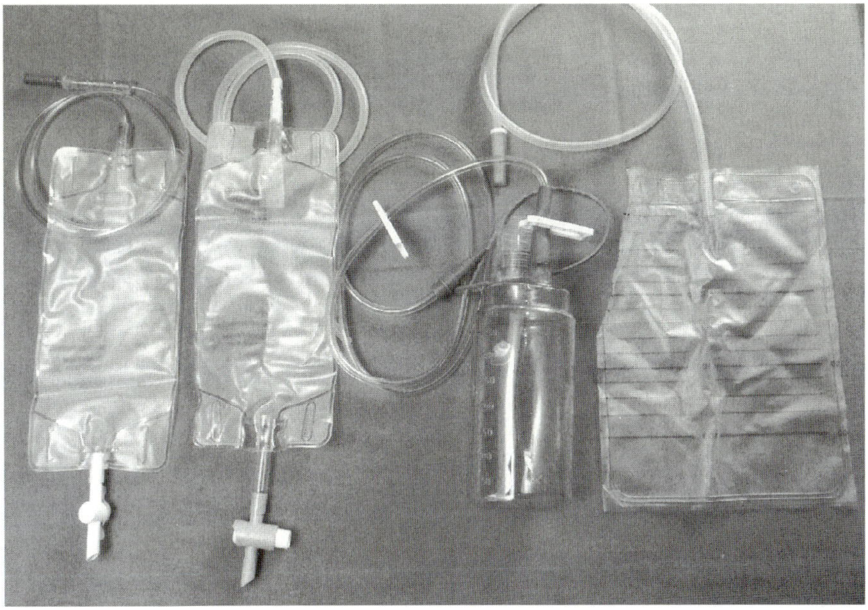

Abb. 5–4 **Auffangsysteme (von links nach rechts): Gallenbeutel zum Anschluß an die T-Drainage (350 ml, 80 cm Schlauch), Robinson-Drainage-System (350 ml, 80 cm Schlauch), Vakuumflasche zum Anschluß an die Saugdrainage (Redon-Drainage, 80 cm Schlauch), Auffangbeutel (1000 ml, 80 cm Schlauch).**

5.8 Pflegeschwerpunkte bei Drainagen, Sonden und Kathetern

5.8.1 Überwachung

- Funktion des Saugsystems
- Sogstärke
- Ableitungsdauer
- Durchgängigkeit des Schlauchsystems
- Menge des Sekrets
- Aussehen des Sekrets
- Geruch des Sekrets

5.8.2 Plazierung

- Abknicken der Schläuche vermeiden
- Vermeidung von Reflux, indem das Ableitungssystem nie über Körperniveau gehoben wird

- Vermeidung von Bodenkontakt durch Aufhängung mit einer Aufhängevorrichtung
- Schläuche nie unter Extremitäten oder Rumpf entlangleiten wegen der Gefahr von Druckstellen und Abknickung

5.8.3 Verbandwechsel

Der Verbandwechsel an der Durchtrittsstelle der Drainage wird mindestens einmal täglich steril durchgeführt.

Material

- Händedesinfektionsmittel
- Alkoholisches Desinfektionsmittel
- Sterile Handschuhe
- Sterile Kompresse
- Sterile Schere
- Netzpflaster
- Pflaster
- Abwurf

Durchführung

(1) Hygienische Händedesinfektion (Kap. 2.5)
(2) Entfernung des Verbands, ohne an der Drainage zu ziehen (Gefahr der Deplazierung)
(3) Beobachtung der Durchtrittstelle auf die klassischen Entzündungszeichen
(4) Desinfektion der Durchtrittstelle mit dem alkoholischen Desinfektionsmittel
(5) Verpackung der sterilen Kompresse und Schere öffnen
(6) Sterile Handschuhe anziehen
(7) Kompresse mit der Schere bis zur Hälfte einschneiden und um die Drainage auf die Durchtrittstelle legen
(8) Netzpflaster etwas größer als die aufgebrachte Kompresse zuschneiden. Dabei Ecken abrunden (Ecken rollen sich leicht auf) und anschließend das Netzpflaster bis zur Hälfte einschneiden
(9) Netzpflaster um die Drainage auf die Kompresse kleben
(10) Zusätzliche Schlauchbrücke mit einem Pflaster anbringen
(11) Material entsorgen
(12) Dokumentation von Zeitpunkt des Systemwechsels sowie dem Zustand der Hautregion um die Durchtrittstelle

Beachte: Solange keine klassischen Entzündungszeichen an der Durchtrittstelle sichtbar sind, wird lediglich mit einem alkoholischen Hautdesinfektionsmittel desinfiziert. Sobald klassische Entzündungszeichen (Kap. 1.5.4) an der Durchtrittstelle sichtbar sind, muß der Arzt darüber informiert werden. Falls die Drainage dennoch liegen bleiben muß, wird beispielsweise mit einer Polyvidon-Jod-Salbe verbunden. Reste der Salbe müssen immer bei einem erneuten Verbandwechsel vollständig entfernt werden, da nach einigen Stunden die Wirkung der Salbe nachläßt und Erreger in Salbenresten einen Lebensraum finden. Vorsorgliche Anwendung von Salben fördert Allergien und ist zudem sinnlos.

5.8.4 Systemwechsel

Der Systemwechsel erfolgt unter Beachtung der Asepsis bei maximaler Füllung. Zeitpunkt des Systemwechsels sowie Menge, Farbe, Geruch des Sekrets müssen beobachtet und dokumentiert werden.

Material

- Händedesinfektionsmittel
- Alkoholisches Desinfektionsmittel
- Sterile Unterlage
- Neuer steriler Auffangbeutel oder Sekretflasche (nach Anordnung mit oder ohne Vakuum)
- Sterile Handschuhe
- Sterile Kompresse
- Pflaster
- Abwurf

Durchführung

(1) Hygienische Händedesinfektion (Kap. 2.5)
(2) Zusätzliche Pflasterfixierung entfernen
(3) Konnektionsstelle desinfizieren
(4) Sterile Unterlage plazieren
(5) Verpackung des Auffangbeutels bzw. Sekretflasche öffnen (bei Vakuumflaschen mit Hilfe des eingebauten Indikators auf vorhandenes Vakuum überprüfen)
(6) Sterile Handschuhe anziehen
(7) Ableitungssystem diskonnektieren, ohne an der Drainage zu ziehen und verwerfen
(8) Eventuell vorhandene Blutkoagel mit der sterilen Kompresse entfernen
(9) Drainage am Ansatzstück desinfizieren, ohne daß Desinfektionsmittel in das Lumen läuft
(10) Neues Ableitungssystem konnektieren

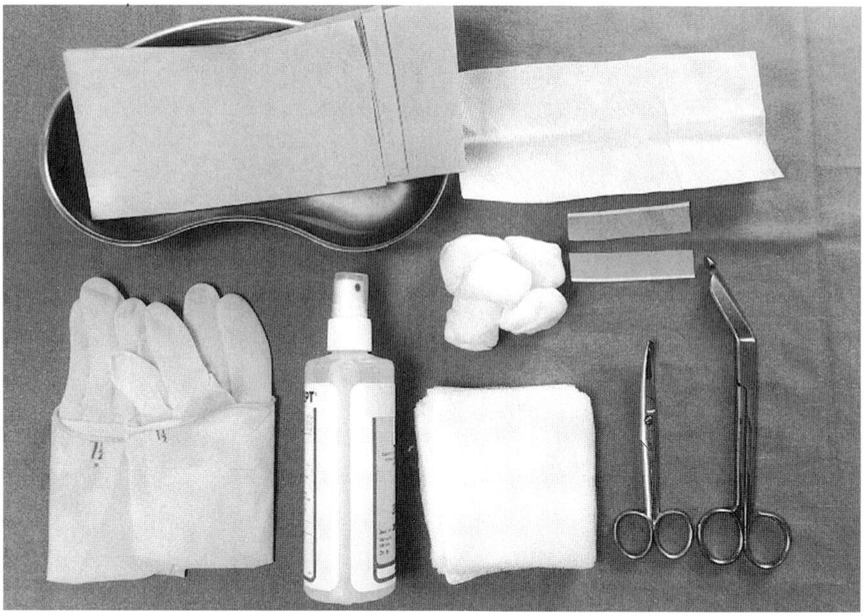

Abb. 5–5 **Systemwechsel (von links nach rechts und von oben nach unten): Nierenschale, wasserdichte Unterlage, Netzpflaster, Tupfer, Pflasterstreifen zur Fixierung der Konnektionsstelle, sterile Handschuhe, alkoholisches Hautdesinfizienz, Kompressen, Cooper-Schere, Verbandschere.**

(11) Drainage und Ableitungssystem zusätzlich mit Pflaster fixieren
(12) Material entsorgen
(13) Dokumentation von Zeitpunkt des Systemwechsels sowie Menge, Farbe und Geruch des Sekrets

5.9 Prophylaxen

Prophylaxen sind Maßnahmen zur Verhütung von Krankheiten. Operationen führen vorrübergehend zur Immobilität, zur Nahrungskarenz und zu Flüssigkeitsverschiebungen. Das Abwehrsystem wird ebenfalls beeinträchtigt.

Dadurch wird das Auftreten von Erkrankungen wie Pneumonie (Lungenentzündung), Dekubitus (Druckgeschwür), Thrombose (Blutgerinnsel in Venen), Parotitis (Speicheldrüsenentzündung) und Kontraktur (Gelenkversteifung) begünstigt.

5.9.1 Soor- und Parotitisprophylaxe

Definition

Maßnahmen zur Verhütung von Pilzbefall der Mundschleimhaut und Speicheldrüsenentzündung.

Infektionsbegünstigende Faktoren

- Verminderter Speichelfluß durch Medikamtengabe nach Narkosen
- Mangelnde Kautätigkeit
- Verminderung der Abwehrkraft
- Virus-, Bakterien-, Pilzbefall
- Einnahme von Medikamenten
- Mangelerscheinungen (z.B. Vitamin und Eisenmangel)

Mögliche Erkrankungen

Parotitis (Ohrspeicheldrüsenentzündung)

Entstehung durch Einwandern von Staphylokokken, Streptokokken oder Viren infolge eingeschränkter Speichelproduktion.

Symtome

- Schwellung und Druckempfindlichkeit vor und unter dem Ohr
- Spannungsschmerz beim Kauen
- Eventuell Kieferklemme
- Abstehende Ohrläppchen

Soor (Pilzinfektion durch Candida albicans)

Symptome

- Weißlich – fleckige Beläge
- Belag läßt sich streifenförmig abziehen
- Gefährdet sind Personen ohne Zähne (Säuglinge und alte Menschen) sowie bei Penicillinbehandlung

Stomatitis (Mundschleimhautentzündung)

Symptome

- Gerötete Mundschleimhaut
- Schwellung von Zahnfleisch und Zunge
- Mundgeruch
- Schmerzen beim Kauen und Schlucken

Aphten (Schleimhautdefekte)

Symptome

- Rundliche Läsionen an Wangen, Zahnfleisch und Zunge
- Gelblich-weißer Belag
- Heftige Schmerzen

Rhagaden (Streifenförmige Schrunden)

Symptome

- Schmerzhafte Einrisse an Übergangsstellen zwischen Haut und Schleimhaut z.B. Mundwinkel

Herpes labialis

Symptome

- Gruppiert auftretende Bläschen an Schleimhaut und Lippen
- Borkenbildung nach Aufplatzen der Bläschen

Zungenbelag

Entstehung durch Abschilferung der Epithelien der Zungenpapillen, welche sich mit Schleim, Leukozyten und Mikroorganismen, Rundzellen und Speiseresten mischen.

Symptome

- Grau-braun – borkiger Belag
- Belag ist abziehbar oder fest
- Mundgeruch

Beachte: Zungenbelag ist ein Nährboden für Erreger!

Durch mangelnde Mundhygiene bedingte Veränderungen

- Speisereste, die nicht durch gründliche Reinigung von Zähnen und Zahnfleisch entfernt werden, bilden in Verbindung mit Bakterien in der Mundhöhle sog. Plaques (Zahnbeläge)
- In den Plaques findet die Vergärung der Speisereste statt. Die dabei entstandene Säure löst den Zahnschmelz auf und führt zu Karies
- Durch Verkalkung der Plaques kommt es zum Zahnstein
- Plaques können zur Gingivitis (Entzündung des Zahnfleisches) führen
- Bei Fortschreiten der Gingivitis kommt es zur Parodontitis (Entzündung des Zahnfleischhalteapparats
- Parodontitische Entzündungen im Bereich der Zahnwurzeln können zu Fokalinfektionen wie Endokarditis (Entzündung der Herzinnenwand) führen

Bildung von Plaques an Zähnen und Prothesen ist im Alter wegen verminderter Speichelsekretion durch bevorzugten Konsum weicher Speisen stärker als bei jungen Menschen.

Pflegeziele

- Vermeidung der Ohrspeicheldrüsenentzündung
- Erhaltung der Kauttätigkeit
- Intakte Mundschleimhaut
- Belagfreie Zunge
- Weiche, geschmeidige Lippen
- Wohlbefinden des Patienten
- Verhinderung von Zahnschäden
- Beschwerdefreie Nahrungsaufnahme

Pflegemaßnahmen

1. Zahnpflege

Material

- Zahnbürste mit kurzem Bürstenkopf (Erreichen der Mahlzähne)
- Bürste sollte Nylonborsten haben (Naturborsten sind ein Bakterienreservoir)
- Fluorhaltige Zahnpasta

Dem Patienten muß Gelegenheit gegeben werden, vor dem Frühstück und nach jeder Mahlzeit die Zähne zu putzen, Prothesen zu reinigen, und den Mund zu spülen.

Mundpflege durch Pflegepersonal

Material

- Zahnbürste mit kurzem Bürstenkopf (Erreichen der Mahlzähne)
- Bürste sollte Nylonborsten haben (Naturborsten sind ein Bakterienreservoir)
- Fluorhaltige Zahnpasta
- Spülflüßigkeit
- Zur Borkenlösung Bepanthen, Glyzerin oder synthetischen Speichel verwenden
- Fettende Creme zur Lippenpflege
- Lemonstäbchen (können zur Austrocknung der Mundschleimhaut führen) oder Glycerinstäbchen
- Gebogene Peanklemme und Tupfer
- Spatel
- Handschuhe
- Zellstoff
- Nierenschale

Durchführung

1. Mundpflege etwa alle 2 Std. und nach jeder Nahrungsaufnahme
2. Information des Patienten
3. Eingeklemmten Tupfer mit Spül – Reinigungslösung anfeuchten, Wangenschleimhaut, Gaumen und Zähne gründlich und vorsichtig auswischen
4. Für jeden Reinigungsgang frischen Tupfer benutzen
5. Möglichkeit zur Nachspülung anbieten
6. Lippen einfetten
7. Dokumentation

2. Zahnprothesen

- Prothesen (Teilprothesen) zum Reinigen aus dem Mund nehmen
- Pflege durch gründliches Abbürsten (1 mal täglich) mit Reinigungsmittel
- Nach jeder Mahlzeit mit Wasser ausspülen
- Vor dem Einsetzen nochmals mit Wasser spülen, evtl. Haftmittel auftragen
- Zur Nacht in Reinigungsmittel einweichen
- Um Schäden durch Herunterfallen der Prothese zu vermeiden, Waschbecken mit etwas Wasser füllen
- Wenn möglich, Reinigung durch den Patienten durchführen lassen
- Prothesenschale beschriften

Beachte: Das Herausnehmen und Einsetzen der Prothese ist vielen Menschen peinlich!

2. Mundspülungen

Mehrmals täglich mit antiseptischen Lösungen.

3. Anregen der Kautätigkeit

Der Speichelfluß soll gefördert und eine gewisse Selbstreinigung der Mundhöhle erreicht werden.

Maßnahmen

- Kauen trockener Brotrinde, Kaugummi, Fruchtgummi, Dörrobst oder Zitronenscheiben

5.9.2 Pneumonie- und Atelektasenprophylaxe

Definition

Maßnahmen zur Verhütung der Lungenentzündung bzw. von Lungenatelektasen (nicht belüftete, kollabierte Lungenabschnitte).

Ursachen

- Sekretstau (Ansammlungen von Flüssigkeiten im Bronchialsystem)
- Minderbelüftung der Lunge durch z.B. Schonatmung
- Infektion
- Aspiration (Eindringen von festen oder flüssigen Stoffen in die Atemwege)

Maßnahmen

Sekretstau verhindern oder beheben

- Abklopfen des Thorax mit der hohlen Handfläche von unten nach oben (nicht bei Herzrhythmusstörungen und Lungenembolie)
- Einreiben von Brust und Rücken mit sekretlösenden Salben (z.B.Transpulmin)
- Inhalation mit z.B. Kamillelösung
- Patient zum Abhusten des Sekrets veranlassen (Sputumbecher bereitstellen)
- Steriles Absaugen von Sekret durch Mund, Nase oder Tubus (Kap. 14.4.3)
- Ausreichende Flüssigkeitszufuhr sicherstellen
- Luftbefeuchtung mit Ultraschallvernebler und steriler NaCl 0,9%-Lösung, wobei das System unbedingt täglich gereinigt und sterilisiert werden muß, um Erregerübertragung zu vermeiden
- Regelmäßiges Umlagern, um das Abfließen von Sekret in die großen Bronchialäste zu ermöglichen
- Mukolytika (Medikamente zur Sekretverflüssigung) nach Anordnung

Minderbelüftung der Lunge verhindern

- Oberkörperhochlagerung zur Atemerleichterung
- Patient zum tiefen Ein- und Ausatmen anhalten
- Zeitweise Bauchlagerung bei Beatmungspatienten, um alle Bereiche der Lunge zu belüften
- Atemgymnastik nach Anordnung

Methoden

- Atmen gegen Widerstand (Luftballon, Luft durch einen Strohhalm in ein Wasserglas blasen)
- Atmen durch einen Totraumvergrößerer (Giebel-Rohr)
- Atmen mit dem Triflow-II-Atemtrainer bei Schonatmung nach Operationen

Aspiration verhindern

- Situationsgerechte Lagerung (z.B. Oberkörperhochlagerung während der Nahrungsaufnahme)
- Angepasste Ernährung bei Schluckproblemen
- Seitenlagerung bei bewußtseinsgetrübten Patienten (Abb. 8–5)

- Rechtzeitiges Wechseln von Magensondenbeuteln
- Durchgängigkeit von Magensonden gewährleisten

Beachte: Bei Patienten mit Herzerkrankungen und Lungenembolie darf nicht abgeklopft werden, da Herzrhythmusstörungen provoziert werden können!
Die Verwendung von z.B. Franzbranntwein zur Anregung des tiefen Ein- und Ausatmens birgt erhebliche Gefahren für den Patienten. Durch den plötzlichen kalten Reiz können Herzrhythmusstörungen auftreten. Zusätzlich wird der pH-Wert der Haut derart verändert, daß der natürliche Säureschutzmantel der Haut beschädigt wird, wodurch Infektionen provoziert werden können. Alkoholkranke Menschen werden unter Umständen zum Konsum dieser Flüssigkeiten ermuntert! Der erfrischende Effekt kann ebenso durch die Verwendung eines feuchten mit Eukalyptusöl o.ä. benetzten Waschlappens erzeugt werden.

5.9.3 Thromboseprophylaxe

Definition

Verhütung von Blutgerinnseln im venösen Gefäßsystem.

Ursachen der Thrombose

- Gefäßwandschädigung
- Veränderung der Hämodynamik
- Veränderung der Blutzusammensetzung

Pathogenese der Thrombose

Im Mittelpunkt pathogenetischer und prophylaktischer Überlegungen steht die von Rudolf Virchow postulierte Virchow-Trias.

1. Gefäßwandschädigung

Die Ablagerung von Thrombozyten und Gerinnungsfaktoren an der Venenintima wird durch die unterschiedliche Oberflächenladung verhindert, was bei Beschädigungen der Venenintima aufgehoben sein kann. Ursachen der Venenintimaschädigung sind beispielsweise entzündliche Veränderungen, Varizen, Sklerose, Verletzungen und Gefäßalterungen. Untersuchungen konnten belegen, daß schon die Stase einen schädigenden Effekt auf die Venenintima hat (Siegenthaler 1984).

2. Veränderung der Hämodynamik

Die Strömungsverlangsamung ist der dominierende Faktor bei der Entstehung von Thrombosen. Schon kurz nach langen Operationen können in den Wadenvenen bei 60–90% der Patienten kleine Thromben gefunden werden (Siegenthaler 1984). Zu den Ursachen der Strömungsverlangsamung zählen unter anderen Immobilität (Bettruhe, Lähmungen, Stützverbände), Herzinsuffizienz, Schwangerschaft und Ateminsuffizienz. Die verminderte Wirkung der Muskelpumpe bei Immobilität bewirkt eine Reduzierung des venösen Rückflusses um 50%. Thromben können sich dann in Klappentaschen (Totwasserzonen), sackförmigen Wandausbuchtungen und im toten Strömungswinkel am Zusammenfluß von Venen bilden (Berufsfachschule für Krankenpflege Lichtenfels 1994).

Die Strömungsgeschwindigkeit kann durch Hochlagerung, Antithrombosestrümpfe, Kompressionsverbände, Gymnastik, Beinausstreichen und Frühmobilisation beeinflußt werden. Durch Hochlagerung kann die venöse Strömungsgeschwindigkeit um circa 200%, durch Kompressionsstrümpfe um circa 50–80%, durch Beinübungen um circa 200–400%, durch Atemübungen um circa 15–30% gesteigert werden (Siegenthaler 1984).

3. Veränderungen der Blutzusammensetzung

Eine Störung des Wechselspiels zwischen Produktion und Aktivierung von Gerinnungsfaktoren und der Hemmung der Gerinnung kann zur Hyperkoagulabilität führen. Als Ursache sind Entzündungen, Tumoren (besonders Prostata-, Ovarial- und Pankreaskarzinom), Operationen, Schwangerschaft, Kontrazeptiva (weniger als 50 Mikrogramm Östrogen, besonders in Kombination mit Nikotin), Übergewicht, Antithrombin-III-Mangel, Protein-C-Mangel, Protein-S-Mangel, Veränderungen des Betathromboglobulins und der Fibrinopeptide zu nennen (Siegenthaler 1984).

Komplikationen

- Embolie (Gefäßverschluß durch gelöste Thromben)
- Ulcera (Geschwür durch Minderdurchblutung)
- Ödeme (Wasseransammlung in den Zellzwischenräumen)

Prophylaktische Maßnahmen

1. Vermeiden einer Gefäßwandschädigung

- Täglicher steriler Verbandwechsel der Eintrittsstelle von Venenverweilkanülen, um Entzündungen der Gefäßwand zu vermeiden
- Täglicher steriler Verbandwechsel der Eintrittsstelle des Zentralen Venenkatheters, um Entzündungen der Gefäßwand zu vermeiden

2. Erhöhung des venösen Rückflusses

- Ausstreichen der Beine von der Ferse zum Knie (nicht anwenden bei Thrombose, Beinödemen, Herzinsuffizienz, Wunden am Bein). Treten beim Ausstreichen Schmerzen auf, muß die Maßnahme sofort beendet und der Arzt benachrichtigt werden, da dies auf eine Thrombose hinweisen kann
- Hochlagerung der Beine um circa 15°–20° oder Kopftieflage um circa 15° (nicht anwenden bei Herzinsuffizienz, Bewußtseinseintrübung und Aspirationsgefahr)

- Passive und aktive Bewegungsübungen im Bett zur Aktivierung der Muskelpumpe. Durchbewegen der Beingelenke durch das Pflegepersonal, isometrische Spannungsübungen, Anheben der Beine, Hochziehen der Füße, Füße gegen einen Bettkasten stemmen (bei bestehender Thrombose dürfen diese Maßnahmen nicht am betroffenen Bein durchgeführt werden)
- Atemübungen in Form von tiefem Ein- und Ausatmen zur Förderung der Durchblutung
- Frühmobilisierung zur Aktivierung der Muskelpumpe
- Antithrombosestrümpfe zur Erhöhung des venösen Rückflusses bei liegenden Patienten. Die Antithrombosestrümpfe müssen genau passen und sollten Tag und Nacht getragen werden. Beim stehenden Patienten reicht der Kompressionsdruck allerdings nicht zur Rückflußsteigerung aus. Dazu müssen entweder Kompressionsstrümpfe angepaßt oder die Beine mit elastischen Binden straff gewickelt werden.
- Intermittierende pneumatische Kompression durch eine Luftmanschette, die das Bein umschließt und über ein Steuergerät wellenförmig zum Herzen hin mit Luft befüllt und wieder entlüftet wird. Anwendungsdauer circa 10 Minuten dreimal täglich
- Vermeiden von einschneidender Kleidung.

3. Herabsetzen der Gerinnungstendenz des Blutes

- Antikoagulanziengabe (blutgerinnungshemmende Substanzen) zur Herabsetzung der Gerinnungstendenz des Blutes nach Anordnung. Verabreichung der Antikoagulanzien, z.B. dreimal täglich 5000 IE Heparin subkutan.

4. Verbesserung der Fließeigenschaften des Blutes

Sicherstellen ausreichender Flüssigkeitszufuhr

Beachte: Verabreichung von subcutanen Antikoagulanzien weder prä- noch postoperativ im Bereich des voraussichtlichen Operationsgebiets, da lokale Hämatombildungen (Blutergußbildungen) zu Infektionen führen können!

5.9.4 Dekubitusprophylaxe

Definition

Verhütung von Druckgeschwüren und Drucknekrosen.

Ursachen eines Dekubitus

- Minderdurchblutung von Hautarealen infolge von Gefäßkompression, verursacht durch langes Liegen auf einer Stelle
- Aufscheuern der Haut durch bestimmte wiederkehrende Bewegungen

Komplikationen

- Infektion der Wundfläche
- Sepsis (Allgemeininfektion)

Prophylaktische Maßnahmen

1. Druckentlastung
- Lagerung auf Luftringen, Gelkissen, Wechseldruckmatratzen, Schaumstoffringen (Kap. 6.3)
- 2-stündliche Umlagerung in 30° Seitenlage (Kap. 6.3)

2. Körperpflege
- Einbeziehen der dekubitusgefährdeten Stellen (Kap. 6.3)
- Vermeiden von feuchten Stellen
- Gründliches Abtrocknen der Haut
- Saugfähiges Material in Hautfalten legen

3. Mobilisation (Kap. 5.9.7)
- Aktive und passive Bewegungsübungen. Passive Bewegungsübungen durch Bewegen aller Gelenke. Aktive Bewegungsübungen und isometrische Spannungsübungen (bewußtes Anspannen der Muskulatur) durch den Patienten

4. Verbesserung des Allgemeinzustands
- Eiweiß-, kalorien-, vitaminreiche Kost
- Fiebersenkung
- Leichte Sedation nach Anordnung
- Überprüfung und gegebenenfalls Korrektur des Hämoglobingehalts durch den Arzt

5. Zusätzliche Anregung der Blutzirkulation
- Reichliche Flüssigkeitszufuhr
- Einreibungen

Erweiterte Norton – Skala

In den fünfziger Jahren entwickelte die englische Krankenschwester Doreen Norton im Rahmen einer Pflegeforschungsserie die nach ihr benannte Norton-Skala. Die Wahrscheinlichkeit, ob ein Patient einen Dekubitus entwickeln würde oder nicht, machte Doreen Norton von fünf Faktoren abhängig.

Heute wird zur genaueren Beurteilung die erweiterte Norton Skala verwendet.

Ab 25 Punkten und darunter liegt Dekubitusgefahr vor.

Tab. 5–5 **Erweiterte Norton-Skala zur Ermittlung der Dekubitusgefährdung**

Name				**Datum**					
	Motivation / Kooperation	Alter	Hautzustand	Zusatz-erkrankungen	körperlicher Zustand	geistiger Zustand	Aktivität	Beweglichkeit	Inkontinenz
	voll 4	<10 4	normal 4	keine 4	gut 4	klar 4	geht ohne Hilfe 4	voll 4	keine 4
	wenig 3	<30 3	schuppig/ trocken 3	Fieber/ Diabetes/ Anämie 3	leidlich 3	apathisch/ teilnahmslos 3	geht mit Hilfe 3	kaum eingeschränkt 3	manchmal 3
	teilweise 2	<60 2	feucht 2	MS/ Ca/ Kachexie/ Adipositas 2	schlecht 2	verwirrt 2	rollstuhlbedürftig 2	sehr eingeschränkt 2	meistens Urin 2
	keine 1	>60 1	Allergie/ Risse 1	Koma/ Lähmung 1	sehr schlecht 1	stuporös 1	bettlägerig 1	voll eingeschränkt 1	Urin und Stuhl 1
Punkte									
Gesamtpunkt-zahl									

5.9.5 Obstipationsprophylaxe

Definition

Maßnahmen zur Vorbeugung der Stuhlverstopfung, bzw. der verzögerten Darmentleerung.

Ursachen

- Ballaststoffarme Ernährung
- Flüssigkeitsmangel
- Bewegungsmangel
- Ausfall der Bauchpresse, z.B. durch Schmerzen nach Operationen oder Bewußtlosigkeit
- Psychische Barrieren, z.B. Schamgefühl
- Darmerkrankungen, z.B. Stenosen
- Einnahme von obstipationsbegünstigenden Medikamenten, z.B. Morphin
- Hirn- und Rückenmarksverletzungen, z.B. Querschnittslähmung
- Elektrolytverschiebungen

Maßnahmen

1. Flüssigkeitszufuhr

- Ausreichend Flüssigkeiten anbieten
- Bilanzierung
- Gegebenenfalls in Absprache mit und durch den Arzt Infusionstherapie zur Sicherstellung der Flüssigkeitszufuhr
- Bei Fieber die Flüssigkeitszufuhr erhöhen

2. Anregung der Darmperistaltik

- Ballaststoffreiche Kost, z.B. Vollkornprodukte, Trockenobst, Salate
- Keine blähenden Speisen wie Kohl
- Gründliches Kauen der Speisen
- Täglich ein bis zwei Eßlöffel Leinsamen oder Weizenkleie, z.B. in Joghurt
- Eine Tasse lauwarmen Fencheltee morgens auf nüchternen Magen
- Aktive und passive Bewegungsübungen im Bett, z.B. Durchbewegen aller Gelenke und isometrische Spannungsübungen (bewußtes Anspannen der Muskulatur)
- Mobilisation (Kap. 5.9.7)
- Bauchdeckenmassage mit der flachen Hand unter leichtem Druck vom rechten Unterbauch entlang der Rippenbögen zum linken Unterbauch
- Darmrohr legen

3. Psychische Barrieren vermindern

- Notwendigkeit der Bettruhe erläutern
- Aufstellen spanischer Wände bei Bettruhe während der Ausscheidung
- Benutzung von Toilettenstühlen anstreben
- Mitpatienten aus dem Zimmer bitten
- Patient während der Ausscheidung alleine lassen
- Zeit lassen

Beachte: Abführmittel sollen nur eingesetzt werden, wenn alle anderen Maßnahmen nicht zum Erfolg führen.

5.9.6 Kontrakturprophylaxe

Definition

Verhinderung von Versteifungen und Fehlhaltungen der Gelenke.

Ursachen

- Falsche Lagerung
- Lange Ruhigstellung von Gelenken
- Fehlende Muskelkontraktion und Dehnung der Sehnen

Maßnahmen

- Schnellstmöglicher Beginn der Mobilisation (Kap. 5.9.7)
- Lagerung der Gelenke in Funktionsstellung oder Mittelstellung
- Einsatz von Hilfsmitteln wie Kissen, Schienen und Schaumstoffbällen
- Aktive oder passive Bewegungsübungen
- Regelmäßiges Durchbewegen aller Gelenke (mindestens 3x täglich)
- Zusätzliches Durchbewegen der Gelenke bei der Körperpflege
- Regelmäßiges Umlagern
- Krankengymnastik

Grundsätzlich gilt:

Hand

- Fingerhaltung leicht gebeugt
- Daumenhaltung von der Handfläche abgespreizt
- Handgelenk leicht einwärts gebeugt

Oberarm und Ellenbogengelenk

- Oberarm leicht abduziert
- Ellenbogengelenk leicht gebeugt

Kniegelenk

- In leichter Beugestellung (fast gestreckt)

Fußgelenk

- Lagerung etwa 80°–90° zur Spitzfußprophylaxe

Bewegungsrichtungen der Gelenke und Extremitäten

Tab. 5–6 **Bezeichnung der Bewegungsrichtungen und ihre Bedeutung**

Fachausdruck	Bedeutung
Abduktion	vom Körper weg
Adduktion	zum Körper hin
Extension	Streckung
Flexion	Beugung
Rotation	Drehung
Zirkumduktion	Umführbewegung/Kreisen

5.9.7 Mobilisation

Definition

Maßnahmen zur körperlichen Aktivierung.

Material

- Gehstützen
- Laufgestelle
- Rollstühle
- Sessel

Mobilisationsschritte

1. Bewegungsübungen im Bett

- Passive Bewegungsübungen
- Aktive Bewegungsübungen
- Atemgymnastik

2. Sitzen auf der Bettkante

- Vitalzeichenkontrolle wegen möglicher Orthostasereaktion (Tachykardie, Hypotonie, Schwindel, Ohrensausen)
- Bei Kreislaufstabilität kleine Übungen auf der Bettkante

Sofortmaßnahmen bei Orthostasesyndrom
(1) Schocklagerung
(2) Vitalzeichenkontrolle
(3) Benachrichtigung des Arztes

3. Heraussetzen

- Aktivierung der Kreislaufregulation durch zeitliche Steigerung
- Vitalzeichenkontrolle

4. Vor das Bett stellen

- Stehen vor dem Bett unter Vitalzeichenkontrolle

5. Einige Schritte im Zimmer gehen

- Unter Vitalzeichenkontrolle mit 2 Pflegekräften

6. Längere Strecken mit Hilfe zurücklegen

- Unter Hinzuziehung von Hilfsmitteln mit 1–2 Pflegekräften

7. Selbständiges Aufstehen und Umherlaufen

- Selbständiges Aufstehen und Umherlaufen erst bei Kreislaufstabilität und Gangsicherheit des Patienten

Beachte: Nicht immer ist es notwendig, alle Schritte einzuhalten, jedoch muß bei der ersten Mobilisation mindestens eine Pflegekraft anwesend sein, die den Kreislauf überwacht.
Unter Frühmobilisation versteht man die Mobilisierung am Abend des OP-Tags, spätestens am 1. postoperativen Tag.

6 Krankenpflege bei postoperativen Komplikationen

6.1 Krankenpflege bei Wundinfektionen

Bei den ersten Zeichen einer beginnenden Wundinfektion muß der Arzt sofort verständigt werden. Erste Symptome sind häufig Rötung, Schwellung, Überwärmung und gestörte Funktion, Schmerz im Bereich der Wunde (klassische Entzündungszeichen). In manchen Fällen zeigt sich zunächst eine Erhöhung der Körperkerntemperatur, bevor lokale Symtome im Bereich der Wunde auftreten.

6.1.1 Wesentliche Aspekte der Wundbehandlung

1. Sekretableitung (z.B. durch Drainagen)
2. Wundreinigung (z.B. durch Spülungen des Wundgebiets)
3. Infektionsbekämpfung (z.B. durch bakterizide Verbände und Medikamente)
4. Granulationsförderung und Epithelisationsförderung (z.B. durch feuchte Wundverbände oder Gelverbände)

6.1.2 Management bei Patienten mit Wundinfektion

- Der Patient muß sofort von Patienten ohne Infektion isoliert werden. Dies erfordert evtl. die Verlegung in ein anderes Zimmer oder auf eine andere Station. Die Notwendigkeit dieser Maßnahme muß dem Patienten erläutert werden.
- Häufig erfolgt eine oberflächliche Eröffnung der Wunde durch den Arzt. Dabei können Drainagen in Form von z.B. Laschen eingelegt werden. Ziel ist die Ableitung des Wundsekrets oder des Eiters als Voraussetzung für die sekundäre Wundheilung.
- Mindestens einmal täglich erfolgt ein Verbandwechsel (Kap. 1.5.4). Dabei muß die Wunde genau beobachtet werden. Um den Zustand der Wunde optimal beurteilen zu können, sollten keine gefärbten Desinfektionslösungen verwendet werden.
- Die infizierte Wunde sollte mit steriler Kochsalzlösung oder Wasserstoffperoxid 3% gespült werden. Ein sauberer Wundgrund ist die Voraussetzung zur Wundheilung. Die Wundbehandlung muß in jedem Fall mit dem Arzt besprochen werden.
- Besonderheiten zum Wundverband, zur Wundreinigung und zur Granulationsförderung sind in Kap. 1 beschrieben. Die Auswahl der Materialien richtet sich nach der konkreten Situation der Wunde.
- Tragen von Schutzkleidung bei der Versorgung dieser Patienten

- Überwachung des Allgemeinbefindens (wegen der Gefahr der Sepsis)
- Mindestens dreimal täglich Temperaturmessung
- Ausführliche Dokumentation der Wundbeschaffenheit
- Gründliche Körperpflege
- Regelmäßige Reinigung des Zimmers
- Häufiges Wechseln der Patienten- und Bettwäsche

6.1.3 Maßnahmen zur Unterstützung des körpereigenen Abwehrsystems

- Vitamin- und mineralstoffreiche Ernährung (z.B. viel frisches Obst, Vollkornbrot)
- Reichliche Flüssigkeitszufuhr (vor allem bei Fieber)
- Häufiges Lüften des Zimmers
- Bewegung an der frischen Luft (soweit möglich)

6.2 Krankenpflege bei Thrombose

Definition

Blutpfropfbildung (meist in Venen)

Ursachen

- Gefäßwandschädigung (Kap. 5.9.3)
- Veränderung der Hämodynamik (Kap. 5.9.3)
- Veränderungen der Blutzusammensetzung (Kap. 5.9.3)

Begünstigende Faktoren

- Operationen (besonders Hüft- und Knieoperationen)
- Ruhigstellung von Extremitäten (z.B. Gipsverband)
- Immobilität
- Bewegungsmangel
- Alter
- Übergewicht > 20% nach Broca
- Krampfadern
- Schwere Verletzungen (z.B. Polytrauma)
- Flüssigkeitsmangel
- Malignom (bösartiger Tumor)
- Kreislaufschock
- Sepsis

- Herzinsuffizienz
- Einschnürende Kleidung
- Nikotinabusus
- Einnahme von Ovulationshemmern

Symptome

- Schmerz beim Druck auf die Fußsohle (Payr-Zeichen)
- Schmerz entlang der betroffenen Vene
- Schwellung und Farbdifferenz der betroffenen Extremität im Vergleich zur Gegenseite (Stauung durch «Stop» der Vene)
- Wadenkompressionsschmerz
- Schmerzen bei Bewegung
- Fieber
- Beschleunigter Puls

Pflege

- Absolute Bettruhe für ca. 8 Tage wegen erhöhter Emboliegefahr
- Hochlagerung der Extremitäten (unter Beachtung der arteriellen Situation), um den venösen Rückfluß zu fördern
- Bettbogen wegen starker Schmerzempfindlichkeit
- Heparingel-Umschläge
- Kompressionsverband nach Absprache mit dem Arzt zur Blutstrombeschleunigung durch Komprimierung der Gefäße
- Langsame und schonende Mobilisation (Kap. 5.9.7)
- Bei körpernahen Thrombosen für weichen Stuhlgang sorgen, um intraabdominale (bauchinnere) Drucksteigerungen zu vermeiden (mögliches Lösen von thrombotischem Material)
- Unterstützung bei den LA und genaue Krankenbeobachtung auf:
  - Blutungen, da z.B. Heparin intravenös über Perfusor verabreicht oder eine Lyse (medikamentöse Auflösung des Thrombus) durchgeführt wird
  - Emboliezeichen, da sich ein Thrombus lösen kann
  - Schwellung der betroffenen Extremität

> **Beachte:** Während der Therapie mit hochdosierten Antikoagulanzien (Hemmstoffe der Blutgerinnung) dürfen keine intramuskulären Injektionen (Einspritzungen in die Muskulatur) wegen möglicher Blutung verabreicht werden.

Liegt das Thrombosegeschehen weniger als 6 Stunden zurück, kann eine operative Thrombektomie (operative Entfernung des Thrombus) durchgeführt werden.

Entlassung

- Eventuell weitere Antikoagulanziengabe
- Bei weiterer Antikoagulanziengabe Patient auf die Notwendigkeit der regelmäßigen Bestimmung der Blutgerinnungsparameter durch den weiterbehandelnden Arzt hinweisen
- Erläuterung der Selbstbeobachtung auf Blutungen
- Aktivitäten mit erhöhter Verletzungsgefahr vermeiden
- Bei Arztbesuchen, Zahnarztbesuchen und Verletzungen muß sofort der Hinweis auf die Antikoagulanzientherapie erfolgen
- Bei jeder Verletzung muß ein Arztbesuch erfolgen
- Eventuell Versorgung mit Kompressionsstrümpfen oder elastischen Binden

6.3 Krankenpflege bei Dekubitus

Ursachen

- Minderdurchblutung von Hautarealen infolge Gefäßkompression, verursacht durch langes Liegen auf einer Stelle
- Aufscheuern der Haut durch bestimmte wiederkehrende Bewegungen

Begünstigende Faktoren

- Eingeschränkte Bewegungsfähigkeit
- Hautmazeration besonders in Hautfalten durch Feuchtigkeit
- Durchblutungsmindernde Erkrankungen wie Arteriosklerose («Arterienverkalkung»)
- Übergewicht
- Untergewicht
- Verminderte Sensibilität durch Nervenläsionen (Nervenschädigung, z.B. Polyneuropathien (Erkrankung der peripheren Nerven))

Dekubitusgefährdete Stellen

- Ohrmuscheln
- Jochbein
- Schulter
- Schulterblatt
- Ellenbogen
- Wirbelsäule
- Kreuzbein
- Trochanter major (großer Rollhügel am Oberschenkel)
- Knie (besonders Wadenbeinköpfchen)

- Knöchel innen und außen
- Fersen

Gradeinteilung

1. Grad: Rötung der Haut an der betreffenden Stelle
2. Grad: Hautdefekt
3. Grad: Tiefer Hautdefekt bis auf Muskeln und Sehnen
4. Grad: Haut – und Gewebedefekt mit Knochenbeteiligung

Pflegeprinzipien bei Dekubitalwunden

1. Wiederherstellung einer genügend großen, lokalen Gewebesauerstoffspannung durch Gewährleistung der Blutversorgung mittels vollständiger Druckentlastung
2. Entfernen der Nekrose durch chirurgisches oder enzymatisches Debridement. Einsatz wundreinigender Behandlungsmethoden
3. Sanierung der lokalen Infektion möglichst ohne Einsatz von Lokaldesinfektionsmitteln
4. Wahl von Wundverbänden, die physiologische Bedingungen für Granulationsbildung schaffen
5. Behandlung oder Eliminierung der Dekubitus-Risiko-Faktoren: zum Beispiel Verbesserung des Allgemeinzustandes des Patienten, hyperkalorische Ernährung und Mobilisation (Kap. 5.9.7)

Krankenpflege

Vorbemerkung

Die Normalisierung der Durchblutung wird weder durch Massieren Ek (1985) noch mittels Applikation von Lokaltherapeutika oder der Anwendung von elektromagnetischer Strahlung jeglicher Wellenlänge Torrance (1981) sowie durch lokale oder systemische Applikation von Vasodilatoren Dettli, (1973); Fagrell (1973) erreicht.

«Eisen und Föhnen» verschlechtert eher die Durchblutung und ist daher abzulehnen!

Nach einer Studie der Agnes Karll Stiftung für Pflegeforschung und des Deutschen Berufsverbands für Krankenpflege kommt es nach initialer Druckbelastung der Haut mit 100 mmHg über 60 Minuten und anschließender Druckentlastung unter sofortiger Eis-Fön-Behandlung zu einer geringeren Hyperämie als ohne Eis-Fön-Behandlung.

Wasserkissen sind nach einer Studie von Gadomski (1978) aus physikalischen Gründen ebenfalls eher ungeeignet, da der Druck auf die Haut selbst bei Gewichtsverlagerung gleich hoch bleibt.

Werden Wechseldruckmatratzen verwendet, dürfen keine Polster oder Felle gleichzeitig eingesetzt werden, da die wechselnde Druckverteilung der Matratze nicht mehr die Haut des Patienten erreicht.

- Weiterführen der Dekubitusprophylaxe (Kap. 5.9.4)
- Druckentlastung

- Bei der Lagerung zur Druckentlastung ist die 30-Grad-Schräglage der 90-Grad-Schräglage vorzuziehen, da so eine Mehrbelastung der in Seitenlage gefährdeten Stellen vermieden wird
- Abpolstern von gefährdeten Gebieten
- Reinigung der Wunde mit steriler NaCl 0,9%-Lösung
- Desinfektion der Wunde mit z.B.: H_2O_2 3% oder Polyvidon-Jod-Lösung (Polyvidon-Jod-Lösung wirkt leicht gewebetoxisch und verzögert eher die Wundheilung) und enzymatischen Wundreinigern

Beachte: Alkoholische Lösungen sind gewebetoxisch und finden deshalb bei offenen Wunden keine Verwendung!

- Nekrosenabtragung
- Verabreichen von Medikamenten nach Anordnung
- Wundverband, dessen Ankleben an die Wunde unter allen Umständen vermieden werden muß, da sonst beim Verbandwechsel neues Gewebe abgerissen werden kann! (Kap. 1.5.4)

Maßnahmen zur Förderung der Granulation

Wundzucker oder Bienenhonig besitzen einen stark hygroskopischen (wasserziehenden) und antiödematösen Effekt. Gleichzeitig werden die Wunden innerhalb kurzer Zeit keimarm.

Beim täglichen Verbandwechsel wird die Wunde gespült, gesäubert und mit einer dicken Schicht Zucker bedeckt. Ein temporärer Hautersatz (z.B. Epigard) wirkt ebenfalls granulationsfördernd und wird vorzugsweise bei geplanter Hautverpflanzung angewendet.

Maßnahmen zur Förderung der Epithelisierung

Ist der Wundgrund mit Granulationsgewebe bedeckt, beginnt von den Seiten her die Epithelisierung. Werden ab diesem Zeitpunkt Gelverbände angelegt, steigert sich die Geschwindigkeit der Epithelwanderung. Gleichwertige Ergebnisse sind mit Dexpanthenolverbänden zu erzielen.

Maßnahmen bei überschießenden Granulationen

Überschießendendes Granulationsgewebe kann entweder durch den Arzt mit Silbernitrat geätzt oder mit dem Skalpell abgetragen werden. Da bei der Behandlung mit Silbernitrat Nekrosen entstehen, wird die Epithelisierung verzögert. Dies kann durch die Abtragung mittels Skalpell verhindert werden, da es lediglich zu kurzanhaltenden kapillären Blutungen kommt, der Wundgrund jedoch vital bleibt und somit einen guten Boden zur Epithelisierung bildet.

Umlagerungsplan

Der Umlagerungsplan dient der Kontrolle der regelmäßigen Umlagerung. Um schnell einen Heilungsfortschritt zu erzielen, ist es notwendig, spätestens alle 2 Stunden eine Umlagerung vorzunehmen.

Selbstverständlich kann der Patient auch in Bauchlage gebracht werden, sofern keine Einschränkung besteht.

Tab. 6–1 **Umlagerungsplan zur Dekubitusprophylaxe**

Lage	Uhrzeit	Durchgeführt von
6.00 Uhr	30° Seitenlage links	
8.00 Uhr	Rückenlage	
10.00 Uhr	30° Seitenlage rechts	
12.00 Uhr	Rückenlage	
14.00 Uhr	30° Seitenlage links	
16.00 Uhr	Rückenlage	
18.00 Uhr	30° Seitenlage rechts	
20.00 Uhr	Rückenlage	
22.00 Uhr	30° Seitenlage links	
24.00 Uhr	Rückenlage	
2.00 Uhr	30° Seitenlage rechts	
4.00 Uhr	Rückenlage	

6.4 Postoperativer Schmerz

Schmerz ist eine komplexe Sinneswahrnehmung, die als Warnsignal des Körpers zu verstehen ist. Schmerzäußerungen des Patienten müssen ernst genommen werden und erfordern eine intensive Beobachtung. Die Nichtbeachtung von Schmerzen erhöht das Krankheitsgefühl des Patienten und kann dazu führen, daß gefährliche Ursachen des Schmerzes übersehen werden. Die gründliche Beobachtung des Schmerzverlaufs ist Voraussetzung für eine adäquate Schmerzbehandlung durch den Arzt und das Krankenpflegepersonal. Das Instrument zur Erfassung des Schmerzverlaufs ist ein Dokumentationsbogen, der im Rahmen einer Schmerzvisite durch den Arzt oder das Krankenpflegepersonal bearbeitet wird. Im folgenden wird ein Modell für ansprechbare Patienten vorgestellt und Möglichkeiten zur Schmerzlinderung durch das Krankenpflegepersonal aufgezeigt.

Definition

Nach der Definition des «International Association for the Study of Pain» ist Schmerz (Dolor) ein unangenehmes Sinnes- und Gefühlserlebnis in Verbindung mit einer tatsächlichen oder potentiellen Gewebeschädigung oder beschrieben in Begriffen einer solchen Schädigung. Da Schmerz immer subjektiv ist und als körperliches Phänomen erlebt wird, handelt es sich nicht nur um einen sensorischen Wahrnehmungsprozeß.

Mögliche Ursachen des Schmerzes nach Operationen

- Wundschmerz
- Nachblutung
- Minderdurchblutung
- Infektion (Kap. 2)
- Symptom eines aktuen Geschehens (z.B. Perforation)
- Operationslagerung
- Postoperative Lagerung
- Enger Verband
- Bewegung (Mobilisation (Kap. 5.9.7))

Schmerzformen

1. Nozizeptorenschmerz mit Erregung von Schmerzrezeptoren und Weiterleitung der Impulse an das zentrale Nervensystem.
2. Neuropathischer Schmerz infolge Schädigung des peripheren oder zentralen Nervensystems (z.B. Amputation, Querschnittslähmung, diabetischer Polyneuropathie).
3. Schmerz infolge funktioneller Störungen (z.B. Rückenschmerzen durch körperliche Fehlhaltung) einschließlich psychosomatischer Vorgänge (z.B. Sympathikusaktivierung bei Angst und Muskelverspannung) und psychosoziale Einflüsse (z.B. unbewältigter Verlust eines Partners).

Schmerzqualitäten

Die Schmerzqualität beschreibt den Entstehungsort des Schmerzes.

1. Somatischer Schmerz

- Oberflächenschmerz
  Entstehungsort ist die Haut, wird als «hell» beschrieben, ist gut lokalisierbar und klingt nach Aufhören des Reizes schnell ab.
- Tiefenschmerz

Entstehungsort sind Muskeln, Gelenke, Knochen und Bindegewebe, wird als «dumpf» beschrieben und ist häufig schlecht zu lokalisieren.

2. Viszeraler Schmerz
Entstehungsort sind die Eingeweide. Hervorgerufen wird er durch rasche, starke Dehnung der glatten Muskulatur der Hohlorgane und bei krampfartigen Kon-

traktionen. Schmerzen der Bauch- und Beckeneingeweide werden oft als «tief», «dumpf», «ziehend» oder «drückend» empfunden.

Dokumentation des Schmerzverlaufs

Um die Schmerzqualität im Rahmen eines Schmerz-Monitorings erfassen zu können, werden die Intensität und der Charakter des Schmerzes getrennt bewertet.

Schmerzintensität

Zur Bewertung der Schmerzintensität können Kategorialskalen (verbale Einschätzung des Schmerzes durch den Patienten, z.B. leichter Schmerz, mittlerer Schmerz und schwerer Schmerz), visuelle Analogskalen (Patient zeigt die Intensität des Schmerzes auf einer 10 cm langen Linie an, deren linkes Ende keinen Schmerz und deren rechtes Ende maximal vorstellbarer Schmerz darstellt) oder numerische Ratingskalen (Patient schätzt die Schmerzintensität durch Angabe einer Zahl zwischen 0 und 100 ein, wobei die Extreme der visuellen Analogskala entsprechen) herangezogen werden.

In dem vorgestellten Modell wurde eine numerische Ratingskala von 0 bis 10 gewählt, wobei 0 keinen und 10 maximal vorstellbaren Schmerz bedeutet.

Schmerzcharakter

Der Schmerzcharakter kann durch die Adjektive stechend, dumpf, wellenförmig und pulsierend determiniert werden. Zur Ursachenforschung und zur Auswahl der erforderlichen Analgetika durch den Arzt kann die Einschätzung des Schmerzcharakters wertvoll sein.

Lokalisation

Die Lokalisation des Schmerzes ist häufig nicht eindeutig möglich. Ein vorgegebenes Raster hat sich bisher nicht durchgesetzt. Deshalb sollte die Lokalisation, so gut wie durch verbale und nonverbale Äußerungen seitens des Patienten möglich, festgehalten werden. Bei der Lokalisation des Schmerzes muß beachtet werden, daß sich der Ort der Schmerzentstehung vom Ort des Schmerzempfindens unterscheiden kann (Projektionsschmerz).

Zeit

Der zeitliche Intervall der Schmerzvisite richtet sich nach der Schmerzintensität. Da nicht grundsätzlich davon ausgegangen werden kann, daß der Patient regelmäßig über den Schmerzverlauf informiert, muß die Befragung durch das Personal erfolgen.

Die Dokumentation der Zeit in Verbindung mit der Erhebung der Schmerzdaten, krankenpflegerischer Maßnahmen sowie der Verabreichung von Medikamenten ermöglicht, die Wirksamkeit der Schmerzlinderung einzuschätzen.

Analgetika

Nach Verabreichung von angeordneten Analgetika (schmerzstillende Medikamente) muß der Medikamentenname, die Dosis, die Applikationsart sowie die Unterschrift der durchführenden Person dokumentiert werden. Der Arzt kann die Daten in Relation zur Analgetikagabe setzen, um die Analgetikamenge entsprechend zu modifizieren. Diese Dokumentation entbindet jedoch nicht vom Führen des «Giftbuches» bei der Verabreichung von Medikamenten, die unter das Betäubungsmittelgesetz fallen.

Pflegemaßnahmen

Zusätzlich zur ärztlich angeordneten medikamentösen Schmerzbehandlung stehen der Krankenpflege eine Reihe von Möglichkeiten zur Schmerzbekämpfung zur Verfügung. Die Anwendung dieser Maßnahmen wird in dem Dokumentationsbogen vermerkt, da sie in der unmittelbaren Absicht der Schmerzlinderung durchgeführt werden und den Analgetikabedarf mindern können. Folgende Maßnahmen können zur Anwendung kommen:

- Schmerzäußerungen des Patienten ernstnehmen, mit dem Patienten besprechen und dem Arzt mitteilen.
- Reizabschirmung, da Reize wie Lärm zur Verstärkung des Schmerzempfindens beitragen.
- Ursache des Schmerzes ermitteln und beseitigen, soweit ohne ärztliche Hilfe möglich (z.B. Lockerung eines zu fest angelegten Verbands).
- Bequeme, gut gepolsterte Lagerung, soweit durch ärztliche Anordnung nicht eingeschränkt. Schonhaltungen werden durch Lagerungshilfsmittel unterstützt.
- Kühlen (Eisblase) oder Wärmen (Wärmflasche) der schmerzenden Region.
- Hochlagerung von traumatisierten Extremitäten.
- Keine Kopftieflagerung bei Kopfschmerzen soweit keine medizinische Notwendigkeit besteht.

Tab. 6–2 **Dokumentationsbogen zur Beobachtung des Schmerzes**

Schmerzverlauf					
Patient			**Abteilung :** **Datum :** **Blattnummer :**		
Zeit	**Lokalisation** (Körperregion)	**Intensität** (1..10)	**Schmerzcharakter** (stechend, dumpf, wellenförmig, pulsierend)	**Analgetika** (Medikament, Dosis, Applikationsart, Unterschrift)	**Pflegemaßnahmen**
Bemerkungen					

Diskussion

Innerhalb des Pflegeprozesses, ungeachtet des übergeordneten Pflegemodells, dient der Dokumentationsbogen als Instrument zur Informationssammlung bezüglich des Schmerzes, der klaren Problemformulierung, der Dokumentation der durchzuführenden Maßnahmen sowie deren Evaluation (Überprüfung). Bei der Einschätzung der Schmerzintensität bei Kleinkindern gerät das Modell aufgrund der numerischen Ratingskala an seine Grenzen. Jedoch ist fragwürdig, ob eine

Einschätzung dieses Personenkreises durch Skalen überhaupt möglich ist. Wahrscheinlich führt auch die Verwendung visueller Analogskalen (z.B. ☺ 😐 ☹) nicht zum Erfolg. Hier erscheint die Einschätzung durch die Eltern oder das Personal mit Hilfe der numerischen Ratingskala als effektiver. Grundsätzlich stellt sich in diesem Zusammenhang die Frage, ob das Krankenpflegepersonal oder der Arzt die Schmerzvisite durchführen soll. Nach Ansicht des Autors ist ausschließlich die gemeinsame Schmerzvisite sinnvoll, da der dauernde Kontakt des Pflegepersonals zum Patienten objektiver sein kann, als die temporäre Einschätzung durch den Arzt. Die wirksame Schmerzbekämpfung kann andererseits mit pflegerischen Maßnahmen nicht immer ausreichend erfolgen. Nur die Kombination aus möglichst objektiver Einschätzung, den Pflegemaßnahmen und der Analgetikaverabreichung kann die wirksame Schmerzlinderung herbeiführen.

7 Krankenpflege bei Operationen im Halsbereich

7.1 Tracheotomie

7.1.1 Definition

Operative Eröffnung der Luftröhre (Luftröhrenschnitt) mit anschließendem Einbringen einer Trachealkanüle in das Tracheostoma.

7.1.2 Gründe

- Langzeitbeatmung
- Mechanische Behinderung der Atmung im Bereich des Kehlkopfs
- Erfolglose Intubationsversuche

7.1.3 Komplikationen

- Gefäßverletzung, Blutung
- Nervenverletzung, Vagusreizung
- Aspiration (Eindringen von festen oder flüssigen Stoffen in die Luftröhre) von Blut und Sekreten
- Tracheaverletzungen (Luftröhrenverletzung) durch den Cuff (aufblasbare Blockmanschette)
- Verletzung der Schilddrüse
- Verschieben der Trachealkanüle
- Verstopfen der Trachealkanüle
- Infektion der Luftwege

7.1.4 Trachealtubustypen

- Low-Pressure-Cuff-Trachealtubus zur Beatmung.
- Doppelte Metallkanüle zum Langzeitgebrauch bei Spontanatmung.
- Metallkanüle mit Ventil zum Sprechen.

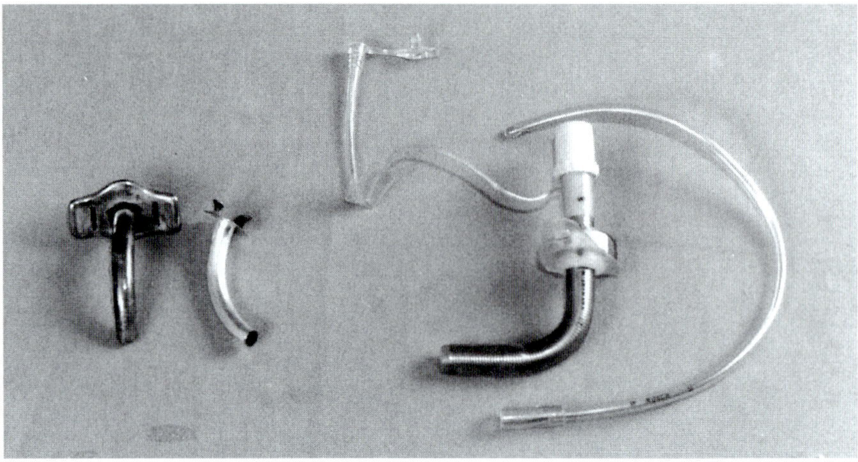

Abb. 7–1 **Trachealkanüle aus Silber (zweiteilig), Trachealtubus (blockbar, zur Beatmung geeignet), Absaugkatheter.**

7.1.5 Präoperative Krankenpflege

- Allgemeine präoperative Krankenpflegemaßnahmen (Kap. 5.3)
- Rasur von Kinn bis Mitte Thorax (Brustkorb)

7.1.6 Postoperative Krankenpflege

- Allgemeine postoperative Krankenpflegemaßnahmen (Kap. 5.5)
- Überwachung der Atmung und der Trachealkanülendurchgängigkeit
- Freihalten der Atemwege durch Absaugen (Kap. 14.4.3)
- Vermeiden einer Luftzufuhrbehinderung durch Kleidung oder Bettdecken (z.B Fixierung der Bettdecke am Bettgestell)
- Lagerung leicht oberkörperhoch, Kopf zur Brust hin geneigt, um eine Entlastung der Wunde zu erreichen
- Kanülenpflege (Kap. 7.1.8)
- Stomapflege durch täglichen Verbandwechsel
- Pneumonie- und Atelektasenprophylaxe (Kap. 5.9.2) wegen erhöhter Pneumoniegefahr
- Luftbefeuchtung wegen fehlender natürlicher Atemluftbefeuchtung durch Nasen-Rachen-Raum
- Mund- und Nasenpflege
- Psychische Unterstützung durch Förderung der LA Kommunizieren (siehe auch Mischo Kelling/Selbstkonzept)
- Bereitstellen alternativer Kommunikationsmöglichkeiten (z.B. Zettel und Stift, Tafel mit Symbolen)

- Vermeidung von Wassereintritt in das Stoma beim Baden und Duschen
- Frühmobilisation (Kap. 5.9.7) falls möglich

7.1.7 Lage der Trachealkanüle

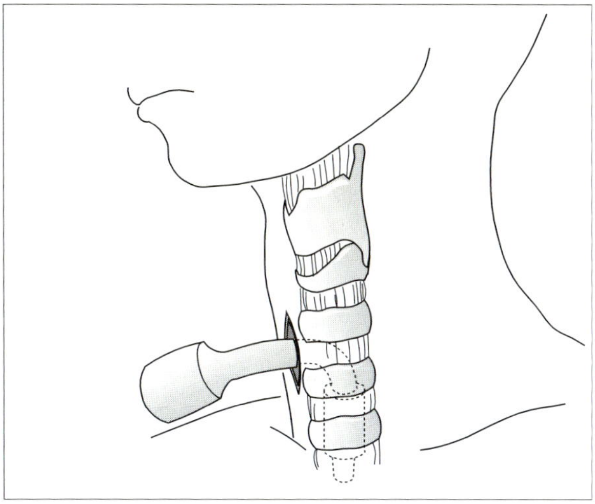

Abb. 7–2
Lage des Tracheal-tubus oder der Tracheal-kanüle.

7.1.8 Kanülenpflege

- Innerhalb der ersten 48 Stunden Belassen der Trachealkanüle
- Überprüfung des Cuff-Drucks (Blockmanschettendruck) einmal pro Schicht
- Cuff-Druck 17–23 mmHg; endexpiratorisch (am Ende der Ausatmungsphase) 15 mmHg zur Vermeidung von Gewebeschäden in der Trachea
- Prüfen von Lage und Dichtigkeit (Undichtigkeit erkennbar an Luftaustritt während der Einatmung)
- Absaugen bei Bedarf, vorher präoxygenieren (Sauerstoffzufuhr vor der Absaugung) mit 100% Sauerstoff ca. 1–3 Minuten lang (oder nach Anordnung) (Kap. 14.4.3)
- Austauschen der Trachealkanüle zweimal pro Woche unter sterilen Bedingungen wegen erhöhter Pneumoniegefahr (Lungenentzündungsgefahr)
- Überprüfung der Blockmanschette (Cuff) vor Umintubation (Wechsel der Trachealkanüle) und zusätzliches Abklemmen mit stumpfer Klemme
- Absaugen sowohl vor als auch nach dem Entblocken zur Vermeidung von Aspiration (Eindringen von festen oder flüssigen Stoffen in die Luftröhre) durch Sekretansammlungen oberhalb des Cuffs (Blockmanschette)
- Dokumentation von Blockdruck und Zeitpunkt des Wechsels der Trachealkanüle

7.1.9 Stomapflege

(1) Information des Patienten
(2) Entfernen der Wundauflage
(3) Beobachtung der Wundränder auf die klassischen Entzündungszeichen (Kap. 1.5.4)
(4) Reinigen der Wundränder mit Watteträgern und Desinfektionsmittel.
(5) Legen einer neuen, sterilen, eingeschnittenen Kompresse um die Kanüle mit Hilfe einer sterilen Pinzette
(6) Fixierung des Verbands
(7) Kontrollieren des Cuffdrucks (Blockmanschettendruck), falls vorhanden
(8) Reinigung des inneren Teils bei Silberkanülen dreimal täglich
(9) Dokumentation

7.2 Strumektomie/Thyreoidektomie

7.2.1 Definition

Operative Entfernung oder Teilentfernung von Schilddrüsengewebe bei vergrößerter Schilddrüse (Strumektomie). Totale Entfernung der Schilddrüse (Thyreoidektomie) bei malignen (bösartigen) Veränderungen.

7.2.2 Gründe

- Euthyreote Struma (vergrößerte Schilddrüse bei normaler Funktion)
- Autonomes Adenom (Gewebsbezirk, der unabhängig von der TSH-Kontrolle Schilddrüsenhormon bildet)
- Therapieresistente Hyperthyreose (nicht-beeinflussbare, vermehrte Produktion von Schilddrüsenhormon)
- Kalter Knoten
- Schilddrüsenkarzinom (vom Epithelgewebe ausgehender bösartiger Tumor)
- Kompression der Luftröhre mit Stridor (pfeifendes Atemgeräusch) und Atemnot
- Tracheomalazie (Erweichung der Knorpelspangen in der Luftröhre mit Stabilitätsverlust) durch Struma (vergrößerte Schilddrüse)
- Gefäßkompression der Halsvenen mit venöser Einflußstauung
- Ösophagusverengung (Speiseröhrenverengung) mit Schluckbeschwerden

7.2.3 Komplikationen

- Starkes Erbrechen postoperativ
- Nachblutung
- Rekurrensparese (Stimmbandlähmung durch Schädigung des Nervus recurrens)

- Hypoparathyreoidismus (verminderte oder fehlende Produktion von Parathormon durch Verletzung der Nebenschilddrüsen)
- Tracheomalazie (Erweichung der Knorpelspangen in der Luftröhre mit Stabilitätsverlust)

7.2.4 Präoperative Krankenpflege

- Allgemeine präoperative Krankenpflege (Kap. 5.3)
- Rasur von Kinn bis Axillarlinie (Achselhöhlenhöhe)
- Rasur bei retrosternaler Struma (bis hinter das Brustbein reichende vergrößerte Schilddrüse) von Kinn bis Bauchnabel
- Eventuell zusätzliche Untersuchungen wie: HNO-Untersuchung, Trachea-Zielaufnahme, Ösophagusbreischluck (Technik zur röntgenologischen Darstellung der Speiseröhre) wegen möglicher Intubationsschwierigkeiten (Schwierigkeiten beim Einführen des Beatmungsschlauchs in die Luftröhre)

7.2.5 Postoperative Krankenpflege

- Allgemeine postoperative Krankenpflege (Kap. 5.5)
- Lagerung: 30° – 45° Oberkörperhochlagerung, Kopf etwas zur Brust geneigt zur Verringerung der Spannung im Wundbereich
- Mobilisation (Kap. 5.9.7) am Abend des OP-Tags
- Pneumonie- und Atelektasenprophylaxe (Kap. 5.9.2) und Luftbefeuchtung zur Reduzierung des Hustenreizes
- Beginn des Nahrungsaufbaus (Kap. 9.3.8) mit schluckweise Tee ab 6 Stunden postoperativ
- Ab dem 1. postoperativen Tag (erster Tag nach der Operation) Verabreichung von passierter Kost
- Unterstützung der Kopfhaltung beim Aufrichten, um Schmerzen bei der Anspannung der Halsmuskulatur zu vermeiden

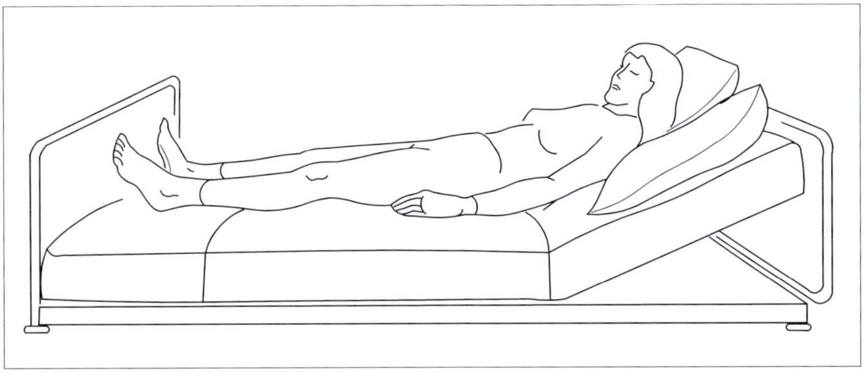

Abb. 7–3 **Lagerung zur Entlastung des Wundbereichs bei Strumektomie.**

- Einreibungen im Nacken-Schulterbereich gegen Schmerzen, die durch die Operationslagerung entstehen können
- Drainagenentfernung am 2. postoperativen Tag (Kap. 5.6)
- Entlassung circa nach einer Woche

7.2.6 Besondere Beobachtung

Tab. 7–1 **Spezielle Beobachtungsmaßnahmen nach Operationen im Schilddrüsenbereich**

Komplikation	Mögliche Symptome	Beobachtungsmaßnahmen
Nachblutung nach innen	Stridor, Atemnot, Zunahme des Halsumfangs, Redon – Flaschen können sich schnell mit Blut füllen, Schockzeichen	Atmung auf Geräusche kontrollieren, Puls, RR, Halsumfang, Hautfarbe
Nachblutung nach außen	Redon – Flaschen können sich mit Blut füllen, Durchbluten in den Verband, Schockzeichen	Redondrainagen beobachten, Verbandkontrolle, RR, Puls
Rekurrenzparese durch lokales Wundödem oder intraoperative Verletzung	Heiserkeit, Sprachschwierigkeiten, Stimmlosigkeit, Atemnot	Stimme kontrollieren, Atmung überwachen
Hypoparathyreoidismus durch Verletzung oder Entfernung der Nebenschilddrüsenkörperchen	Parästhesien an den Fingern und um den Mund, tetanische Krämpfe mit typischer Pfötchenstellung, Serumcalcium erniedrigt	Nach Parästhesien fragen, Finger und Handstellung beobachten, Bestimmung des Serumcalciums auf Anordnung

8 Krankenpflege bei Operationen im Thoraxbereich

8.1 Ablatio mammae

8.1.1 Definition

Operative Entfernung der weiblichen Brustdrüse (Mammaamputation oder Mastektomie).

8.1.2 Gründe

- Bösartige Tumoren der Brust

Entscheidend für die Genesung der Patienten ist die frühzeitige Erkennung des Brustkrebses.

8.1.3 Alarmsignale

- Tastbarer Knoten in der Brust
- Einziehung der Haut
- Einziehung der Mamille (Brustwarze)
- Blutig-seröse Sekretion aus der Mamille
- Tastbare Lymphknoten in der Achselhöhle

8.1.4 Operationsmethoden

(1) Knotenentfernung
(2) Teilentfernung des Drüsenkörpers mit Lymphknotenausräumung in der Achselhöhle
(3) Radikale Ablatio mammae mit Lymphknotenausräumung der Achselhöhle (Halsted-Operation)
(4) Ablatio mammae mit Lymphknotenausräumung der Achselhöhle und Implantation eines Expanders für mögliche Wiederaufbauplastik

8.1.5 Präoperative Krankenpflege

- Allgemeine präoperative Krankenpflegemaßnahmen (Kap. 5.3)
- Rasur von Hals bis Bauchnabel einschließlich der Achselhöhle und dem Oberarm

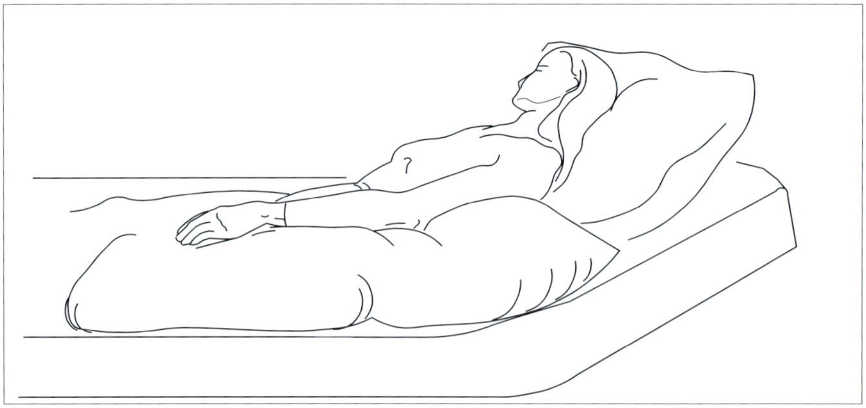

Abb. 8–1 **Leichte Oberkörperhochlagerung bei Ablatio mammae mit Hochlagerung des Arms auf der operierten Seite zur Wundentlastung und Ödemprophylaxe.**

- Psychische Unterstützung wegen massiver Ängste und Depressionen durch den Organverlust und die Krebsdiagnose (siehe Mischo Kelling/Selbstkonzept)

8.1.6 Postoperative Krankenpflege

- Allgemeine postoperative Krankenpflegemaßnahmen (Kap. 5.5)
- Leichte Oberkörperhochlagerung, Arm auf einem Kissen am Körper anliegend zur Spannungsverringerung im Wundbereich
- Beobachtung der Redon-Drainagen auf Nachblutung (Kap. 5.6)
- Beobachtung des Verbands auf Sitz und Nachblutung (Kap. 1.5.5)
- Anlegen eines Kompressionsverbands bei einer Nachblutung
- Beobachtung auf Lymphödem:
  Durch die Entfernung der Lymphknoten in der Achselhöhle ist der Rückfluß der Lymphe aus dem Arm eingeschränkt. Infolgedessen kann es zur Ansammlung von Wasser im Gewebe kommen

8.1.7 Prophylaxe des Lymphödems

(1) Bewegungsübungen
(2) Hochlagerung
(3) Vermeiden von Überlastung
(4) Vermeiden von Druck auf den Arm
(5) Vermeiden von einschnürender Kleidung
(6) Keine Blutdruckmessung, Blutabnahme oder Infusion am betroffenen Arm
(7) Kochsalzarme Ernährung

8.1.8 Schwerpunkte der weiterführenden Pflege

- Psychische Betreuung (siehe Mischo Kelling/Selbstkonzept)
- Einbeziehen der Familie in den Genesungsprozeß
- Bewegungsübungen zur Hautlockerung wegen möglicher Bewegungseinschränkungen
- Pflege bei Chemotherapie
- Pflege bei Bestrahlungstherapie
- Pflege bei Hormonbehandlung

8.1.9 Rehabilitation

- Anpassung einer Brustprothese
- Anpassen von speziellen BH's mit Hartschalen
- Wiederaufbauplastik durch erneute Operationen
- Implantation von Einlagen (umstritten)
- Teilnahme an Selbsthilfegruppen
- Psychologische Betreuung (siehe auch Mischo Kelling/Selbstkonzept)
- Soziotherapie
- Wiedereingliederung in die Arbeitswelt

8.2 Thorakotomie

8.2.1 Definition

Operative Eröffnung der Brusthöhle zu diagnostischen und therapeutischen Zwecken durch lateralen (seitlichen) Zugang oder mediane Sternotomie (Durchtrennung des Brustbeins in der Mitte).

8.2.2 Gründe

- Herzoperationen
- Gefäßoperationen
- Lungenoperationen
- Thoraxtraumen (Brustkorbverletzungen)
- Ösophagusoperationen
- Operationen im Mediastinum

8.2.3 Komplikationen

- Ateminsuffienz
- Blutung
- Atelektasen (nicht-belüftete kollabierte Lungenabschnitte)
- Pneumothorax (Eindringen von Luft in den Brustfellspalt)
- Hautemphysem (Ansammlung von Luft im Unterhautgewebe)
- Pneumonie (Lungenentzündung)
- Organspezifische Komplikationen (z.B. Bronchusabriß, Anastomoseninsuffizienz, Herzrhythmusstörungen)

8.2.4 Präoperative Krankenpflege

- Allgemeine präoperative Krankenpflege (Kap. 5.3)
- Einüben der Atemgymnastik
- Rasur von Hals bis Bauchmitte und Achselhöhle

8.2.5 Postoperative Krankenpflege

- Intensivüberwachung (Kap. 14.3)
- Allgemeine postoperative Krankenpflege (Kap. 5.5)
- Oberkörpererhöhte Lagerung
- Gründliche Beobachtung der Atmung und des Thorax (Brustkorb)
- Sauerstoffgabe bei Bedarf
- Bereitlegen von zwei Klemmen am Bett des Patienten zum Abklemmen der Bülau-Drainage im Notfall (Kap. 14.4.4)
- Ausreichende Schmerztherapie wegen erheblicher postoperativer Schmerzen (Kap. 6.4)
- Beginn der Atemübungen am Operationstag nach Anordnung
- Intensive Pneumonie- und Atelektasenprophylaxe (Kap. 5.9.2)
- Umlagerung bei Pneumektomie (operative Entfernung eines Lungenflügels) auf die operierte Seite erlaubt, da sich so der verbleibende Lungenflügel besser entfalten kann
- Umlagerung bei Lobektomie (operative Entfernung eines Lungenlappens) und Segmentresektion (operative Entfernung eines Lungensegments) auf die operierte Seite nicht erlaubt, da dies die Belüftung des operierten Lungenflügels einschränkt
- Mobilisation (Kap. 5.9.7) am Abend des OP-Tags
- Nahrungsaufbau (Kap. 9.3.8) erforderlich
- Obstipationsprophylaxe (Kap. 5.9.5)

- Pflege bei Bülau-Drainage, Sogstärke nach Anordnung (regulär 15–20 cm Wassersäule außer bei Pneumektomie) (Kap. 14.4.4)
- Fadenentfernung 10. postoperativen Tag (Kap. 1.6)
- Drainagenentfernung richtet sich nach dem klinischen Bild (Kap. 5.6)

9 Krankenpflege bei Operationen im Abdominalbereich

9.1 Laparoskopische Operationen

9.1.1 Definition

Operationen im Bauchraum, die mittels Optik bei minimaler Eröffnung des Bauchraums durchgeführt werden.

9.1.2 Einsatzgebiete

Zur Diagnostik (Begutachtung von Organen und Gewebeentnahmen) oder zur Entfernung von Appendix vermiformis (Wurmfortsatz), Gallenblase u.a.m..

Da keine Laparatomie (Eröffnung der Bauchhöhle durch Durchtrennen der Bauchdecke) durchgeführt wird, entfallen die Nachteile der großen Wunde, das heißt, die Patienten haben deutlich weniger Schmerzen, die Mobilisationszeit ist wesentlich verkürzt, die Pneumoniegefahr verringert, es liegen keine Redon-Drainagen im Bauchdeckenniveau, und die Patienten können früher entlassen werden.

Beachte: Es gelten die prä- und postoperativen Maßnahmen wie sie bei den jeweiligen Operationen üblich sind!

Zusätzlich gilt

9.1.3 Präoperative Krankenpflege

- Allgemeine präoperative Krankenpflege (Kap. 5.3)
- Spezielle präoperative Krankenpflege (je nach geplanter Operation)
- Rasur von Rippenbogen bis Mons pubis (Schambeinhügel)
- Gründliche Säuberung des Nabels

9.1.4 Postoperative Krankenpflege

- Allgemeine postoperative Krankenpflege (Kap. 5.5)
- Spezielle postoperative Krankenpflege (richtet sich nach dem operierten Organ)
- Bauchdeckenentspannende Lagerung (Abb. 9–1)

- Beobachtung der Atmung und Bewußtseinslage wegen möglicher Komplikationen durch CO_2 -Resorption (Aufnahme) in die Blutbahn (Kap. 14.4)
- Vitalzeichenkontrolle wegen möglicher Verletzung von Organen und Blutgefäßen
- Beobachtung des Bauchumfangs
- Beobachtung auf Hautemphysem (Ansammlung von Gas im Unterhautgewebe)
- Mobilisation (Kap. 5.9.7) am Abend des OP-Tags
- Versorgung der kleinen Hautschnitte (Kap. 1.2.2)
- Versorgung von Hämatomen (Blutergüsse) im Bauchdeckenbereich

Beachte: Durch Überdehnung des Peritoneums (Bauchfell), verursacht durch Füllen des Bauchraums mit Gas, können postoperativ Schmerzen auftreten. Es kann zur Perforation (Eröffnung eines Hohlorgans) von Dünn- und Dickdarm sowie zur Verletzung von Gefäßen und Organen kommen.

9.2 Magenresektion

9.2.1 Definition

Operative Entfernung des Magens oder von Teilen des Magens.

9.2.2 Gründe

- Magentumoren
- Magenblutung
- Pankreasoperationen (Operationen an der Bauchspeicheldrüse)
- Traumen (Verletzungen)

9.2.3 Resektionsarten

Billroth I

- Magenteilresektion mit Anastomose von Magenstumpf und Duodenum

Billroth II

- 2/3 Magenentfernung mit Anastomose von Magenstumpf und Jejunum.

Gastrektomie

- Völlige Entfernung des Magens

Ulcusübernähung

- Übernähung eines blutenden Magengeschwürs

9.2.4 Komplikationen

Blutung

Blutungen im Bereich des Magens sind noch 3 Tage nach der Operation möglich.

Peritonitis

Durch Anastomoseninsuffizienz oder Erreger kann es zur Entzündung des Bauchfells kommen.

Magenatonie

Postoperativ kann es zur Lähmung der Magenmotilität kommen.

Darmatonie

Postoperative Lähmung der Darmmotilität.

Postvagotomie-Syndrom

Nach kompletter Durchtrennung beider Vagusnerven kann es zu Völlegefühl, Aufstoßen und Durchfall kommen.

Dumping-Syndrom

Stark beschleunigte Entleerung des Magens nach Billroth-II-Resektion durch das Fehlen des Magenpförtners. Dadurch kann es circa 30 Minuten (Früh-Dumping-Syndrom) bzw. ein bis zwei Stunden (Spät-Dumping-Syndrom) nach der Mahlzeit zu Symptomen wie Schweißausbruch, Blässe, Übelkeit, Kreislaufkollaps und Blutzuckerschwankungen kommen, besonders bei kohlenhydratreicher Nahrung. Zur Vorbeugung sollten häufige, kleine eiweißreiche, kohlenhydratarme Mahlzeiten eingenommen werden.

Syndrom der zuführenden Schlinge

Die Ausweitung der zuführenden Dünndarmschlinge (Duodenum) nach Billroth-II-Resektion füllt sich mit Speiseresten und/oder Galle- und Pankreassekret mit bakterieller Keimbesiedlung. Dies kann zu Völlegefühl im rechten Oberbauch führen.

9.2.5 Präoperative Krankenpflege

- Allgemeine präoperative Krankenpflege (Kap. 5.3)
- Zwei Tage präoperativ absolute Nahrungskarenz (Kap. 5.3.3)
- Abführen am 2. präoperativen Tag
- Rasur von Brustwarze bis Mons pubis (Schambeinhügel)

- Magensonde – meist nach der Narkoseeinleitung (Kap. 14.9)
- Bei Magenentleerungsstörungen vorher Magenspülung

9.2.6 Postoperative Krankenpflege

- Allgemeine postoperative Krankenpflege (Kap. 5.5)
- Intensivüberwachung (Kap. 14.3)
- Strenge Überwachung der Magensonde auf Blut und Verdauungssäfte (Kap. 5.6)
- Lagerung bauchdeckenentspannt mit leichter Oberkörperhochlagerung (Abb. 9–1)
- Bilanzierung der Flüssigkeitseinfuhr und Flüssigkeitsausfuhr
- Mobilisation (Kap. 5.9.7) ab dem 1. postoperativen Tag
- Überwachung der Zieldrainage auf Blut und Verdauungssäfte
- Ernährung 4–5 Tage parenteral (unter Umgehung des Magen-Darm-Trakts)
- Ab 6. postoperativen Tag löffelweise Tee. Evtl. vorher Gastrographie (röntgenologische Darstellung des Magens)
- Nahrungsaufbau (Kap. 9.3.8) ab 7. postoperativen Tag
- Entfernen der Magensonde am 5.–7. postoperativen Tag
- Entfernung der Zieldrainage am 5.–7. postoperativen Tag
- Fadenentfernung am 7.–8. postoperativen Tag (Kap. 1.6)

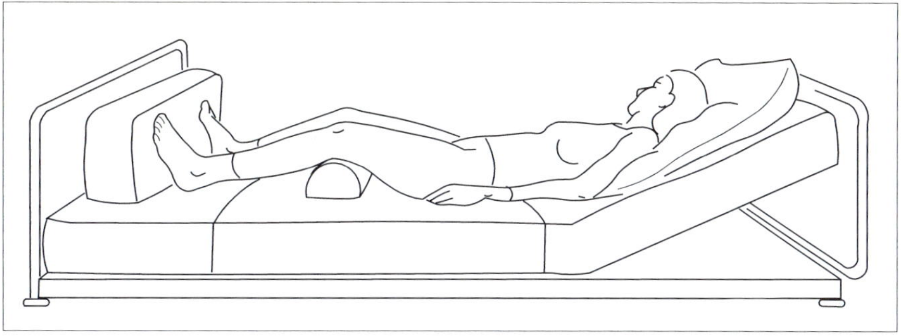

Abb. 9–1 **Bauchdeckenentspannende Lagerung durch leichte Oberkörperhochlagerung und Knierolle.**

9.2.7 Entlassungsberatung

Ernährung

- Vitaminreich
- Kohlehydratarm
- Eiweißreich

- 6–8 kleine Mahlzeiten am Tag
- Vor dem Schlucken lange kauen
- Wenig zu den Mahlzeiten trinken
- Nach der Mahlzeit nicht flach hinlegen
- Kein Alkohol und keine Zigaretten!

Gewicht

- Alle drei Tage kontrollieren

Aufklärung

- Über Komplikationen wie Dumping – Syndrom

Medikamente

- Vitamin B12- Substitution, falls nötig

9.3 Darmresektion

9.3.1 Definition

Operative Entfernung von Darmabschnitten.

9.3.2 Gründe

- Ileus (Störung der Darmpassage infolge Darmlähmung oder Darmverschluß)
- Entzündungen
- Durchblutungsstörungen
- Darmverletzung
- Tumoren
- Divertikel (Aussackungen)
- Polypen (gestielter oder breitbasig wachsender Tumor)
- Invagination (Einstülpung eines Darmabschnitts)
- Perforation (Eröffnung einer Körperhöhle)
- Darmfistel (Verbindung zwischen dem Darm und der Körperoberfläche oder anderen Hohlorganen)

9.3.3 Komplikationen

- Nachblutung
- Ileus (Störung der Darmpassage infolge Darmlähmung oder Darmverschluß)
- Peritonitis (Bauchfellentzündung)

- Anastomoseninsuffizienz (hier Undichtigkeit einer durch Nähte angelegten Verbindung von Darmabschnitten)

9.3.4 Resektionsarten

(1) Darmresektionen (Darmentfernung) mit Anastomosen (durch Nähte angelegte Verbindung)
(2) Darmresektionen (Darmentfernung) mit Anlegung eines Anus praeter naturalis (künstlicher Darmausgang)

Künstliche Darmausgänge im Bereich des Dünndarmes tragen die Bezeichnung Ileostoma.

Künstliche Darmausgänge im Bereich des Dickdarms tragen die Bezeichnung Kolostoma.

Bezeichnung nach Lage des Stomas

Endständige Anus praeter dienen der endgültigen Verlagerung des Darmausgangs durch die Bauchdecke.

Doppelläufige Anus praeter dienen der vorübergehenden Darmentlastung.

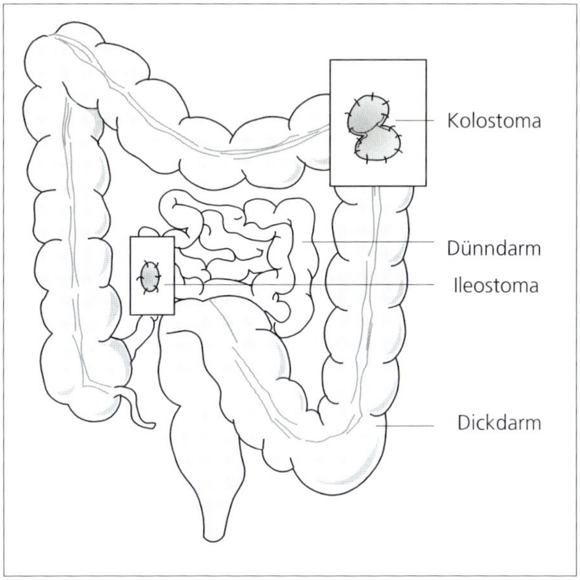

Abb. 9–2
Benennung des Darmstomas nach der anatomischen Lage.

Schematische Darstellung von endständigem und doppelläufigem Anus praeter

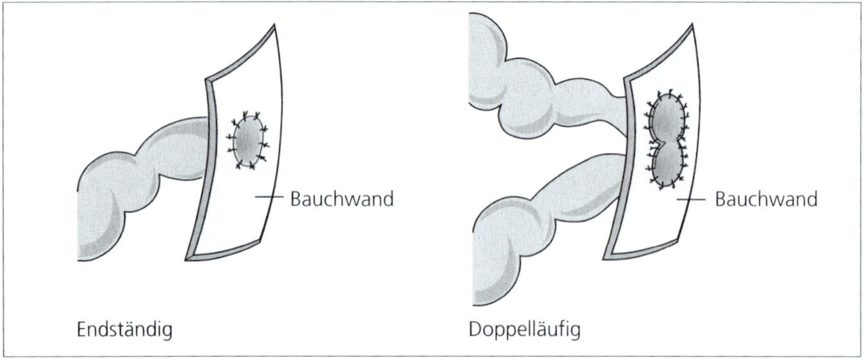

Abb. 9–3 **Schematische Darstellung des endständigen und doppelläufigen Anus praeter.**

9.3.5 Präoperative Krankenpflege

- Vorbereitung zur Notfalloperation bei akutem Ereignis, z. B.: Trauma (Verletzung), Darmperforation (Eröffnung des Darms) (Kap. 14.1)
- Allgemeine präoperative Krankenpflege (Kap. 5.3)
- Umfassendes Informationsgespräch, speziell bei Anlage eines Anus praeter (künstlicher Darmausgang)
- Nahrungsabbau ab 2. präoperativen Tag
  - Schlackenarme Kost
  - Am 1. präoperativen Tag nur Flüssigkeiten
  - Abends nur Tee oder Mineralwasser in geringen Mengen
- Darmentleerung ab dem 2. präoperativen Tag mit oralen Laxanzien (über den Mund zugeführte Abführmittel) und Klysma
- Am 1. präoperativen Tag hoher Schwenkeinlauf
- Bei Dickdarmresektionen orthograde Darmspülung (Kap. 5.3.7)
- Auf Anordnung Verabreichung von Medikamenten zur Darmsterilisation
- Am OP-Tag Legen eines Blasen-Dauerkatheters (Kap. 14.7) mit Stundenurinanzeige
- Rasur von Axillarlinie (Höhe der Achselhöhle) bis Mitte Oberschenkel, bei Rektumamputation (operative Entfernung des Enddarms) zusätzlich perianaler Bereich (Bereich um den After) bis Lumbalregion (Lendenregion)
- Magensonde – meist nach Narkoseeinleitung (Kap. 14.9)

9.3.6 Postoperative Krankenpflege

- Meist in den ersten Tagen Intensivüberwachung (Kap. 14.3)
- Allgemeine postoperative Krankenpflege (Kap. 5.5)
- Lagerung bauchdeckenentspannt, bei Rektumamputation (operative Entfernung des Enddarms) auf einem Gummiring (Abb. 9–1)
- Bilanzierung der Flüssigkeitseinfuhr und Flüssigkeitsausfuhr
- Beobachtung des Bauchs auf Abwehrspannung (mögliches Zeichen einer Peritonitis (Bauchfellentzündung)) und Umfang
- Ernährung 4–5 Tage parenteral (unter Umgehung des Magen-Darm-Trakts), dann Nahrungsaufbau (Kap. 9.3.8)
- Überwachung der Drainagen (Liegedauer ca. 1 Woche) (Kap. 5.6)
- Bilanzierung der Flüssigkeitseinfuhr und Flüssigkeitsausfuhr
- Ziehen der Magensonde nach Anordnung (regulär am 1. postoperativen Tag) (Kap. 14.9)
- Liegedauer des Blasenkatheters bei Rektumoperationen (operative Entfernung des Enddarms) bis 5. oder 6. Tag wegen möglicher Miktionsbeschwerden (Blasenentleerungsbeschwerden) (Kap. 14.7)

Darmtätigkeit

- Abführen mit Klysma ab dem 5. postoperativen Tag, außer bei Rektumoperationen (operative Entfernung des Enddarms)
- Medikamentöse Unterstützung nach Anordnung
- Keine Durchführung aggressiver Abführmaßnahmen zur Vermeidung unnötiger Anastomosenbelastung
- Überwachung einsetzender Darmtätigkeit durch Abhören auf Darmgeräusche mittels Stethoskop (Hörrohr), Beobachtung auf Wind- und Stuhlabgang
- Überwachung des Stuhlgangs auf Blut, Schleim, Farbe und Konsistenz

Wundbehandlung

  - Versorgen der Laparatomiewunde (Bauchdeckenwunde) vor der Versorgung des Anus praeter (künstlicher Darmausgang) (Kap. 1.5.3)
  - Steriles Verbinden des Anus praeter (künstlicher Darmausgang) bis zur Heilung der Laparatomiewunde (Bauchdeckenwunde)
  - Feuchtes Verbinden des Anus praeter mit steriler NaCl-Lösung 0,9% 3–4 Tage lang wegen Austrocknungsgefahr
  - Aufkleben eines Anus-praeter-Beutels, sobald die Darmwand mit der Bauchdecke verheilt ist
- Stomaversorgung siehe Pflege des Darmstomas
- Soor- und Parotitisprophylaxe (Kap. 5.9.1) wegen parenteraler Ernährung
- Individuelles Festlegen des Mobilisationsmodus (Art der körperlichen Aktivierung Kap. 5.9.7)
- Fädenentfernung ab 10. postoperativen Tag (Kap. 1.6)

- Beobachtung des Stuhlgangs
- Erlernen der Stomaversorgung

Stomapflege

Grundsätze bei der Stomapflege

(1) Stomareinigung mit Wasser und Seife
(2) Reinigungsrichtung zum Stoma hin wegen der Gefahr der Keimverschleppung
(3) Schutz der Haut vor den aggressiven Verdauungssäften durch exaktes Anpassen des Stomabeutellochs
(4) Verwenden sauberer Materialien zur Stomapflege

Durchführung

(1) Ermitteln der Stomagröße mit entsprechender Meßkarte
(2) Ausschneiden des ermittelten Wertes aus dem Stomabeutel
(3) Reinigen der Stomaumgebung mit Wasser und Seife
(4) Trocknen der Haut
(5) Massieren der Haut mit spezieller Hautschutzlösung
(6) Aufkleben des neuen Beutels

Beachte: Der Stomapatient muß frühzeitig lernen, die Stomapflege selbst durchzuführen. Ist dies nicht möglich, müssen die Angehörigen eingewiesen werden.

9.3.7 Entlassungsberatung

Ernährung

- Obstipationsprophylaxe (Kap. 5.9.5) durch Nahrungsanpassung
- Für regelmäßigen Stuhlgang sorgen

Stomapflege

- Richtiger Umgang mit dem Stomabeutel erlernen
- Hautpflege im Stomabereich erlernen

Psyche

- Hinweis auf Selbsthilfegruppen (Adressen siehe Anhang)
- Hinweis auf die Möglichkeit der psychologischen Unterstützung (siehe auch Mischo Kelling/Selbstkonzept)

9.3.8 Nahrungsaufbau nach intraabdominellen Operationen

Tab. 9–1 **Beispiel eines postoperativen Nahrungsaufbaus**

Zeitraum	Ernährung
1. postoperativer Tag	schluckweise Tee + Infusion nach Anordnung
2. postoperativer Tag	5 Tassen Tee + Infusion nach Anordnung
3. postoperativer Tag	Tee, Haferschleim, Zwieback
4. postoperativer Tag	passierte Kost (nur, wenn bis zum 3. postoperativen Tag abgeführt wurde)
5. postoperativer Tag	leichte Kost
6. postoperativer Tag	Vollkost

Beachte: Grundsätzlich erhalten Patienten frühestens nach der ersten Darmentleerung Normalkost.

9.4 Appendektomie

9.4.1 Definition

Operative Entfernung des Wurmfortsatzes (Appendix vermiformis).

9.4.2 Gründe

- Appendizitis (Entzündung des Wurmfortsatzes)
- Verdacht auf Appendizitis

9.4.3 Drohende Komplikationen bei Appendizitis

- Perforation (Eröffnung eines Hohlorgans)
- Peritonitis (Bauchfellentzündung)
- Abszeßbildung (Ansammlung von Eiter in einer nicht-vorgebildeten Körperhöhle)

9.4.4 Präoperative Krankenpflege

Da es sich meist um akute Ereignisse handelt, ist eine Notoperationsvorbereitung erforderlich:

- Blutdruck
- Puls
- Temperaturmessung gleichzeitig axillar (in der Achselhöhle) und rektal (im Enddarm) zur Feststellung der Temperaturdifferenz (Hinweis auf Appendizitis (Entzündung des Wurmfortsatzes) bei Differenzen über 1 °C)
- Notfallabor (kleines Blutbild, Quick, PTT, evtl. weitere nach Anordnung)
- Urinstatus
- Rasur von Sternumfortsatz bis Oberschenkel einschließlich Schambehaarung
- Abführen mit Klysma (entfällt bei Notfalloperation)
- Antithrombosestrümpfe und OP-Hemd
- Allgemeine präoperative Krankenpflegemaßnahmen (Kap. 5.3) bei geplanter Appendektomie

9.4.5 Postoperative Krankenpflege

Beachte: Es handelt sich bei dem Eingriff um eine Darmoperation!

- Allgemeine postoperative Krankenpflege (Kap. 5.5)
- Lagerung bauchdeckenentspannt mit Knierolle (Abb. 9–1)
- Mobilisation (Kap. 5.9.7) am Abend des OP-Tages
- Ernährung aufbauend (mögliches Beispiel):
  - 1. post. OP Tag schluckweise Tee und Infusion nach Anordnung
  - 2. post. OP Tag 5 Tassen Tee und Infusion nach Anordnung
  - 3. post. OP Tag Tee, Haferschleimsuppe, Zwieback und Infusion nach Anordnung
  - Abführen mit Klysma, falls erforderlich
  - 4. post. OP Tag passierte Kost
  - 5. post. OP Tag leichte Kost, dann Vollkost
  - Vermeiden von blähenden Speisen und Obst
- Fadenentfernung 6.–7. postoperativer Tag (Kap. 1.6)
- Entlassung nach 6–8 Tagen

War zum Zeitpunkt der Operation die Appendix bereits perforiert, sind folgende zusätzliche Aspekte zu beachten:

- Intensivkrankenpflege (je nach Krankheitsbild) (Kap. 14.3)
- Krankenpflege bei Peritonitis (Bauchfellentzündung)
- Überwachung und Pflege der Drainagen in der Bauchhöhle (Kap. 5.6)

- Überwachung bei Antibiotikagabe (z.B. Beobachtung auf Kreislaufreaktionen, Allergien und Pilzinfektionen)
- Nahrungsaufbau (Kap. 9.3.8) nach Anordnung

9.5 Hämorrhoidektomie

9.5.1 Definition

Operative Entfernung der Hämorrhoiden. Hämorrhoiden sind krankhafte Erweiterungen der submukös (unter der Schleimhaut) gelegenen Venen und Arterien im Analkanal.

9.5.2 Ursachen

- Angeborene Bindegewebsschwäche
- Sitzende Tätigkeit
- Obstipation (Verstopfung) durch Fehlernährung (ballaststoffarme Kost, zu wenig Flüssigkeit) und Bewegungsmangel
- Erzwungene Stuhlentleerungsgewohnheiten (starkes Pressen bei der Stuhlentleerung)
- Erhöhter intraabdomineller (bauchinnerer) Druck durch z.B. Schwangerschaft oder Tumoren

9.5.3 Gründe

- Blutung (helles Blut)
- Chronische Blutungsanämie (Blutarmut)
- Inkarzeration prolabierter Hämorrhoiden (Einklemmung vorgefallener Hämorrhoiden)
- Chronische Entzündung
- Störungen der Defäkation (Stuhlentleerung)

9.5.4 Komplikationen

- Nachblutung
- Entzündung

9.5.5 Präoperative Krankenpflege

- Allgemeine präoperative Krankenpflege (Kap. 5.3)
- Gründliches Abführen mittels Klysma. Vorsichtige Vorgehensweise wegen Verletzungsgefahr beim Einführen des Klysmas!

9.5.6 Postoperative Krankenpflege

- Allgemeine postoperative Krankenpflege Kap. 5.5)
- Seiten- oder Bauchlagerung zur Entlastung des Analbereichs
- Bei Rückenlage Lagerung auf einem Gummiring zur Entlastung des Analbereichs
- Überwachung des Analbereichs auf Nachblutung
- Durch Zuführen von ausreichender Flüssigkeit und Schonkost für weichen Stuhlgang sorgen
- Regelmäßiges Verabreichen von Abführmitteln zur Obstipationsprophylaxe (Kap. 5.9.5) nur auf Anordnung
- Vermeiden der Bauchpresse bei der Stuhlentleerung
- Mindestens zweimal täglich und zusätzlich nach jeder Stuhlentleerung Verbandwechsel mit Vaselin-Tüll-Gaze und sterilen Kompressen. Zusätzliches Auftragen von Polyvidon-Jod-Salbe auf die Wundflächen wegen erhöhter Entzündungsgefahr durch Bakterien im Analbereich
- Analtoilette nach jeder Stuhlentleerung
- Förderung der Wundheilung und des Wohlbefindens des Patienten durch Abduschen mit warmem Wasser (2 mal täglich 15 Minuten). Zunehmend wird zum Duschen des Analbereichs mehrmals täglich geraten
- Schmerzbekämpfung und Bekämpfung starken Juckreizes mit Analgetika (Schmerzstillende Medikamente) nach ärztlicher Verordnung (Kap. 6.4)

9.5.7 Entlassungsberatung

- Die Stuhlentleerung soll ohne Einsatz der Bauchpresse stattfinden
- Obstipation muß durch ballaststoffreiche und flüssigkeitsreiche Ernährung vermieden werden
- Für ausreichende Bewegung sorgen
- Nicht zu lange ohne Unterbrechung sitzende Tätigkeiten ausführen
- Falls erforderlich Gewichtsabnahme, da durch Übergewicht der venöse Rückfluß aus dem Analbereich beeinträchtigt ist

9.6 Cholezystektomie

9.6.1 Definition

Operative Entfernung der Gallenblase.

9.6.2 Gründe

- Cholelithiasis (Gallensteine)
- Akute Cholezystitis (Gallenblasenentzündung)
- Gallenblasenhydrops (vermehrte Flüssigkeitsansammlung in der Gallenblase)
- Gallenblasenempyem (Eiteransammlung in der Gallenblase)
- Tumoren der ableitenden Gallenwege

9.6.3 Komplikationen

- Nachblutung
- Stumpfinsuffizienz des Ductus cysticus (Gallenblasengang)
- Gallige Peritonitis (durch Gallenflüssigkeit verursachte Bauchfellentzündung)

9.6.4 Konventionelle Operationsmethoden

Cholezystektomie

- Entfernung der Gallenblase durch Bauchschnitt

Cholezystektomie mit Choledochusrevision

- Entfernung der Gallenblase mit Gallengangsausräumung durch Bauchschnitt

Alternative Operationsmethode

Endoskopische Cholezystektomie

- Laparoskopische Entfernung der Gallenblase, ggf. mit Choledochusrevision

9.6.5 Präoperative Krankenpflege

- Allgemeine präoperative Krankenpflege (Kap. 5.3)
- Abführen am 1. präoperativen Tag
- Keine feste Nahrung ab dem 1. präoperativen Tag
- Nahrungskarenz ab 22 Uhr des 1. präoperativen Tags

- Rasur von Brustwarze bis Mons pubis (Schambeinhügel)
- Magensonde – meist nach Narkoseeinleitung (Kap. 14.9)

9.6.6 Postoperative Krankenpflege

- Allgemeine postoperative Krankenpflege (Kap. 5.5)
- Lagerung bauchdeckenentspannt (Abb. 9–1)
- Bilanzierung der Flüssigkeitseinfuhr und Flüssigkeitsausfuhr
- Überwachung der Zieldrainage auf Fördermenge und Aussehen (Kap. 5.6)
- Bei Gallengangsrevision Beobachtung der T-Drainage (siehe Tabelle)
- Gallenflüssigkeitsförderung anfangs bis 1000 ml möglich
- Verringerung der abgeleiteten Fördermenge der Gallenflüssigkeit mit Abschwellen des Papillenödems (Anschwellen der Papilla duodeni major, auch Papilla vateri genannt) durch die Reizung bei der Gallenwegsausräumung mit speziellen scharfen Löffeln)
- Beobachtung der Skleren und der Hautfarbe auf Ikterus (Gelbfärbung)
- Abklemmen der T-Drainage am 5. postoperativen Tag zweimal halbstündlich, Steigerung der Abklemmungsdauer von Tag zu Tag
- Entfernen der T-Drainage um den 8. Tag nach einer Kontrastmitteluntersuchung (Überprüfung der Durchgängigkeit der ableitenden Gallenwege)
- Entfernung der Zieldrainage 1–2 Tage nach der T-Drain-Entfernung
- Ernährung 3 Tage parenteral (unter Umgehung des Magen-Darm-Trakts) (bei endoskopischer Cholezystektomie auch früher)
- Oft ab dem 4. postoperativen Tag Entfernung der Magensonde und Nahrungsaufbau (Kap. 9.3.8) (bei endoskopischer Cholezystektomie in der Regel Entfernung der Magensonde nach Operationsende)
- Nach erfolgtem Nahrungsaufbau (Kap. 9.3.8) Gallenschonkost
- Überwachung der Stuhlfarbe (bei Gallenabflußstörung lehmfarben)
- Mobilisation (Kap. 5.9.7) am 1. postoperativen Tag
- Fadenentfernung circa 7.–8. postoperativer Tag (Kap. 1.6)

9.6.7 Entlassungsberatung

- Gallendiät, sonst keine Einschränkungen erforderlich

9.6.8 Überwachungstabelle

Tab. 9–2 **Spezielle Beobachtungsmaßnahmen nach Cholezystektomie**

Beobachtung	Mögliche Ursachen
Frisches Blut aus der Zieldrainage	Nachblutung aus dem Leberbett oder der Arteria cystica, Gerinnungsstörung
Durchbluten in den Verband	Nachblutung, verstopfte Redon – Drainagen, Gerinnungsstörung
Kein Gallefluß aus der T – Drainage	T – Drain disloziert, verstopft oder abgeknickt
Ikterische Skleren und Juckreiz der Haut	Galleabfluß ins Duodenum unterbrochen
Gallefluß nimmt trotz Höherhängen nicht ab	Galleabfluß ins Duodenum nicht möglich durch z.B. Restkonkremente, Blutkoagel oder geschwollene Papilla Vateri
Gallefarbene Sekrete aus der Zieldrainage	Nahtinsuffizienz, dislozierte T – Drainage
Gallefarbene Sekrete aus der Zieldrainage nach Entfernung der T – Drainage	Galleabflußbehinderung im Papillenbereich
Hell-lehmfarbener bis weißer Stuhlgang	Galleabflußbehinderung in den Darm bei z.B. Papillenödem oder Restkonkrementen

9.6.9 T-Drainage und Ziel-Drainage

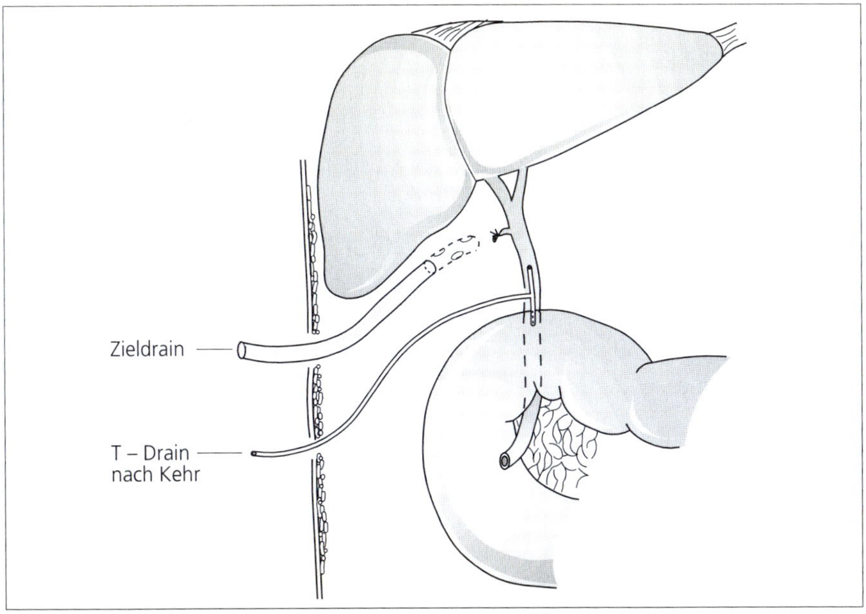

Abb. 9–4 **Lage der Zieldrainage und der T-Drainage nach Cholezystektomie.**

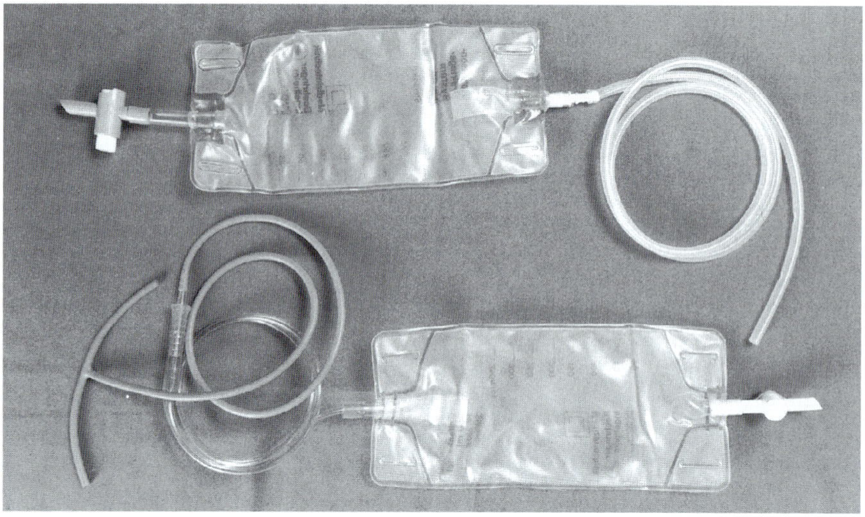

Abb. 9–5 **Drainagen bei Cholezystektomie mit Choledochusrevision: Zieldrainage (Robinson-Drainage) im Bereich des Leberbetts, T-Drainage im Ductus choledochus.**

9.7 Pankreasoperationen

9.7.1 Definition

Operative Eingriffe an der Bauchspeicheldrüse.

9.7.2 Gründe

- Tumor
- Pankreaskarzinom (von Epithelgewebe ausgehender bösartiger Tumor der Bauchspeicheldrüse)
- Zysten (durch eine Kapsel abgeschlossene sackartige Geschwulst) und Pseudozysten (von Bindegewebe umgeben)
- Nekrosenentfernung bei nekrotisierender Pankreatitis (mit Zelluntergang einhergehende Bauchspeicheldrüsenentzündung)
- Chronische Pankreatitis mit therapieresistenten Schmerzen

9.7.3 Komplikationen

- Nachblutung
- Nahtinsuffizienzen
- Peritonitis (Bauchfellentzündung)

- Blutzuckerentgleisungen
- Ernährungsstörungen

9.7.4 Mögliche Operationsformen

(1) Pankreasschwanzresektion
(2) Pankreaskopfresektion, mit Entfernung von Duodenum, Gallenblase mit dem distalen Gallengang und distalem Magen aus anatomischen Gründen (Operation nach Whipple)
(3) Totale Duodenopankreatektomie (totale Entfernung von Pankreas), mit Entfernung von Gallenblase mit distalem Gallengang, Duodenum, distalem Magen und Milz

9.7.5 Krankenpflege bei Pankreasteilresektionen

Präoperative Krankenpflege

- Allgemeine präoperative Krankenpflege (Kap. 5.3)
- Zwei Tage präoperativ absolute Nahrungskarenz
- Abführen am 2. präoperativen Tag
- Rasur von Brustwarze bis Mons pubis (Schambeinhügel)
- Magensonde – meist nach der Narkoseeinleitung (Kap. 14.9)
- Weitere präoperative Maßnahmen nach Anordnung

Postoperative Krankenpflege

- Allgemeine postoperative Krankenpflege (Kap. 5.5)
- Intensivüberwachung (Kap. 14.3)
- Lagerung bauchdeckenentspannt (Abb. 9–1)
- Engmaschige Kontrolle der Vitalzeichen wegen der Gefahr von Nachblutungen
- Überwachung der Drainagen wegen möglicher Nachblutung und Nahtinsuffizienzen (Kap. 5.6)
- Beobachtung der Magensonde auf Blutungen (Kap. 5.6)
- Engmaschige Kontrolle des Blutzuckerspiegels wegen möglicher Hyperglykämie (stark erhöhter Blutzuckerspiegel)
- Beobachtung des Stuhlgangs auf Fett wegen exokriner Störungen des Pankreas (Verdauungssäfte)
- Parenterale Ernährung (unter Umgehung des Magen-Darm-Traktes) für eine Woche. Danach Nahrungsaufbau wie bei Magenresektionen (Anastomosendichtigkeit vorausgesetzt)
- Beobachtung auf Komplikationen bei Magenteilresektionen (Magenteilentfernung)
- Beobachtung des Bauchumfangs und der Bauchdeckenspannung, wegen möglicher Peritonitis (Bauchfellentzündung) infolge Anastomoseninsuffizienz

- Mobilisation (Kap. 5.9.7) nach Anordnung
- Entfernung der Magensonde sowie der Drainagen individuell verschieden

9.7.6 Krankenpflege bei Pankreasresektion

Präoperative Krankenpflege

- Allgemeine präoperative Krankenpflege (Kap. 5.3)
- Zwei Tage präoperativ absolute Nahrungskarenz
- Abführen am 2. präoperativen Tag
- Rasur von Brustwarze bis Mons pubis (Schambeinhügel)
- Magensonde – meist nach der Narkoseeinleitung (Kap. 14.9)
- Weitere präoperative Maßnahmen nach Anordnung

Postoperative Krankenpflege

- Allgemeine postoperative Krankenpflege (Kap. 5.5)
- Intensivüberwachung (Kap. 14.3)
- Lagerung bauchdeckenentspannt (Abb. 9–1)
- Engmaschige Kontrolle der Vitalzeichen wegen der Gefahr der Nachblutung
- Überwachung der Drainagen wegen möglicher Nachblutung und Nahtinsuffizienzen (Kap. 5.6)
- Beobachtung der Magensonde auf Blutungen (Kap. 5.6)
- Engmaschige Blutzuckerspiegelkontrolle, da durch die Resektion (Entfernung) des Pankreas lebenslanger Diabetes mellitus (Zuckerkrankheit) entsteht, der ab der Operation mit Insulin behandelt werden muß
- Parenterale Ernährung (unter Umgehung des Magen-Darm-Trakts) für eine Woche. Danach Nahrungsaufbau wie bei Magenteilresektionen (Anastomosendichtigkeit vorausgesetzt)
- Ausfall der exokrinen Funktion (Verdauungssäfte) durch die Resektion des Pankreas, deshalb Verabreichung der benötigten Verdauungsenzyme in Form von Medikamenten bei der Nahrungsaufnahme
- Beobachtung des Stuhlgangs auf Fett, Farbe und Konsistenz zur Kontrolle der Wirksamkeit der Therapie mit Verdauungsenzymen
- Lehmfarbener Stuhlgang deutet auf möglichen Verschluß des Gallengangs hin, schwarzer Stuhlgang auf mögliche Blutungen im Anastomosenbereich
- Beobachtung auf Komplikationen bei Magenteilresektionen (Magenteilentfernungen)
- Beobachtung des Bauchumfangs und der Bauchdeckenspannung wegen möglicher Peritonitis infolge Anastomoseninsuffizienz
- Mobilisation (Kap. 5.9.7) nach Anordnung
- Zeitpunkt der Entfernung der Magensonde sowie der Drainagen individuell verschieden

- Erlernen des Umgangs mit Blutzuckerspiegel-Bestimmungsmethoden sowie der Applikation (Verabreichung) von Insulin
- Beratung durch einen Fachmann für Diätetik (Ernährungsberatung)
- Eventuelle Weiterbehandlung auf internistischen oder onkologischen Stationen

Berechnung von Broteinheiten (BE)

Erläuterung

Bei der Ernährung von Patienten mit Diabetes mellitus bedient man sich der Hilfsgröße BE (Broteinheit). Eine Broteinheit entspricht 12 g Monosacchariden, verdauliche Oligo- und Polysacchariden sowie Sorbit und Xylit = 25 g Brot. In Austauschtabellen kann die BE aller Nahrungsmittel nachgeschlagen werden.

Beispiel

Ein Diabetiker erhält am Tag 14 BE.

Berechnung der Menge an Monosacchariden, verdauliche Oligo- und Polysacchariden sowie Sorbit und Xylit: $14 \times 12 = 168$ g.

Ergebnis

Bei 14 BE täglich dürfen 168 g Monosaccharide, verdauliche Oligo- und Polysaccharide sowie Sorbit und Xylit enthalten sein.

9.8 Splenektomie

9.8.1 Definition

Operative Entfernung der Milz (Milzextirpation).

9.8.2 Gründe

- Verletzungen
  Einzeitige Milzruptur (Milzzerreißung): Akute intraabdominelle (bauchinnere) Blutung nach Bauchtrauma (Bauchverletzung).
  Zweizeitige Milzruptur (Milzzerreißung): Bis zu mehreren Tagen nach Bauchtrauma (Bauchverletzung) plötzlich auftretende intraabdominelle Blutung (Blutung in den Bauchraum), infolge eines Kapselrisses im traumatisierten (verletzten) Bereich der Milz.
- Splenomegalie (Milzvergrößerung) im Rahmen einer Bluterkrankung oder eines Lymphoms (Sammelbegriff für Erkrankungen mit Lymphknotenvergrößerungen)
- Im Rahmen einer Tumorresektion (beispielsweise bei Pankreaskopfresektion)

9.8.3 Komplikationen

- Blutverlust
- Verletzung des Pankrasschwanzes mit postoperativer Pankreatitis (Bauchspeicheldrüsenentzündung) oder Pankreasfistel (Verbindung zwischen der Bauchspeicheldrüse und anderen Hohlorganen)
- Infektion des Milzbettes
- Subphrenischer Abszeß (Eiteransammlung unterhalb des Zwerchfells) mit Begleitpleuritis (Brustfellentzündung) und Lungenatelektase (nicht-belüftete Lungenabschnitte) links
- Verletzung der großen Magenkurvatur
- Thrombose (Blutgerinnsel)

9.8.4 Präoperative Krankenpflege

- Allgemeine präoperative Krankenpflege (Kap. 5.3)
- Bei Milzruptur (Milzzerreißung) infolge eines Bauchtraumas (Bauchverletzung) Vorbereitung zur Notfalloperation
- Organisation von Blutkonserven nach Anordnung
- Rasur von Mamille (Brustwarze) bis Mons pubis (Schambeinhügel)

9.8.5 Postoperative Krankenpflege

- Je nach Zustand und Begleitverletzungen des Patienten Intensivüberwachung (Kap. 14.3)
- Allgemeine postoperative Krankenpflege (Kap. 5.5)
- Lagerung bauchdeckenentspannt (Abb. 9–1)
- Engmaschige Vitalzeichenkontrolle wegen möglicher Nachblutung
- Blutbildkontrollen (Hb, Thrombozyten) (Kap. 15.1.5)
- Thromboseprophylaxe (Kap. 5.9.3) wegen erhöhter Thromboseneigung
- Frühmobilisation (Kap. 5.9.7) wegen erhöhter Thromboseneigung (Blutgerinnselbildung)
- Pneumonie- und Atelektasenprophylaxe (Kap. 5.9.2) wegen Infektabwehrschwäche, möglicher Begleitpleuritis (Brustfellentzündung), Lungenatelektasen (nicht-belüftete Lungenabschnitte) und Schonatmung
- Engmaschige Temperaturkontrolle wegen der Gefahr einer Pankreatitis (Bauchspeicheldrüsenentzündung), Infektion des Milzbettes, Begleitpleuritis (Brustfellentzündung), Peritonitis (Bauchfellentzündung) sowie eines subphrenischen Abszesses (Eiteransammlung unterhalb des Zwerchfells)
- Beobachtung und Pflege der Zieldrainage (Drainage, die im Operationsgebiet liegt) (Kap. 5.6)
- Entfernung der Zieldrainage meist am 3. postoperativen Tag durch den Arzt

- Nahrungsaufbau (Kap. 9.3.8) nach Standard, dabei Beobachtung auf Farbe, Menge und Konsistenz des Stuhlgangs zur frühzeitigen Erkennung eventueller Verletzungen des Pankreas (Bauchspeicheldrüse) oder des Magens
- Röntgen -Thorax (Brustkorb) am 2.–3. postoperativen Tag zum Ausschluß von Pleuraerguß (Ansammlung von Flüssigkeit im Brustfellspalt) und Atelektasen (nicht-belüftete kollabierte Lungenabschnitte)
- Faden- bzw. Klammerentfernung am 7. postoperativen Tag (Kap. 1.6)

9.9 Peritonitis

9.9.1 Definition

Akute oder chronische Entzündung des Bauchfells.

9.9.2 Ursachen

- Infektiös durch Perforation (Eröffnung) eines Hohlorgans, Durchwanderung von Bakterien durch die Darmwand.
- Chemisch-toxisch, z.B. durch Galle
- Hämatogene Streuung (Streuung über den Blutweg)

9.9.3 Ausgangsorte

Tab. 9–3 **Häufigkeit der Ursachen für das akute Abdomen (Reifferscheid 1983)**

Ursache	Prozent
Appendix	71,2%
Postoperativ	14,4%
Dünndarm	5,0%
Zäkum/Rektum	2,3%
Galle/Pankreas	2,3%
Andere Ursachen	2,4%

9.9.4 Stadieneinteilung nach Teichmann

Stadium 1: Peritonitis (Bauchfellentzündung) ohne Organausfall.

Stadium 2: Funktionseinschränkung von Organen bzw. Insuffizienz eines Organsystems.

Stadium 3: Manifeste Insuffizienz (erkennbare, ungenügende Leistung) von zwei oder mehr Organen (z.B. respiratorische (den Atmungstrakt betreffend), hämodynamische (den Kreislauf betreffend), Niereninsuffizienz (ungenügende Leistung der Nieren)).

9.9.5 Krankenpflege

Patienten mit Peritonitis sind intensivpflichtig.

- Intensivkrankenpflege (Kap. 14.3)
- Ablauf des Notfallschemas mit OP-Vorbereitung (Kap. 14.1)
- Strenge Bettruhe
- Lagerung bauchdeckenentspannt (Abb. 9–1)

Beobachtung der Vitalzeichen auf:

- Tachykardie (beschleunigte Pulsfrequenz)
- Hypotonie (erniedrigter Bludruck)
- Bewußtseinseintrübung
- Oligurie (Urinausscheidung unter 500 ml in 24 Stunden)

Beobachtung des Abdomens auf:

- Bauchdeckenspannung
- Fehlende Darmgeräusche
- Meteorismus (Blähungen)
- Sehr deutliches Hören des Aortenpuls («Ticken der Totenuhr»)
- Bauchumfang

Beobachtung von Schmerzen auf:

- Schmerzintensität (Kap. 6.4)
- Schmerzart
- Schmerzdauer
- Lokalisation

Beobachtung der Ausscheidungen auf:

- Farbe
- Konsistenz
- Menge

- Geruch
- Häufigkeit

Beobachtung der Körpertemperatur auf:

- Fieber
- Verlauf des Fiebers

9.9.6 Weitere Krankenpflegemaßnahmen

- Nahrungskarenz (nicht essen, trinken und rauchen)
- Parenterale Ernährung (Ernährung unter Umgehung des Magen-Darm-Trakts)
- Bilanzierung der Flüssigkeitseinfuhr und Flüssigkeitsausfuhr
- Soor- und Parotitisprophylaxe (Kap. 5.9.1)
- Pneumonie- und Atelektasenprophylaxe (Kap. 5.9.2)
- Dekubitusprophylaxe (Kap. 5.9.4)
- Thromboseprophylaxe (Kap. 5.9.3)
- Kontrakturprophylaxe (Kap. 5.9.6)
- Absaugen von Dünndarminhalt (durch den Arzt)
- Bei Operation jeweilige spezielle Krankenpflege integrieren
- Eventuell postoperative Spülungen des Bauchraums

Beachte: Der Patient mit Peritonitis (Bauchfellentzündung) kann in Lebensgefahr schweben, er benötigt die maximale Krankenpflege. Alle Bereiche des Lebens sind in höchstem Maße beeinträchtigt. Aufgrund der unterschiedlichen Ursachen der Peritonitis muß die Therapie und Pflege individuell angepaßt werden.

9.10 Herniotomie

9.10.1 Definition

Operative Beseitigung einer Hernie.

9.10.2 Definition Hernie

Vorfall von Eingeweideteilen in Aussackungen des Peritoneums (Bauchfells) durch eine angeborene oder erworbene Bauchwandlücke.

9.10.3 Hernienarten

(1) Leistenhernie
(2) Nabelhernie
(3) Schenkelhernie
(4) Narbenhernie
(5) Epigastrische Hernie
(6) Hiatushernie
(7) Bauchwandhernie

9.10.4 Gründe

- Inkarzeration (Einklemmung), mit unter Umständen ernsthafter Schädigung eingeklemmter Organe
- Rasche Größenzunahme der Hernie
- Schmerzen

9.10.5 Komplikationen

- Nachblutung
- Infektion
- Peritonitis (Bauchfellentzündung) (Kap. 9.9)
- Rezidiv (Rückfall)

9.10.6 Präoperative Krankenpflege

- Allgemeine präoperative Krankenpflege (Kap. 5.3)
- Bei Einlieferung mit inkarzerierter (eingeklemmter) Hernie sofortige Operation erforderlich (Krankenpflegemaßnahmen zur Notfalloperation), falls keine Reposition (Rückverlagerung) möglich ist

> **Beachte:** Über einer inkarzerierten (eingeklemmten) Hernie darf die Sonne nicht untergehen! (chirurgischer Leitsatz)

9.10.7 Postoperative Krankenpflege

- Allgemeine postoperative Krankenpflege (Kap. 5.5)
- Lagerung bauchdeckenentspannt (mit Knierolle (Abb. 9–1))
- Mobilisation (Kap. 5.9.7) am Abend des OP-Tags
- Vermeiden ruckartiger Bewegungen
- Pressen der Hand auf das Operationsgebiet beim Husten
- Für weichen Stuhlgang sorgen (zur Vermeidung der Bauchpresse!)
- Anlegen von Hodenbänkchen oder Suspensorium bei Männern zur Vermeidung von Hämatom und Schmerzen
- Bei Darmresektion (Darmentfernung) Beachtung des Nahrungsaufbauschemas (Kap. 9.3.8) bei Darmoperationen

- Bei Hiatushernien Ernährung wie bei Magenoperationen
- Urinkontrolle auf Hämaturie (blutiger Urin)

9.10.8 Entlassungsberatung

- Beginnen mit körperlicher Arbeit erst nach 3–4 Wochen
- Vermeiden schweren Hebens (10 kg für 3 Monate)
- Vermeiden ruckartigen Hebens
- Möglicherweise berufliche Umschulung erforderlich

10 Krankenpflege bei Operationen am Gefäßsystem

10.1 Gefäßoperationen

10.1.1 Definition

Operative Eingriffe am venösen und arteriellen Blutgefäßsystem oder Lymphgefäßsystem.

10.1.2 Gründe

- Gefäßtraumen (Gefäßverletzungen)
- Minderdurchblutung durch Gefäßverengung
- Gefäßverschluß durch Thrombus (Blutgerinnsel) oder Embolus
- Gefäßaneurysmen (Erweiterung von Arterien)

10.1.3 Komplikationen

- Nachblutung durch Anastomoseninsuffizienz oder Nahtinsuffizienz
- Thrombose (Blutgerinnsel)
- Embolie (Verstopfung eines Blutgefäßes durch ein Blutgerinnsel)
- Gerinnungsstörungen durch intraoperative intravasale Antikoagulanziengabe (während der Operation direkt in die betroffenen Blutgefäße oder systemisch verabreichte blutgerinnungshemmende Substanzen)

10.1.4 Gebiete

- Gefäßoperationen an den Extremitäten
- Intraabdominelle (bauchinnere) Gefäßoperationen
- Intrathorakale (im Brustraum) Gefäßoperationen
- Operationen an supraaortalen (oberhalb der Aorta gelegenen) Blutgefäßen (z.B. Arteria carotis)
- Intrakranielle (im Schädel) Gefäßoperationen

10.1.5 Präoperative Krankenpflege

Bei Extremitäteneingriffen

- Allgemeine präoperative Krankenpflege (Kap. 5.3)
- Rasur um die ganze Extremität (Arm, bzw. Bein) herum einschließlich der Achselhöhle, bzw. der Leiste und der Schambehaarung
- Keine Beinwicklung oder Kompressionsstrümpfe, besonders bei arteriellen Verschlußkrankheiten! (Gefahr der Hypoxie [Sauerstoffmangel])
- Eventuell nach der Rasur Anlegen eines Polyvidon-Jod-Verbands
- Beginn der Antikoagulanziengabe (blutgerinnungshemmende Substanzen) nach Anordnung

Bei intraabdominellen Eingriffen

- Allgemeine präoperative Krankenpflege (Kap. 5.3)
- Rasur von Sternum (Brustbein) bis Mitte der Oberschenkel
- Darmentleerung mittels Klysma. Häufig ist eine orthograde Darmspülung erforderlich (Kap. 5.3.7)
- Beginn der Antikoagulanziengabe (blutgerinnungshemmende Substanzen) nach Anordnung
- Kompressionsstrümpfe nach Absprache mit dem Operateur

10.1.6 Postoperative Krankenpflege

- Allgemeine postoperative Krankenpflege (Kap. 5.5)
- Beobachtung auf Schocksymptome (Gefahr der Nachblutung) (Kap. 5.5.11)
- Beobachtung auf Emboliesymptome (Kap. 5.5.11)
- Beobachtung auf Durchblutungsstörung der Extremitäten
- Beobachtung auf Blutungen durch Nahtinsuffizienz oder hochdosierte Heparinisierung (blutgerinnungshemmende Substanz) mittels Perfusor (Spritzenpumpe)
- Überwachung des Blutdrucks:
  - über 180 mmHg systolisch: Gefahr der Nahtinsuffizienz
  - unter 100 mmHg systolisch: Gefahr des Reverschlusses
- Bei intraabdominalem (im Bauchraum) Gefäßersatz zusätzlich Ausscheidungskontrolle wegen möglicher Störungen im Bereich der Nierengefäße
- Beobachtung auf Peritonitiszeichen (Bauchfellentzündung) wie Schockzeichen, Abwehrspannung der Bauchdecke, sehr starke Schmerzen und Übelkeit (Kap. 9.9)

Lagerungsgrundsätze

- Kein Gelenk über 30° beugen wegen Durchblutungsverminderung oder möglicher Gefäßersatzabknickung
- Keine Hochlagerung der Extremitäten bei Operationen am arteriellen Gefäßsystem

- Lagerung nach arteriellen Eingriffen leicht beintief, nach venösen Eingriffen leicht kopftief
- Nach Embolektomien Warmhalten der Extremität

Mobilisation

- Individuelle Festlegung des Zeitpunktes der körperlichen Aktivierung (Kap. 5.9.7)
- Vermeiden von langem Sitzen bei der Mobilisation wegen Abknickungsgefahr der Gefäße

Prophylaxen

- Bei Operationen am arteriellen System der Extremitäten niemals Thromboseprophylaxe (Kap. 5.9.3) mittels Beinwicklung oder Kompressionsstrümpfen!
- Weitere Prophylaxen nach Bedarf

Darmtätigkeit

- Für weichen Stuhlgang sorgen; Vermeidung von Blutdruckspitzen bei der Bauchpresse (beim Husten intraabdomineller (bauchinnerer) Druck um 200 mmHg!)
- Ausreichende Flüssigkeitszufuhr sicherstellen

> **Beachte:** Medikamente niemals in die operierte Extremität injizieren (einspritzen), da durch die Minderperfusion (verminderte Durchblutung) die Resorption (Stoffaufnahme) eingeschränkt ist!

10.1.7 Entlassungsberatung

Risikofaktoren vermindern

- Rauchen aufgeben
- Gewichtsreduzierung
- Absetzen der Antibabypille
- Ausgewogene Ernährung.

Durchblutungsförderung

- Schwimmen
- Spazieren
- Gymnastik
- Radfahren
- Vermeiden von einschnürender Kleidung
- Aufklärung über Antikoagulanzientherapie und deren Folgen und Gefahren wie z.B. erhöhte Blutungsgefahr

10.2 Varizenstripping

10.2.1 Definition

Operative Entfernung von krankhaft erweiterten Venen (Varizen, Krampfadern).

10.2.2 Gründe

- Thrombophlebitiden (Venenentzündungen)
- Phlebothrombosen (tiefe Venenthrombose)
- Ödembildung (Ansammlung von Wasser im Zellzwischenraum)
- Kosmetik

10.2.3 Komplikationen

- Nachblutung
- Hämatombildung (Bluterguß)
- Thrombophlebitis (Venenentzündung)
- Phlebothrombose (tiefe Venenthrombose)
- Embolie (Verschluß eines Blutgefäßes durch ein Blutgerinnsel Kap. 5.5.11)
- Ödembildung (Ansammlung von Wasser im Zellzwischenraum)

10.2.4 Präoperative Krankenpflege

- Allgemeine präoperative Krankenpflege (Kap. 5.3)
- Rasur von Bauchnabel einschließlich der Leiste und das gesamte Bein
- Thromboseprophylaxe (Kap. 5.9.3) durch Wicklung des nicht zu operierenden Beins mit elastischen Binden sowie medikamentöser Thromboseprophylaxe nach Anordnung

10.2.5 Postoperative Krankenpflege

- Allgemeine postoperative Krankenpflege (Kap. 5.5)
- Lagerung des operierten Beins in eine flache Schaumstoffschiene (z.B. Volkmann-Schiene)
- Überwachung des Verbands in der Leiste auf Nachblutung (Kap. 1.5.5)
- Überwachung des im Operationssaal angelegten Kompressionsverbands auf korrekten Sitz (Kap. 1.5.5)
- Beobachtung der Durchblutung durch Kontrolle der Hautfarbe an den Zehen
- Frühmobilisation (Kap. 5.9.7)

- Erster Verbandwechsel nach zwei bis vier Tagen
- Nicht lange auf der Bettkante oder Stuhl sitzen
- Beobachtung des Beinumfangs wegen möglicher Ödembildung (Ansammlung von Wasser im Zellzwischenraum)
- Beobachtung auf Schmerzäußerung als Zeichen einer möglichen Thrombose (Blutgerinnselbildung)
- Beobachtung auf Zeichen einer Embolie (Verschluß eines Blutgefäßes durch ein Blutgerinnsel Kap. 5.5.11)
- Nach dem ersten Verbandwechsel tägliche Erneuerung des Kompressionsverbands
- Reichliche Flüssigkeitszufuhr sicherstellen

10.2.6 Entlassungsberatung

- Weiterhin Tragen von Kompressionsstrümpfen
- Eventuell weitere Einnahme von Antikoagulanzien (blutgerinnungshemmende Substanzen)
- Sitzende Tätigkeiten vermeiden
- Öfter die Beine hochlegen
- Falls möglich häusliches Bett am Fußteil erhöhen
- Spaziergänge
- Schwimmen
- Heiße Bäder vermeiden
- Viel trinken

11 Krankenpflege bei Verletzungen im Bereich des zentralen Nervensystems

11.1 Commotio cerebri

11.1.1 Definition

Traumatisch bedingte reversible Schädigung des Gehirns im Sinne einer Funktionsstörung ohne morphologisch faßbares Substrat (Gehirnerschütterung).

11.1.2 Symptome

Anfangs kurzfristige Bewußtlosigkeit, Amnesie (Gedächtnisstörung) und Erbrechen sind typische Zeichen einer Gehirnerschütterung. Neurologische Störungen klingen innerhalb von vier Tagen ab. Substanzschädigungen des Gehirns sind nicht nachweisbar.

11.1.3 Ursache

Schlag gegen den Kopf durch Unfall oder Gewalteinwirkung.

11.1.4 Krankenpflege

Bei der Commotio cerebri (Gehirnerschütterung) handelt es sich um eine leichte Verletzung, die keiner speziellen Behandlung bedarf.
Üblicherweise bleiben die Patienten für 24 Stunden zur Beobachtung auf der Station.

Überwachung von:

- Bewußtseinslage (Kap. 14.6.1)
- Hirndruckzeichen (Kap. 14.6.1)
- Pupillen (Kap. 14.6.2)
- Vitalzeichenkontrolle wegen möglicher intrakranieller Blutungen (im Schädel)

Begleitsymptome:

- Schwindelgefühl
- Übelkeit
- Kopfschmerz

Diese Symptome werden mit Hilfe von Medikamenten (Analgetika (schmerzstillende Substanzen) und Antiemetika (Substanzen gegen Übelkeit und Erbrechen)) nach ärztlicher Anordnung behandelt.

Ist der Kreislauf stabil, dürfen die Patienten nach den neuesten Erkenntnissen aufstehen, da eine Bettruhe den Genesungsprozeß nicht positiv beeinflußt und zudem eine unerwünschte Verstärkung des Krankheitsgefühls begünstigt.

11.2 Schädel – Hirn – Trauma

11.2.1 Definition

Schädigung des Hirngewebes und/oder Verletzungen der Blutgefäße des Gehirns.

Beachte: Isolierte Kopfplatzwunden oder Schädelfrakturen werden nicht dem Formenkreis der Schädel-Hirn-Traumen zugeordnet.

11.2.2 Behandlungsmethoden

(1) Konservative Therapie
(2) Operative Therapie

11.2.3 Krankenpflege

Konservative Therapie

- Intensivstation mit Intensivüberwachung (Kap. 14.3)
- Überwachung und Dokumentation des neurologischen Status mit Hilfe der Glasgow-Koma-Scale (Tab. 14–6)
- Überwachung auf Hirndruckzeichen (Kap. 14.6.1)
- Beobachtung der Pupillen (Kap. 14.6.2) auf Lichtreaktion und Seitengleichheit
- Beobachtung der Beweglichkeit (Lähmungen)
- Beobachtung und Dokumentation von Krampfanfällen
- Lagerung mit 30° erhöhtem Kopfteil zur Hirnödemprophylaxe (Maßnahme zur Vermeidung von Wasseransammlung im Gehirngewebe) (Abb. 7–2).
- Vermeiden von intrakranieller Druckerhöhung (Druckerhöhung im Schädel), z.B. durch Vermeiden der Bauchpresse (Obstipationsprophylaxe [Kap. 5.9.5])
- Mobilisation (Kap. 5.9.7) nach Schweregrad der Verletzung unterschiedlich
- Ernährung nach Fähigkeiten des Verletzten (parenterale (unter Umgehung des Magen-Darm-Trakts) oder enterale (über den Magen-Darm-Trakt) Ernährung)
- Krankengymnastische Übungen richten sich nach den neurologischen Ausfällen des Patienten

Operative Therapie

- Schädeltrepanation (operative Eröffnung des Schädels) bei Auftreten von Hirndruckzeichen (Kap. 14.6.1)
- Allgemeine präoperative und postoperative Krankenpflegemaßnahmen (Kap. 5.3)
- Rasur des gesamten Schädels
- Intensivstation mit Intensivüberwachung (Kap. 14.3)
- Überwachung auf Hirndruckzeichen (Kap. 14.6.1)
- Die übrigen Pflegemaßnahmen überschneiden sich mit der konservativen Therapie und werden deshalb unter konservativer Therapie beschrieben

Beachte: Selten können Patienten mit Schädel-Hirn-Trauma auf chirurgischen Stationen adäquat versorgt werden. Deshalb werden die Patienten in spezielle Zentren verlegt.

11.2.4 Entlassung

Meist müssen diese Patienten in neurologisch – neurochirurgischen Kliniken oder in Rehabilitationszentren weiterbehandelt werden.

11.3 Schädeltrepanation

11.3.1 Definition

Operative Eröffnung der Schädelhöhle mit Bohrer und Säge.

11.3.2 Gründe

- Raumfordernde Prozesse wie Blutungen und Tumore
- Gefäßanomalien

11.3.3 Präoperative Krankenpflege

- Allgemeine präoperative Krankenpflege (Kap. 5.3)
- Rasur der Kopfbehaarung
- Blasen-Dauerkatheter (Kap. 14.7.1)

11.3.4 Postoperative Krankenpflege

- Allgemeine postoperative Krankenpflege (Kap. 5.5)
- Intensivüberwachung und Intensivpflege (Kap. 14.3)
- Neurologische Krankenbeobachtung
  - Führen einer Glasgow-Koma-Scale (Tab. 14–6)
  - Krankenbeobachtung auf Hirndruckzeichen (Kap. 14.6.1)
  - Überwachung des Hirndruckmonitors (intrakraniell liegende Sonde ermittelt kontinuierlich den Druck und gibt ihn als Wert auf einem Monitor aus. Normalwert: 0–15 mmHg)
- Mobilisierung (körperliche Aktivierung) am 1. postoperativen Tag mit passiven Bewegungsübungen (Kap. 5.9.7)
- Für weichen Stuhlgang sorgen, um intrakranielle (im Schädel) Drucksteigerung zu verhindern
- Überwachung und sterile Verbände der Drainagen (Kap. 5.6)
- Bei Paresen (Lähmungen) Bewegungsübungen
- Bei Aphasie (Sprachstörung) Sprachübungen
- Krankengymnastik

11.4 Spinale Traumen

11.4.1 Definition

Rückenmarksschädigung durch Verletzung.

11.4.2 Spinaler Schock

Im Vordergrund stehen die Folgen des spinalen (das Rückenmark betreffend) Schocks

- Schlaffe Lähmung der Muskulatur
- Lähmung der Harnblase
- Darmatonie (Lähmung der Darmmotilität)
- Fehlende Eigen- und Fremdreflexe
- Gestörte Kreislaufregulation
- Gestörte Wärmeregulation
- Niereninsuffizienz
- Elektrolytverschiebungen
- Störungen des Säure- Basen- Haushalts

11.4.3 Krankenpflege

- Intensivüberwachung (Kap. 14.3)
- Überwachung des neurologischen Status (Kap. 14.6)
- Bilanzierung der Flüssigkeitseinfuhr und Flüssigkeitsausfuhr
- Lagerung in Sandwich-Bett
- Zweistündliche Umlagerung
- Lagerung der Gelenke in Funktionsstellung
- Spitzfußprophylaxe
- Krankengymnastik
- Kontrakturprophylaxe (Kap. 5.9.6)
- Anregung der Harnentleerung durch 10 minütiges, alle 3 Stunden wiederholtes Beklopfen der Bauchdecke über dem Mons pubis (Schambeinhügel)
- Bei andauerndem Harnverhalt sterile Einmalkatheterisierung (Kap. 14.7.1), mindestens 4 mal pro Tag
- Unterstützung der Darmentleerung bei Bedarf mit Einläufen
- Anstreben regelmäßiger Darmentleerungen

Beachte: Die Behandlung dieser Patienten kann nur in speziellen Querschnitt-Zentren durchgeführt werden. Die Patienten bedürfen intensiver neurologischer, krankengymnastischer und psychologischer Krankenpflege, die eine chirurgische Station nicht leisten kann.

12 Krankenpflege bei Verletzungen der Wirbelsäule

12.1 Halswirbelfrakturen

12.1.1 Definition

Zusammenhangsverlust von Knochengewebe der Halswirbel.

12.1.2 Gründe

- Gewaltsame Stauchung der Halswirbelsäule
- Gewaltsame Bewegung in eine unphysiologische (nicht der normalen Funktion entsprechende) Richtung

12.1.3 Halswirbelfrakturarten

- Stabile Halswirbelfraktur
- Instabile Halswirbelfraktur

12.1.4 Krankenpflege bei stabiler Halswirbelfraktur

- Versorgung mit einer Halsmanschette
- Anfangs engmaschige Vitalzeichenkontrolle, besonders der Atmung
- Zunächst flache Lagerung im Bett mit harter Matratze und ohne Kopfkissen
- Der Kopf darf nicht gebeugt oder gedreht werden
- Schnellstmögliche Versorgung mit einer Zervikalstütze aus Thermoplastik
- Bei Drehung des Patienten sollte die gedachte Achse von Nase und Bauchnabel nicht verändert werden
- Mobilisierung (körperliche Aktivierung) des Patienten nach Versorgung mit der Zervikalstütze
- Nach Anpassung der Zervikalstütze Beobachtung auf Allergien durch den Werkstoff und Druckstellen an den Kanten
- Anfangs Unterstützung des Patienten bei der Mobilisation (Kap. 5.9.7) durch Anheben des Kopfes.
- Ruhigstellung der Halswirbelsäule für 4–6 Wochen

12.1.5 Krankenpflege bei instabiler Halswirbelfraktur

Die Instabilität der Fraktur (Knochenbruch) erfordert die Extension (Streckung) mittels Crutchfield-Klemme oder Halo-Jacket. Dies führt zu erheblichen Einschränkungen der Lebensaktivitäten. Oft muß während der Extension (Streckung) eine Sedation (medikamentöse Ruhigstellung) durchgeführt werden.

Gefahren

- Atemstillstand
- Neurologische Ausfälle
- Dislokation (Verschiebung) im Bruchbereich
- Dekubitus (Druckgeschwür)
- Thrombose (Blutgerinnselbildung)
- Pneumonie (Lungenentzündung)

Lagerung

- Bett mit harter Matratze
- Flachlagerung in Rückenlage
- Gerade Lagerung des Rumpfs wobei Nasenspitze und Mitte des Sternums (Brustbein) eine Linie bilden müssen
- Verdrehung im Halswirbelsäulenbereich verhindern

Krankenbeobachtung

- Vitalzeichenkontrolle, besonders Atmung
- Überwachung der Extremitäten auf Sensibilität, Motorik (Bewegung), Schmerzen und Durchblutung (Kap. 1.5.5)
- Dekubitus (Druckgeschwür) (Kap. 6.3)
- Beobachtung der Blasenfunktion
- Beobachtung der Darmtätigkeit

Prophylaxen

- Thromboseprophylaxe (Kap. 5.9.3)
- Dekubitusprophylaxe (Kap. 5.9.4); Achtung: Hinterkopf besonders gefährdet)
- Kontrakturprophylaxe (Kap. 5.9.6)
- Pneumonie- und Atelektasenprophylaxe (Kap. 5.9.2)

Mobilisation

- Isometrische Spannungsübungen
- Aktive Bewegungsübungen in Rückenlage
- Zeitpunkt des Aufstehens wird durch den Arzt bestimmt. Ist dieser Zeitpunkt erreicht, kann zum Aufstehen ein Halo-Jacket angelegt werden
- Halswirbelsäule muß beim Aufstehen gerade bleiben

Ernährung

- Hilfsmittel wie Schnabeltasse mit Deckel oder Teller mit erhöhtem Rand zur Nahrungsaufnahme verwenden
- Trägt der Patient bereits ein Halo-Jacket oder einen Minerva-Gips, kann die Nahrung im Stehen aufgenommen werden

Allgemeine Aspekte

- Während der Phase der Bettruhe müssen Radio, Fernsehen und andere Beschäftigungsmöglichkeiten so installiert werden, daß der Patient aus der flachen Lage heraus Zugang hat. Zusätzlich können Spiegel am Bett angebracht werden, die den Blick in den Raum gewähren
- Nach der Akutphase Unterstützung der Halswirbelsäulenruhigstellung durch Thoraxhalsgips (Minerva-Gips)
- Die Patienten langweilen sich sehr schnell, da sie massiv eingeschränkt sind. Deshalb sollte für Abwechslung und Besuch gesorgt werden
- Haltungstraining durch Krankengymnasten

12.2 Krankenpflege bei stabilen Wirbelfrakturen im Brust- und Lendenbereich

12.2.1 Lagerung

- Bett mit harter Matratze
- Flachlagerung mit flachem Kopfkissen
- Rückenlage
- Gerade Lagerung des Rumpfs
- Verdrehung im Wirbelsäulenbereich verhindern
- Drehen auf die Seite mit Hilfe von mindestens 2 Pflegekräften, um Verdrehungen der Wirbelsäule zu vermeiden

12.2.2 Krankenbeobachtung

- Vitalzeichenkontrolle
- Überwachung der Extremitäten auf Sensibilität, Motorik (Bewegung), Schmerzen und Durchblutung (Kap. 1.5.5)
- Beobachtung der Blasenfunktion
- Beobachtung der Darmtätigkeit

12.2.3 Prophylaxen

- Thromboseprophylaxe (Kap. 5.9.3)
- Dekubitusprophylaxe (Kap. 5.9.4)

12.2.4 Mobilisation

- Isometrische Spannungsübungen
- Aktive Bewegungsübungen in Rückenlage
- Aktive Bewegungsübungen in Bauchlage
- Zeitpunkt des Aufstehens wird durch den Arzt bestimmt
- Wirbelsäule muß beim Aufstehen gerade bleiben
- Gehwagen zur Unterstützung bei der Mobilisation (Kap. 5.9.7) verwenden

12.2.5 Ernährung

- Hilfsmittel wie Schnabeltasse mit Deckel oder Teller mit erhöhtem Rand zur Nahrungsaufnahme verwenden
- Nach Rücksprache mit dem Arzt kann der Patient die Nahrung im Stehen aufnehmen

12.2.6 Allgemeine Aspekte

- Unterstützung der Wirbelsäulenruhigstellung durch Korsett (z.B. Dreipunktkorsett)
- Hilfe bei der Körperpflege
- Haltungstraining durch Krankengymnastik

13 Krankenpflege bei Verletzungen im Bereich des Beckens und der Extremitäten

13.1 Anatomische Richtungsbezeichnungen

In der Krankenpflege wird zunehmend mit anatomischen Richtungsbezeichnungen gearbeitet, um eine klare Kommunikation untereinander und mit anderen Disziplinen zu gewährleisten. Die Tabelle ermöglicht eine schnelle Orientierung über die wichtigsten Richtungsbezeichnungen.

Tab. 13–1 **Abkürzungen der anatomischen Richtungsbezeichnungen und ihre Bedeutung**

Abkürzung	Fachausdruck	Übersetzung
ant.	anterior	vorn
caud.	caudal	unten
dext.	dexter	rechts
dors.	dorsal	hinten/«rückenwärts»
ext.	extern	außen
inf.	inferior	unten
int.	intern	innen
lat.	lateral	seitwärts
med.	medial	mittig
post.	posterior	hinterer/hinten
prof.	profundus	tief
sin.	sinister	links
sup.	superior	oberer/oben
superf.	superficial	oberflächlich
ventr.	ventral	bauchwärts/vorn

13.2 Krankenpflege bei Frakturen

13.2.1 Definition

Knochenbrüche.

13.2.2 Behandlungsmethoden

(1) Gipsbehandlung
(2) Extensionsbehandlung (Streckbehandlung)
(3) Osteosyntheseverfahren (operative Verfahren zur Wiederherstellung der Stabilität)

13.2.3 Gipsbehandlung

Gipsverbände der unteren Extremität (Beine)

Tab. 13–2 **Gipsarten für die untere Extremität, Zeitpunkt der Anwendung und Belastungsfähigkeit**

Art	Verletzung	Belastung
L - Schiene	frisch	nein
U - Schiene	frisch	nein
Tutorschiene	frisch	ja
Gespaltener Gips	frisch	nein
Zirkulärer Liegegips	älter	nein
Zirkulärer Gehgips	älter	ja
Zirkulärer Tutor	älter	ja

13.2.4 Krankenbeobachtung

- Sensibilität (Wahrnehmung von Reizen) durch Berühren
- Motorik (Bewegung) durch Bewegen der Zehen oder Hände
- Durchblutung durch Beobachtung der Hautfarbe
- Schmerz durch Befragen und Beobachten von Gestik, Mimik und Lautaäußerungen
- Die Patienten sind erhöht thrombosegefährdet (Blutgerinnselbildung), weshalb eine Thromboseprophylaxe einschließlich medikamentöser Unterstützung stattfinden muß. Zigaretten und Ovulationshemmer (Antibabypille) sollten abgesetzt werden (nur durch den Arzt möglich)

- Schwellung der Extremitäten
- Sitz des Gipses (zu eng oder zu weit)
- Beschädigung des Gipses
- Druckstellen oder wunde Stellen im Bereich der Gipsränder
- Lagerung : Beinhochlagerung (Abb. 13–3), um den venösen Rückfluß zu verbessern
- Individuelle Unterstützung der Lebensaktivitäten

13.2.5 Extensionsbehandlung

Die Extensionsbehandlung (Streckbehandlung) dient der Zeitüberbrückung bis zur Operation, seltener als allgemeine therapeutische Maßnahme. Sie bedeutet eine «Ruhigstellung» der Fraktur durch Zug in anatomische Lage, der über Pflasterverbände oder eingebrachte Steinmannägel und spezielle Gestelle unter Verwendung von Gewichten erzielt wird.

Komplikationen

- Paresen (Lähmungen), z.B. durch Druck auf das Wadenbeinköpfchen
- Dekubitus (Druckgeschwür) durch die starke Einschränkung der Bewegungsfähigkeit
- Spitzfuß
- Thrombose (Blutgerinnselbildung) durch die Bewegungseinschränkung
- Pseudarthrose (Fehlgelenksbildung) wegen insuffizienter (ungenügender) Ruhigstellung
- Pin-Track-Infektion (Entzündung an den Hautdurchtrittstellen)
- Pneumonie (Lungenentzündung)
- Obstipation (Verstopfung durch die Bewegungseinschränkung)

Krankenpflege

- Lagerung des Fußgelenks in ca. 80°–90° Stellung
- Gewicht zur Spitzfußprophylaxe 0,5–1 kg (Bild 81)
- Spitzfußprophylaxe an der gesunden Extremität (Arm oder Bein) mit Bettkasten
- Lagerungswinkel des Kniegelenks ca. 30°–45°
- Freie Lagerung der Ferse (z.B. mit Schaumstoffring)
- Lagerung des Gesäßes auf Luftring oder Gelkissen
- Zusätzliche Polsterung von Stellen mit oberflächlich gelegenen Nervenbahnen (z.B. Wadenbeinköpfchen wegen der Gefahr der Nervenschädigung)
- Dicklagige Polsterung der Schiene
- Schienenhöhe 40–60 cm über Bettniveau
- Zuggewicht am Bein 10–15 % des Körpergewichts

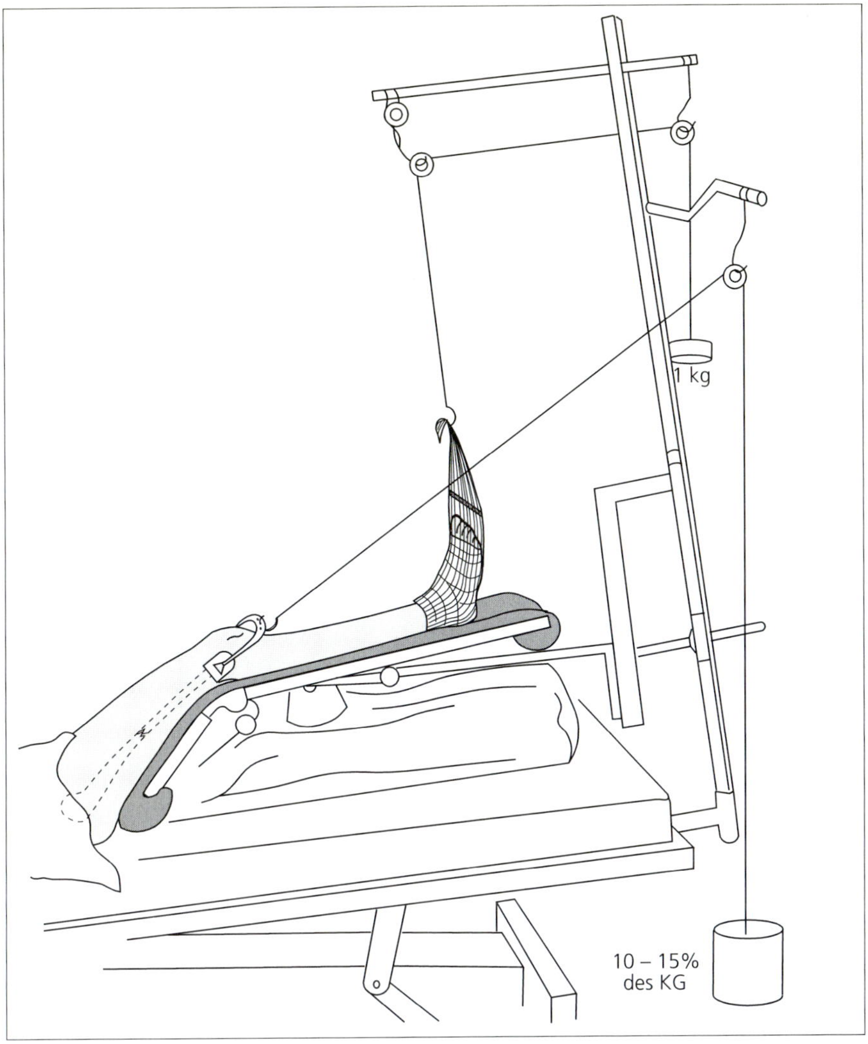

Abb. 13–1 **Schematische Darstellung einer Oberschenkel-Extension mit Spitzfuß-prophylaxe (umgezeichnet nach Schumpelick, Bleese, Mommsen, 1986, Abb. 12–15, Seite 212).**

- Korrekter Lagerungswinkel ermittelbar durch gedachte Linie vom vorderen oberen Darmbeinstachel über die Mitte der Patella (Kniescheibe) bis zwischen die 1. und 2. Zehe

Lagerung in der Seitenansicht

- Obstipationsprophylaxe (Kap. 5.9.5)
- Bei Bedarf Ein- und Durchschlafmedikamente nach Anordnung

Thromboseprophylaxe

- Durch leichte Hochstellung des Fußteils
- Versorgung des gesunden Beins mit Kompressionsstrumpf
- Bewegungsübungen mit den gesunden Extremitäten
- Antikoagulanziengabe (Substanzen zur Hemmung der Blutgerinnung) nach Anordnung
- Isometrische Übungen
- Ausreichende Flüssigkeitszufuhr sicherstellen

Beobachtung auf

- Entzündungen an den Drahtdurchtrittsstellen
- Dekubitus (Druckgeschwür)
- Ödeme (Wasseransammlungen im Zwischenzellraum)
- Korrekte Lagerung
- Durchblutung
- Sensibilität (Wahrnehmung von Reizen)
- Motorik (Bewegung) der Zehen
- Freibewegliche Gewichte (besonders beim Transport)
- Obstipation (Verstopfung)
- Ein- und Durchschlafstörungen

Körperpflege

- Durchführung mit 3 Pflegekräften zum Lagern des Patienten
- Unterstützung des Patienten nur soweit notwendig
- Weitere Prophylaxen nach Bedarf

Pin-Track Infektion

Ein besonderes Pflegeproblem stellt die Pin-Track Infektion dar. Diese Art Infektion wird bei Fixateur externe sowie bei Drahtspickungen und Steinmannägeln beobachtet. Pins sind die Befestigungsschrauben oder Drähte bei Fixateuren, die durch die Haut nach außen geleitet werden, Tracks die dabei zurückgelegten Wege. An den Durchtrittsstellen kann es zu Infektionen kommen, die schlimmstenfalls eine Osteomyelitis (Knochenmarkentzündung) oder eine Lockerung der Stabilisierung zur Folge haben.

Stadieneinteilung der Pin-Track Infektion

Tab. 13–3 **Stadieneinteilung der Pin-Track-Infektion (Diestelhorst 1993)**

Stadium	Symptome
E – 0	blande
E – 1	Rötung bis 1 cm Durchmesser
E – 2	Rötung über 1 cm Durchmesser, Schmerzen, geringe seröse Sekretion
I – 1	Entzündungszeichen, seröse Sekretion
I – 2	infektiöses Granulom
I – 3	Hautdefekt bis 2 cm Durchmesser
I – 4	Entzündungszeichen, Sekretion, Osteolyse röntgenologisch erkennbar
I – 5	Entzündungszeichen, Sekretion, Osteolyse röntgenologisch erkennbar, Pins gelockert
I – 6	persistierende Fistel, Ringsequesterbildung

Stadienbezogene Behandlung von Pin-Track Infektionen

Tab. 13–4 **Stadienbezogene Behandlung der Pin-Track-Infektion (Diestelhorst 1993)**

Stadium	Pins	Haut
E – 0	desinfizieren	kein Verband
E – 1, E – 2	desinfizieren	Feuchtverband mit NaCl 0,9% – Lösung
I – 1	desinfizieren	Polyvidon-Jod-Verband
I – 1, I – 2, I – 3, I – 4	desinfizieren	Polyvidon-Jod-Verband, Granulationen ätzen
I – 5	Pins versetzen, wenn die Heilung der Fraktur noch länger als 3 Wochen dauert	Polyvidon-Jod-Verbände
I – 6	Kürettage der Pin – Tracks in Narkose unter aseptischen Bedingungen	Polyvidon-Jod-Verbände

13.2.6 Osteosyntheseverfahren

Osteosyntheseverfahren (operative Maßnahmen zur Stabilisierung von Knochen) können untereinander nach Bedarf kombiniert werden.

Fixateur externe

Stabilisierung der Bruchteile außerhalb des Körpers. Lediglich Schrauben oder Drähte sind im Knochen verankert. Beispiel: Offene Unterschenkelfraktur.

Spickdrahtosteosynthese

Kirschnerdrähte zur Stabilisierung und Fixierung der Bruchstücke. Beispiel: distale Radiusfraktur.

Marknagelung

Marknagel mit Verriegelungsschraube zur Fixierung. Beispiel: Unterschenkelschaftfraktur.

Schraubenosteosynthese

Fixierung der Bruchstücke mit Metallschrauben. Beispiel: Außenknöchelschrägfraktur.

Plattenosteosynthese

Stabilisierung von Bruchstücken mit Metallplatten und Schrauben. Beispiel: Oberschenkelschaftfraktur.

Zuggurtung

Fixierung der Bruchstücke mit Kirschnerdrähten und Metalldraht. Beispiel: Patellafraktur (Kniescheibenbruch).

Endoprothese

Ersatz von Teilen des Knochengerüsts durch synthetisches (künstliches) Material. Beispiel: Ersatz des Hüftkopfs und der Hüftpfanne (TEP = Totalendoprothese).

13.2.7 Präoperative Krankenpflege

- Allgemeine präoperative Krankenpflege (Kap. 5.3)
- Rasur mit Operateur besprechen

13.2.8 Postoperative Krankenpflege

- Allgemeine postoperative Krankenpflege (Kap. 5.5)
- Lagerung in Schaumstoffschienen, nach Anordnung flach oder hoch (hausübliche Standards erfragen (Abb. 13–3 oder 13–4))

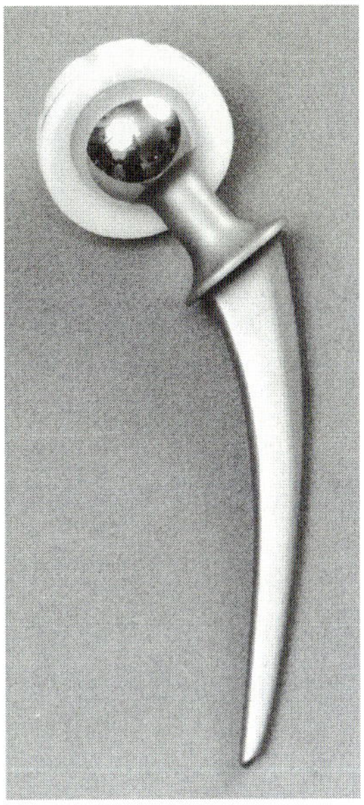

Abb. 13–2 **Totalendoprothese (TEP): Schaft mit Hüftkopf und Pfanne.**

- Beobachtung der operierten Extremität (Arm oder Bein) besonders auf:
  - Sensibilität (Wahrnehmung von Reizen)
  - Motorik (Bewegung)
  - Durchblutung
  - Schmerz
- Überwachung der Drainagen
- Unterstützung der LA nach Bedarf
- Mobilisation (Kap. 5.9.7) nach Anordnung

13.3 Beckenfrakturen

Man unterscheidet:

- Beckenringfraktur (Unterbrechung der Ringstruktur an mindestens einer Stelle)
- Beckenrandfraktur (Beckenschaufelfraktur, Abrißfrakturen von Muskelansätzen, Kreuzbeinfraktur und Steißbeinfraktur)
- Azetabulumfraktur (Fraktur im Bereich der Hüftgelenkpfanne)

13.3.1 Komplikationen

- Massive innere Blutung (retroperitoneal (hinter dem Bauchfell gelegen))
- Kreislaufschock (Kap. 5.5.11)
- Ruptur (Zerreißung) der Urethra (Harnröhre) oder der Ureteren (Harnleiter)
- Dislokation (Verschiebung) der Bruchteile

- Nervenläsionen
- Thrombose (Blutgerinnsel) durch Immobilität (Kap. 5.3.5) (Ruhigstellung)
- Pneumonie (Lungenentzündung) infolge Immobilität (Kap. 5.9.2)
- Dekubitus (Druckgeschwür) infolge Immobilität (Kap. 5.9.4)

13.3.2 Krankenpflege bei Beckenfrakturen

- Anfangs engmaschige Vitalzeichenkontrolle wegen der Gefahr der inneren Blutung und des daraus resultierenden Kreislaufschocks
- Messung des Bauchumfangs, um innere Blutungen frühzeitig zu erkennen
- Kontrolle des Urins auf Blut wegen der Gefahr des Urethra-Abrisses (Harnröhrenabriß) oder der Ureterenverletzung (Harnleiter)
- Lagerung mit kleiner Knierolle und leicht erhöhtem Kopfteil auf harter Matratze, um den Zug am Beckenknochen über Musculus sartorius (Schneidermuskel) und Musculus rectus femoris zu vermindern. Dies wirkt einer Dislokation (Verschiebung) der Bruchteile entgegen
- Beine nicht abduziert (vom Körper weg) lagern, um den Zug am Beckenknochen über Musculus pectineus und Musculus adductor zu vermindern
- Mobilisierung (körperliche Aktivierung) nach Anordnung. Bis dahin isometrische Spannungsübungen und passive und aktive Bewegungsübungen der nicht betroffenen Körperpartien (Kap. 5.9.7)
- Intensive Dekubitusprophylaxe (Kap. 5.9.4), Thromboseprophylaxe (Kap. 5.9.3) und Pneumonie- und Atelektasenprophylaxe (Kap. 5.9.2) infolge erhöhter Gefährdung durch die Immobilität (Ruhigstellung)
- Bettruhe für circa 6–12 Wochen
- Bei Azetabulumfrakturen sowie bei dislozierten (verschobenen) Beckenfrakturen kann eine Extensionsbehandlung (Streckbehandlung) erforderlich werden. Ist dies der Fall, müssen die Pflegemaßnahmen bei Extensionsbehandlungen mit in die Pflege integriert werden (siehe Kap. Krankenpflege bei Extension)

13.4 Krankenpflege bei Hüftgelenkersatz

13.4.1 Definition

Prothetischer Ersatz des Hüftkopfs mit oder ohne Ersatz der Hüftpfanne.

13.4.2 Prothesenarten

- Großkopfprothese (nur der Hüftkopf wird ersetzt)
- TEP (Totalendoprothese: Ersatz von Hüftkopf und Hüftpfanne mit oder ohne Verwendung von sogenanntem Knochenzement)

13.4.3 Gründe

- Coxarthrose (Hüftarthrose)
- Mediale (mittelwärts gelegene) Schenkelhalsfraktur
- Tumor
- Angeborene Hüftdysplasie (Hüftfehlbildung)
- Aseptische Hüftkopfnekrose (Perthes-Calve'-Legg-Krankheit)

13.4.4 Komplikationen

- Nachblutung
- Infektion (Kap. 2)
- Osteomyelitis (Knochenhautentzündung)
- Lockerung der Prothese
- Thrombose (Blutgerinnsel) (Kap. 5.3.5)
- Lungenembolie (Verstopfung durch Blutgerinnsel Kap. 5.5.11)
- Luxation (Auskugelung)

13.4.5 Präoperative Krankenpflege

- Allgemeine präoperative Krankenpflege (Kap. 5.3)
- Rasur von Bauchnabel bis Knie, einschließlich der gesamten Schambehaarung und Rücken am OP-Tag
- Anfordern von Blutkonserven, bzw. Eigenblutspenden des Patienten nach Anordnung wegen größeren Blutverlusts bei der Operation
- Einüben der Benutzung von Gehhilfen und Bettgalgen
- Beginn der Antikoagulanzientherapie (Behandlung mit Substanzen zur Hemmung der Blutgerinnung) nach Anordnung am OP-Tag morgens
- Legen eines Blasen-Dauerkatheters (Kap. 14.7) auf Anordnung

13.4.6 Postoperative Krankenpflege

- Allgemeine postoperative Krankenpflege (Kap. 5.5)
- Lagerung flach in einer Schaumstoffschiene Abb. 14–4)
- Bein 20°–35° abduziert (vom Körper weg) und Fuß leicht innenrotiert (nach innen gedreht), wegen möglicher Luxation (Auskugelung)
- Wegen der Gefahr der Bewegungseinschränkung des Hüftgelenks infolge der Lagerung darf keine Knierolle zum Einsatz kommen

Beobachtung besonders auf
  - Vitalzeichen

  - Fördermenge der Drainagen
  - Nachblutung
  - Stellung des operierten Beins wegen möglicher Luxation (Auskugelung)
  - Thrombose (Blutgerinnsel)
  - Embolie (Verstopfung durch Blutgerinnsel Kap. 5.5.11)
  - Korrekten Sitz des Kompressionsverbands
- Regelmäßige Kontrolle und Dokumentation der Fördermengen der Drainagen
- Intensive Durchführung von Thromboseprophylaxe (Kap. 5.9.3) und Kontrakturprophylaxe (Kap. 5.9.6)
- Unterstützung der LA nach Bedarf
- Mobilisation (Kap. 5.9.7) nach Anordnung, meist ab dem 1. postoperativen Tag
- Laborkontrollen des Hämoglobingehalts und der Elektrolyte aufgrund des intraoperativen (während der Operation) Blutverlusts erforderlich
- Eventuell Krankenbeobachtung bei Transfusionen (Kap. 3.3)

13.4.7 Maßnahmen zur Vermeidung einer Luxation

- Lagerung des Beins in eine flache Schaumstoffschiene (Abb. 13–4)
- Abduktion (vom Körper wegbewegen) des Beins bis circa 35°
- Leichte Innenrotation (nach innen drehen) des Fußes und des Beins
- Vermeiden von Drehen auf der Stelle während der Mobilisationsphase
- Überkreuzen der Beine vermeiden
- Aufstehen zur operierten Seite hin

13.5 Arthroskopie des Kniegelenks

13.5.1 Definition

Untersuchung von Gelenken mittels Optik (Gelenkspiegelung).

13.5.2 Gründe

1. Diagnostische Arthroskopie
   - Ermittlung von Schäden oder Erkrankungen der Knie
2. Operative Arthroskopie
   - Zur Entnahme von Gewebe
   - Spülung der Kniegelenke
   - Synoviaresektion
   - Meniskektomie (operative Entfernung der halbmondförmigen Knorpelscheiben)
   - Bandplastiken
   - Glättung von Knorpelschäden

13.5.3 Präoperative Krankenpflege

- Allgemeine präoperative Krankenpflege (Kap. 5.3)
- Rasur des gesamten Beins von Leiste bis Fuß

13.5.4 Postoperative Krankenpflege nach diagnostischer Arthroskopie

- Allgemeine postoperative Krankenpflege (Kap. 5.5)
- Lagerung in eine hohe Schaumstoffschiene (Abb. 13–3)
- Überwachung von eventuell liegender Redon-Drainage (Kap. 5.6)
- Kühlung des Knies mit Kühlakku oder Eisbeutel (nicht direkt auf die Haut legen)
- Beobachtung der Extremität (Bein) auf Durchblutung, Sensibilität (Wahrnehmung von Reizen), Motorik (Bewegung) des Fußgelenks und der Zehen
- Der Verband muß ohne Unterbrechung vom Fuß bis zur Leiste gewickelt werden
- Intensive Thromboseprophylaxe (Kap. 5.9.3) wegen erhöhter Thrombosegefährdung durch intraoperative (während der Operation) Blutsperre nach Auswicklung des Beins mit Gummibinden
- Frühmobilisation (Kap. 5.9.7) mit Belastung

13.5.5 Postoperative Krankenpflege nach operativer Arthroskopie

Die Art der postoperativen Krankenpflege richtet sich nach der durchgeführten Operation. Deshalb können hier nur grundsätzliche Pflegemaßnahmen beschrieben werden.

- Allgemeine postoperative Krankenpflege (Kap. 5.5)
- Lagerung nach Anordnung des Operateurs in eine Schaumstoffschiene (Abb. 13–3 oder 13–4)
- Überwachung der Redon-Drainagen (Kap. 5.6)
- Kühlung des Knies mit Kühlakku oder Eisbeutel (nicht direkt auf die Haut legen)
- Beobachtung der Extremität (Bein) auf Durchblutung, Sensibilität (Wahrnehmung von Reizen), Motorik (Bewegung) des Fußgelenks und der Zehen (Kap. 1.5.5)
- Beobachtung des Verbands auf korrekten Sitz
- Intensive Thromboseprophylaxe (Kap. 5.9.3) wegen erhöhter Thrombosegefährdung durch die Teilimmobilisierung (teilweise Ruhigstellung) und intraoperativer Blutsperre nach Auswicklung des Beins mit Gummibinden
- Frühmobilisation (Kap. 5.9.7), mit Belastung der operierten Extremität (Bein) nach Anordnung

- Versorgung mit Gehstützen, wobei anfangs der Patient wegen der Gefahr der Kreislaufreaktionen nie alleine aufstehen darf
- Am 2. postoperativen Tag Entfernung der Drainagen durch den Arzt
- Weitere Pflegemaßnahmen müssen individuell bestimmt werden

13.6 Meniskektomie

13.6.1 Definition

Operative Entfernung eines oder beider Menisken (mondsichelförmige Knorpelscheiben der Knie).

13.6.2 Operationsmethoden

- Arthroskopische Meniskektomie (Entfernung oder Teilentfernung der Menisken mit Hilfe eines Gelenkspiegels)
- Meniskektomie durch Arthrotomie (Entfernung oder Teilentfernung der Menisken mittels Eröffnung des Gelenks)

13.6.3 Gründe

- Meniskusläsion (Meniskusschädigung) durch direkte oder indirekte Gewalteinwirkung

13.6.4 Präoperative Krankenpflege

- Allgemeine präoperative Krankenpflege (Kap. 5.3)
- Rasur des gesamten Beins von Leiste bis Fuß
- Meist Kühlung und Hochlagerung (Abb. 13–3) der betroffenen Exremität (Bein) bis zur Operation

13.6.5 Postoperative Krankenpflege

- Allgemeine postoperative Krankenpflege (Kap. 5.5)
- Lagerung nach Anordnung des Operateurs in eine Schaumstoffschiene (Abb. 13–3 oder 13–4)
- Überwachung der Redon-Drainagen (Kap. 5.6)
- Kühlung des Knies mit Kühlakku
- Beobachtung der Extremität (Bein) auf Durchblutung, Sensibilität (Wahrnehmung von Reizen), Motorik (Bewegung) des Fußgelenks und der Zehen (Kap. 1.5.5)

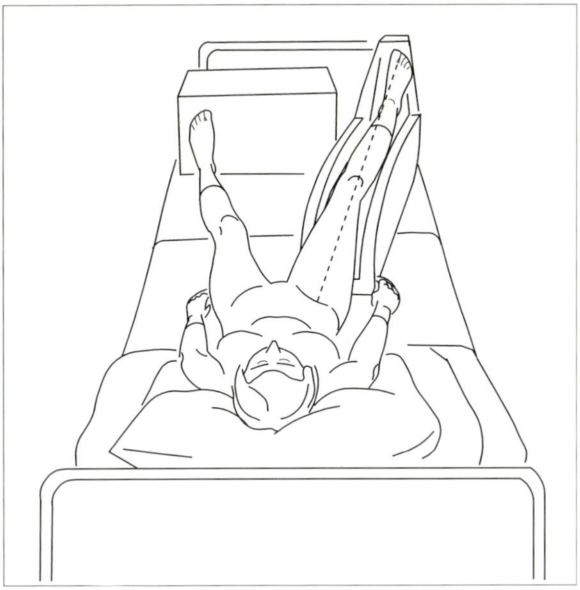

Abb. 13–3
Beinhochlagerung in hoher Schaumstoffschiene (Braunsche-Schiene): Bein ist abduziert, nicht außenrotiert. Der Rumpf soll gerade liegen.

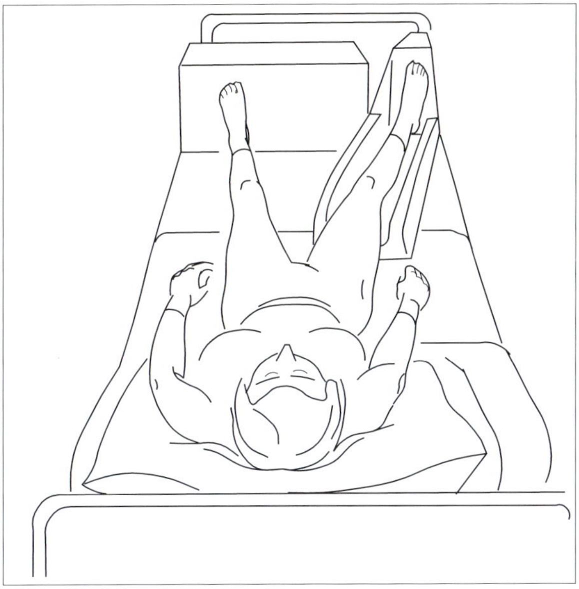

Abb. 13–4
Lagerung in flacher Schaumstoffschiene (Volkmann-Schiene): Bein ist abduziert, leicht innenrotiert. Der Rumpf soll gerade liegen.

- Beobachtung des Verbands auf korrekten Sitz
- Intensive Thromboseprophylaxe (Kap. 5.9.3) wegen erhöhter Thrombosegefährdung durch die Teilimmobilisierung (teilweise Ruhigstellung) und intraoperativer Blutsperre nach Auswicklung des Beins mit Gummibinden
- Frühmobilisation (Kap. 5.9.7), jedoch ohne Belastung des operierten Beins. Meist darf der Patient ab dem 2. postoperativen Tag bis maximal 10 kg belasten. Entschieden wird dies vom Operateur, da hierzu noch keine Standards formuliert

sind. Die Art der Mobilisation erfordert den Einsatz von Gehstützen. Hierbei muß der Patient zunächst unterstützt werden

- Am 2. postoperativen Tag Entfernung der Drainagen durch den Arzt
- Bewegungsübungen des operierten Beins durch Krankengymnastik ab ca. 7. Tag
- Entlassung, wenn das Knie bis 90° gebeugt werden kann. Dies ist bei günstigem Verlauf am 12. postoperativen Tag erreicht
- Der Zeitpunkt der vollen Belastbarkeit wird vom Arzt bestimmt, der wiederum die Schmerzentwicklung und Beugefähigkeit berücksichtigt. Bis zum Zeitpunkt der vollen Mobilisierung (körperlichen Aktivierung) müssen die Gehstützen verwendet werden

13.7 Amputationen

13.7.1 Definition

Operative Entfernung eines Körperteils an der günstigsten Stelle.

13.7.2 Gründe

- Schwere Verletzungen
- Irreversible (nicht umkehrbare) Mangeldurchblutung mit Gewebsuntergang
- Schwere irreversible (nicht umkehrbare) Infektionen mit beginnender Sepsis (Allgemeinentzündung)
- Tumoren

13.7.3 Komplikationen

- Nachblutung aus großen Blutgefäßen
- Wundheilungsstörungen
- Infektion (Kap. 2)
- Stumpfschmerz
- Phantomschmerz (Schmerz in einem nicht mehr vorhandenen Körperteil) (Kap. 6.4)
- Hauterkrankungen im Stumpfgebiet
- Fehlformung des Amputationsstumpfes

13.7.4 Präoperative Krankenpflege

- Allgemeine präoperative Krankenpflege (Kap. 5.3)
- Eventuell psychologische Unterstützung (besonders im Bereich des Körperbilds (siehe Mischo Kelling/Selbstkonzept)

13.7.5 Postoperative Krankenpflege

- Allgemeine postoperative Krankenpflege (Kap. 5.5)
- Besondere Krankenbeobachtung auf Nachblutung (Kap. 5.5.11)
- Stauschlauch nach Esmarch am Bett wegen Nachblutungsgefahr
- Bettbogen zur Stumpfentlastung
- Lagerung des Stumpfs in flacher Schaumstoffschiene, da durch Hochlagerung das Durchstrecken des Stumpfs bei der Prothesenschulung erschwert wird
- Schmerzbekämpfung, Phantomschmerzbekämpfung (Kap. 6.4)
- Schonende Mobilisation (Kap. 5.9.7) am 1. postoperativen Tag. Wegen orthostatischer Kreislaufstörungen infolge der veränderten Flüssigkeitsverteilung im Körper und Gleichgewichtsstörungen muß dieses sehr behutsam durchgeführt werden

13.7.6 Pflege des Amputationsstumpfs

- Nach Entfernung der Fäden und Drainagen Reinigung des Stumpfs und Eincremen mit Fettsalbe (Kap. 1.6)
- Beobachtung auf Hautveränderungen
- Stumpfformung durch Wicklung mit elastischen Binden als Vorbereitung zur Versorgung mit Prothese unter Einbeziehung des Patienten
- Bewegungsübungen gegen Muskelatrophie (Muskelschwund)
- Frühzeitige Prothesenschulung

13.7.7 Rehabilitation

- Erlernen der selbständigen Fortbewegung
- Wiedererlangung der Fähigkeit zur selbständigen Versorgung
- Autofahren
- Sinnvolle Freizeitgestaltung
- Umschulung
- Beratung durch Sozialarbeiter
- Umgestalten des häuslichen Bereichs

14 Der chirurgische und unfallchirurgische Notfall

14.1 Ablauf bei Aufnahme eines Notfallpatienten

Die Aufgaben der Krankenpflege bestehen in der Bereitstellung der erforderlichen Materialien, der Lagerung, der Assistenz bei den ärztlichen Maßnahmen, der Überwachung des Patienten sowie der Dokumentation.

Tab. 14–1 **Üblicher Ablauf bei Aufnahme eines Patienten in lebensbedrohlichem Zustand**

Maßnahmen	Eventuell erforderlich
Sofortige Lagerung im Bett	
Prüfung der Bewußtseinslage	
Kontrolle der Atmung	Beatmung mit Beatmungsbeutel und Maske oder Intubation und Beatmung oder Nottracheotomie und Beatmung
Kontrolle des Pulses und Anschluß eines EKG-Monitors	Herzdruckmassage Defibrillation Medikamentengabe
Blutdruckmessung mit RR-Gerät und/ oder Blutdruckmonitor	Arterielle Druckmessung über Monitor
Legen von venösen Zugängen und Anhängen von z.B. Ringer- Lösung	Legen von ZVK und Messen des ZVD, Verabreichen von Medikamenten und Infusionen
Abnahme des Notfall-Labors	
Legen eines Dauerkatheters mit Stundenurinbeutel	Legen eines suprapubischen Blasenkatheters
Legen einer Magensonde	
Temperaturmessung	
Operationsvorbereitung	Röntgen, EKG, Bluttranfusion medikamentöse Stabilisierung Rasur, Waschen, Papiere
Anlegen eines Intensivüberwachungs-protokolls	
Engmaschige Kontrolle aller Parameter	

14.1.1 Anmerkung zur Rechtslage

Sowohl Arzt als auch Krankenpflegepersonal unterliegen der Dokumentationspflicht. Gerade bei Notfällen ist eine genaue und lückenlose Dokumentation erforderlich, da evtl. später Regreßansprüche vom Patienten erhoben werden können.

14.2 Polytrauma

14.2.1 Definition

Gleichzeitige Verletzung mehrerer Körperregionen oder Organsysteme, wobei wenigstens eine Verletzung oder die Kombination mehrerer Verletzungen lebensbedrohlich ist.

14.2.2 Reanimationsphase

Tab. 14–2 **Maßnahmen bei polytraumatisierten Patienten in der Reanimationsphase (Paetz 1990)**

Verletzungen	Maßnahmen
Atemwegsverlegung	freimachen, Esmarch – Handgriff
Atemstillstand	Intubation, Beatmung
instabiler Thorax	Intubation, Beatmung
Herzstillstand	Reanimation
hypovolämischer Schock	venöse Zugänge, Volumensubstitution
Pneumothorax	Bülau – Drainage
Hämatothorax	Bülau – Drainage
Herzbeuteltamponade	Perikardpunktion
arteriell blutende Wunde	Druckverband
Diagnostik	Puls, RR, EKG – Monitor, Labor, Blasenkatheter, Sonographie, Röntgen, CT

14.2.3 Notoperationsphase

Tab. 14–3 **Maßnahmen bei polytraumatisierten Patienten in der Notoperationsphase (Paetz 1990)**

Verletzungen	Maßnahmen
Herz und große Gefäße	Thorakotomie
Milz und Leberruptur	Laparatomie
intrakranielle Blutung	Trepanation
andere Viszeralverletzungen, periphere Gefäßverletzungen, offene Frakturen, ausgedehnte Weichteilverletzungen	entsprechende operative Versorgung

14.2.4 Stabilisierungsphase

Tab. 14–4 **Maßnahmen bei polytraumatisierten Patienten in der Stabilisierungsphase (Paetz 1990)**

Verletzungen	Maßnahmen
	Weiterführung der Beatmung, Volumen und Blutsubstitution, Infusionstherapie, medikamentöse Therapie, Laborkontrollen, weitere Diagnostik, Tetanusschutzimpfung, Gipsversorgung
geschlossene Frakturen	Osteosynthese nach 3–4 Tagen

14.3 Intensivüberwachung

Tab. 14–5 **Grundsätzliche Bestandteile der Intensivüberwachung und erforderliche Hilfsmittel**

Funktion	Maßnahmen	Hilfsmittel
Bewußtseinslage	Ansprechen	Stimme
	Berühren	Hände
	Schmerzreiz zufügen	Hände
	Reflexe testen	Reflexhammer
	Pupillenreaktion testen	Lämpchen
Atmung	Thoraxbewegungen ermitteln	Auge Hände
	Atemgeräusche ermitteln	Ohren Stethoskop
	Luftstrom fühlen	Haut
	Hautfarbe ermitteln	Augen
	Atemfunktion ermitteln	Astrup Pulsoxymetrie Kapnometrie
	Atemfrequenz ermitteln	Zählen Monitor
	Atemvolumen ermitteln	Volumeter Respirator
Kreislauf	Pulsfrequenz ermitteln	Finger Monitor EKG Pulsoxymetrie
	Temperatur ermitteln	Thermometer Temperatursonde
	Blutdruck ermitteln	Blutdruckmeßgerät Blutdruckmonitor, Arterielle Druckmessung
Einfuhr	ZVD ermitteln	ZVK
	Infusionsmenge überwachen	Periphere und zentrale Zugänge
	Sondenkostmenge überwachen	Magensonde
Ausfuhr	Stundenurinkontrolle	Dauerkatheter
	Ableitungsmenge	Magensonde Drainagen

14.4 Atmung

14.4.1 Atemtypen

Normal

Der Rhythmus der normalen Atmung ist gleichmäßig, die Frequenz beträgt beim Erwachsenen in Ruhe ca. 12 bis 20 Atemzüge pro Minute.

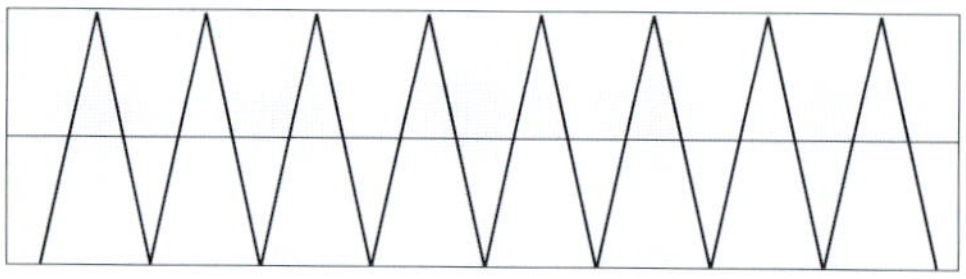

Abb. 14–1 **Der normale Atemrhythmus.**

Abweichend von der normalen Atmung gibt es typische pathologische Atemtypen.

Cheyne – Stokes – Atmung

Die Cheyne – Stokes – Atmung ist ein periodisches An – und Abschwellen der Atemtiefe und des Abstands der einzelnen Atemzüge. Tritt bei schweren Erkrankungen des Herzens und Gehirns auf.

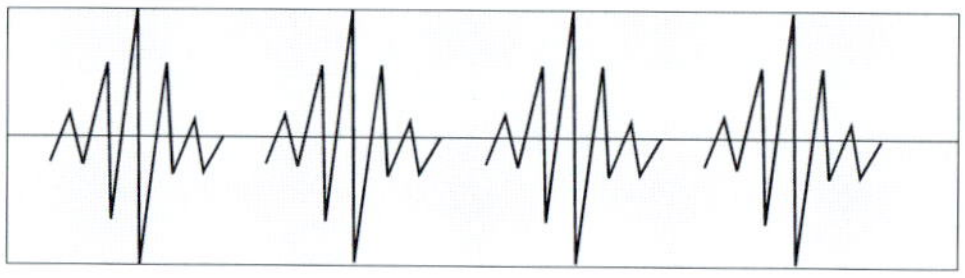

Abb. 14–2 **Die Cheyne-Stokes-Atmung.**

Biot – Atmung

Die Biot – Atmung ist durch wiederkehrende kurzandauernde Atemstillstände gekennzeichnet. Dazwischen ist die Atmung regelmäßig und normal tief. Tritt bei Störungen des Atemzentrums durch Hirnverletzungen oder erhöhtem intrakraniellen Druck auf.

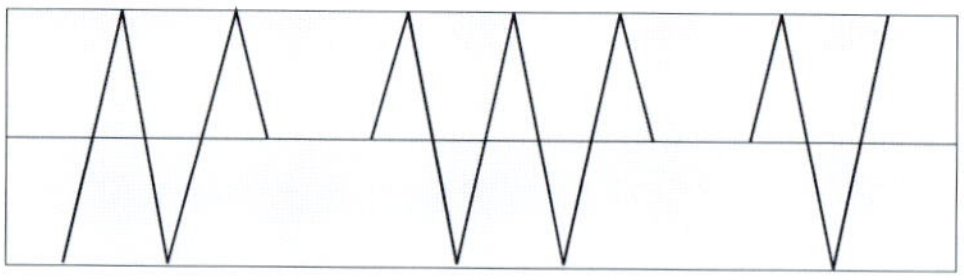

Abb. 14–3 **Die Biot-Atmung.**

Kußmaul – Atmung

Die Kußmaul – Atmung ist regelmäßig, jedoch vertieft. Die betroffenen Patienten atmen mit geöffnetem Mund tief ein und aus. Dieser Atemtyp ist typisch bei einer Azidose, die zur Reizung des Atemzentrums führt (z.B. diabetische Ketoazidose).

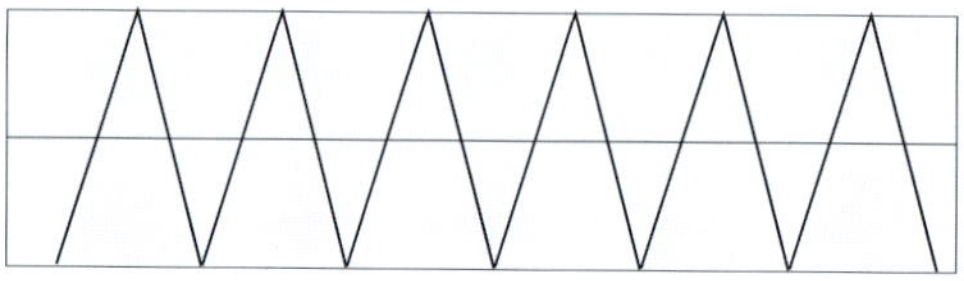

Abb. 14–4 **Die Kußmaul-Atmung.**

Schnappatmung

Die Schnappatmung ist durch unregelmäßige Atemzüge mit unregelmäßiger Atemtiefe gekennzeichnet. Diese werden wiederkehrend von kurzen Atemstillständen unterbrochen. Tritt auf, wenn das Atemzentrum so stark geschädigt ist, daß nur noch schwerster Sauerstoffmangel und CO_2-Überschuß einen einzelnen Atemzug auslösen.

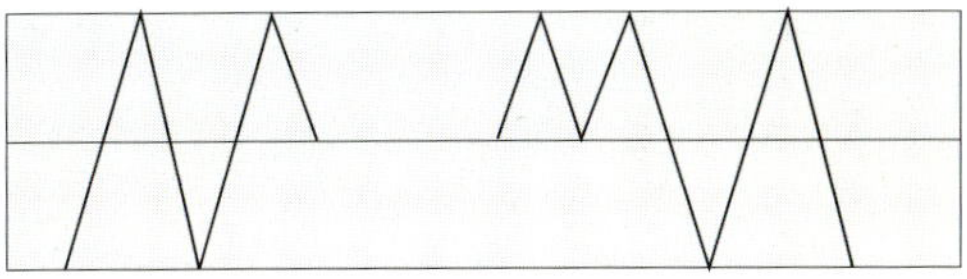

Abb. 14–5 **Die Schnappatmung.**

14.4.2 Endotracheale Intubation

Anmerkung zur Rechtslage

Die endotracheale Intubation (Einbringung eines Beatmungsschlauchs in die Luftröhre) ist ausschließlich vom Arzt vorzunehmen. Die Aufgaben der Krankenpflegeperson sind die Bereitstellung der Materialien, die Lagerung des Patienten, die Assistenz bei der Intubation sowie die Entsorgung der Materialien.

Definition

Einführen eines Tubus (Schlauch) durch den Kehlkopf in die Luftröhre.

Gründe

- Beatmung während Narkose oder Intensivtherapie
- Verhinderung einer Aspiration (Eindringen von festen oder flüssigen Stoffen in die Luftröhre) bei Bewußtlosen
- Überbrückung akuter Kehlkopfstenosen (z.B. Glottisödem)

Material

- Schutzhandschuhe
- Laryngoskop (Kehlkopfspiegel)
- Tubus (verschiedene Größen), Guedel-Tubus (verschiedene Größen)
- Führungsstab
- Einwegspritze 10 ml zur Blockung des Tubus nach erfolgter Intubation
- Lidocain-HCl-Gel 2% (Gel zur lokalen Schleimhautbetäubung und Gleitmittel)
- Magill-Zange (Intubationszange nach Magill für schwierige Intubationen)
- Beatmungsbeutel mit Masken
- Stethoskop
- Pflaster zur Fixation des Tubus nach erfolgter Intubation
- Notfallzubehör (z.B. Absaugung, Koniotomiebesteck zum Luftröhrenschnitt)

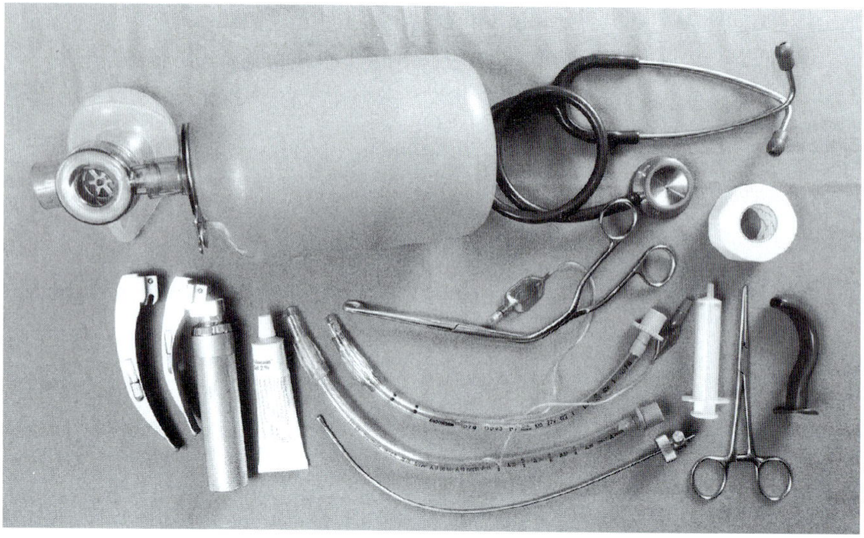

Abb. 14–6 **Intubationsmaterial (von links nach rechts und von oben nach unten): Beatmungsbeutel mit Maske, Stethoskop, Laryngoskop mit Spateln in 2 Größen, z.B. Xylocain-Gel 2%, Intubationszange nach Magill, Trachealtuben in verschiedenen Größen mit Führungsdraht, Blockspritze, Klemme mit Schloß, Guedel-Tubus, Pflaster.**

Durchführung

(1) Hygienische Händedesinfektion (Kap. 2.5)
(2) Schutzhandschuhe anziehen
(3) Leichtes Reklinieren (nach hinten überstrecken) des Kopfes
(4) Öffnen des Patientenmundes
(5) Aktivieren des Laryngoskops (Kehlkopfspiegel) durch Kippen des Spatels
(6) Einführen des Laryngoskops in den Mund und Darstellung des Kehlkopfeingangs
(7) Einführen des mit Lidocain-HCL-Gel 2% bestrichenen Tubus durch die Stimmritze in die Trachea (Luftröhre)

Beachte: Wegen Aspirationsgefahr (Eindringen von festen oder flüssigen Stoffen in die Luftröhre) sollte immer ein Absauggerät betriebsbereit zur Verfügung stehen.

Ist ein Patient im Notfall nicht zu intubieren, muß eine Tracheotomie (Luftröhrenschnitt, Kap. 7.1) oder Koniotomie (Luftröhrenschnitt zwischen Schildknorpel und Ringknorpel) durchgeführt werden, zu deren Zweck ein Nottracheotomiebesteck oder Notkoniotomiebesteck greifbar sein muß.

Zusätzlich ist die regelmäßige Kontrolle der Funktionstüchtigkeit des Laryngoskops (Kehlkopfspiegel) zu überprüfen (Batterie, Licht und Verschlußmechanismus).

(8) Zuhilfenahme einer Magill-Zange bei Intubationsschwierigkeiten
(9) Blocken des Cuffs (aufblasbare Manschette) mit der luftgefüllten 10 ml Spritze bis zur Dichtigkeit
(10) Entfernung von Laryngoskop und Führungsstab
(11) Verbinden von Tubusende mit Beatmungsbeutel oder Beatmungsmaschine
(12) Beatmung
(13) Abhören auf seitengleiche Belüftung, da die beiden Hauptbronchien in unterschiedlicher Höhe in die Lungenflügel verzweigen und bei zu tiefer Lage des Tubus nur ein Lungenflügel belüftet wird
(14) Fixieren des Tubus mit Pflaster, um einer ungewollten Deplazierung vorzubeugen
(15) Einlegen eines Güdeltubus als Beißschutz
(16) Dokumentation

14.4.3 Endotracheale Absaugung

Definition

Sekretabsaugung aus der Trachea (Luftröhre) mittels sterilem Absaugkatheter und Absauggerät.

Beachte: Das Absaugen wird unter aseptischen Bedingungen durchgeführt!

Material

- Sterile Handschuhe
- Sterile Absaugkatheter
- Absauggerät
- Abfallsack

Durchführung

(1) Hygienische Händedesinfektion (Kap. 2.5)
(2) Information des Patienten, auch bei sedierten Patienten
(3) Vorbereiten des Materials
(4) Präoxygenieren (Sauerstoffzufuhr vor der Absaugung) des Beatmungspatienten (ca. 1–3 Minuten mit 100% Sauerstoff sofern keine Einschränkung seitens des Arztes besteht)
(5) Herausziehen von ca. 5 cm des Absaugkatheters aus der Verpackung
(6) Anziehen von sterilen Handschuhen
(7) Einstellen der Absaugvorrichtung mit der linken Hand
(8) Konnektieren (Verbinden) des Absaugkatheters an das Absauggerät
(9) Diskonnektieren des Beatmungsschlauchs durch 2. Person
(10) Steriles Einführen des Katheters in die Trachea (Luftröhre) ohne Sog mit der rechten Hand
(11) Erzeugen des Sogs durch Betätigen des Fingertip mit der linken Hand
(12) Langsames Herausziehen des Katheters

(13) Abwerfen von Katheter und Handschuhen
(14) Vitalzeichenkontrolle während des Absaugens wegen möglicher Auslösung von Herzrhythmusstörungen und Hustenreiz (Reizung des Nervus vagus möglich)
(15) Konnektieren des Beatmungsschlauchs
(16) Gegebenenfalls Trachealabstrich für mikrobiologische Untersuchungen
(17) Dokumentation

Beachte: Der Absaugvorgang darf 10 Sekunden nicht überschreiten. Während des Absaugens EKG-Monitor und Patient wegen möglicher Bradykardie (Verlangsamung der Herzfrequenz) oder möglichem Herzstillstand durch Vagusreiz beobachten.
Der Katheter darf nicht halb aus der Trachea (Luftröhre) herausgezogen und wieder hineingeschoben werden! Verletzungen und ungewolltes Vorschieben von Borken in die Bronchien könnten die Folge sein.
Der Sog darf nicht so eingestellt sein, daß sich der Katheter an der Trachea festsaugt. Dies führt zu Verletzungen der Schleimhaut.

14.4.4 Thoraxdrainage nach Bülau

Definition

Saugdrainage in der Pleurahöhle (mit wenig seröser Flüssigkeit gefüllter Raum zwischen den beiden Blättern des Brustfells).

Ziel

Absaugen von Luft, Blut oder Sekret mittels kontinuierlichem Sog.

Prinzip

In der Pleurahöhle herrscht ein Unterdruck von –3 bis –6 cm Wassersäule, wodurch die Lunge entfaltet bleibt. Findet ein Druckausgleich durch Eindringen von Luft, Sekret oder Blut statt, fällt die Lunge zusammen und der Gasaustausch ist behindert. Durch eine Thorax-Saugdrainage nach Bülau wird dieser Unterdruck wiederhergestellt. Die Aufgabe der Kankenpflegeperson besteht in der Vorbereitung von Patient und Material, der Assistenz beim Einbringen der Drainage, der Überwachung des Patienten und der Nachbereitung.

Indikation

- Pneumothorax (Ansammlung von Luft in der Pleurahöhle)
- Hämatothorax (Ansammlung von Blut in der Pleurahöhle)
- Pleuraerguß (Ansammlung von Flüssigkeit in der Pleurahöhle)
- Pleuraempyem (Eiteransammlung in der Pleurahöhle)

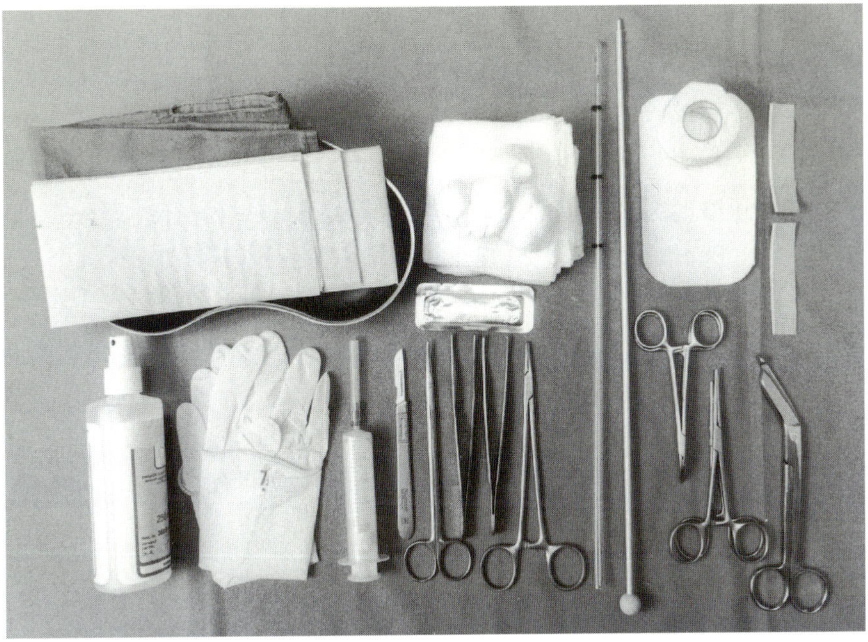

Abb. 14–7 **Einbringen der Thoraxdrainage (von links nach rechts und von oben nach unten): Nierenschale, Schlitztuch, Unterlage, Tupfer und Kompressen, alkoholisches Hautdesinfizienz, Handschuhe, Spritze mit Lokalanästhetikum und Kanüle, Skalpell, Präparierschere, chirurgische und anatomische Pinzette, nichtresorbierbares Nahtmaterial (z.B. Ethibond 0), Nadelhalter nach Hegar, Thoraxdrainage mit Trokar, 2 Moskitoklemmen, 2 Gefäßklemmen, Verbandschere, Netzpflaster, Pflasterstreifen, Pflaster.**

Durchführung

(1) Lokalanästhesie (örtliche Betäubung) im vorgesehenen Interkostalraum (oft 2. oder 3. Zwischenrippenraum medioklaviculär oder 5. Zwischenrippenraum mittlere Axillarlinie)
(2) Hautinzision (Hautschnitt) mit Skalpell (spitze Klinge Nr. 11) auf der Rippe
(3) Stumpfes Spreizen der Muskulatur
(4) Einstechen der Drainage auf der Rippe
(5) Einbringen der Drainage über die Oberkante der Rippe hinweg bis in den Pleuraspalt (diese Technik erhöht die Dichtigkeit der Drainage und führt bei der Entfernung durch die Rückverschiebung der Gewebe zur sofortigen Dichtigkeit nach außen). Unmittelbar unterhalb einer Rippe verlaufen Nerven und Blutgefäße, weshalb immer oberhalb einer Rippe eingestochen wird!
(6) Naht der Hautwunde
(7) Verband und Fixierung der Drainage
(8) Anschluß an Unterdrucksystem mit 15–20 cm Wassersäule Sog oder nach Anordnung des Arztes

Pflege

- Durchführung der Pflegeschwerpunkte bei Drainagen (Kap. 5.6)
- Gewährleistung kontinuierlichen Sogs
- Beobachtung auf Pendeln der Flüssigkeit im Drainageschlauch, da durch die Atmung in der Pleurahöhle der Druck und somit der Flüssigkeitsspiegel schwankt. Schwankt der Flüssigkeitsspiegel nicht mehr, könnte die Drainage verstopft oder der Sog unzureichend sein
- Bei Sekretflaschenwechsel körpernahes Abklemmen mit 2 stumpfen Schlauchklemmen im Winkel von 90° zueinander
- Griffbereite Positionierung von 2 Schlauchklemmen am Bett des Patienten zum Abklemmen bei Notfall oder Transport.
- Abklemmen der Drainage bei Transport
- Einstellung der Sogstärke auf 15 bis 20 cm Wassersäule oder nach Anordnung
- Tägliche Durchführung eines Verbandwechsels
- Dokumentation aller Manipulationen am System und der Fördermengen

Systemwechsel

Der Systemwechsel erfolgt sobald die maximale Füllungsmenge des Systems erreicht ist. Nur bis zu dieser Füllungsmenge ist die Funktion des Systems sicher.

Material

- Händedesinfektionsmittel
- Sterile Handschuhe
- Alkoholisches Hautdesinfektionsmittel
- 2 stumpfe Metallklemmen (Plastikklemmen sind nicht stabil genug und daher zum Abklemmen einer Thoraxdrainage ungeeignet)
- Sterile Kompresse
- Sterile Unterlage
- Bülau-Einwegsystem
- Abwurf

Durchführung

(1) Hygienische Händedesinfektion (Kap. 2.5)
(2) Abklemmen der Thoraxdrainage mit zwei stumpfen Metallklemmen im Winkel von 90°, um absolute Dichtigkeit des Drainageschlauchs zu gewährleisten
(3) Sog abschalten
(4) Pflaster zur zusätzlichen Sicherung der Konnektionsstelle (Verbindungsstelle) entfernen
(5) Konnektionsstelle desinfizieren
(6) Sterile Unterlage plazieren
(7) Verpackung des Bülau-Einwegsystems öffnen
(8) Sterile Handschuhe anziehen

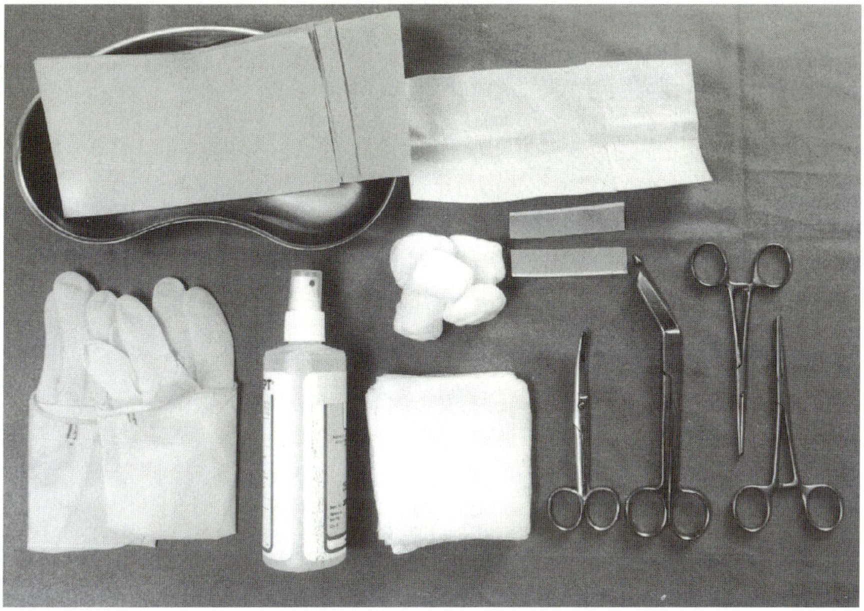

Abb. 14–8 **Material zum Systemwechsel (von links nach rechts und von oben nach unten): Nierenschale, Unterlage, Netzpflaster, Tupfer, Pflasterstreifen, Handschuhe, alkoholisches Hautdesinfizienz, Kompressen, Cooper-Schere, Verbandschere, 2 stumpfe Metallklemmen mit Schloß.**

(9) Thoraxdrainge vom Ableitungssystem diskonnektieren (Achtung! Gefahr der Deplazierung) und Ableitungssystem verwerfen
(10) Konnektionsstelle der Thoraxdrainage mit dem alkoholischen Hautdesinfektionsmittel desinfizieren, ohne daß Desinfektionsmittel in das Lumen gelangt
(11) Neues Ableitungssystem unter Drehung steril konnektieren
(12) Um die versehentliche Diskonnektion zu verhindern, wird zusätzlich die Konnektionsstelle mit einem Pflaster gesichert
(13) Erneute Überprüfung der Konnektionsstelle
(14) Verbindung des Ableitungssystems mit der Saugvorrichtung
(15) Einschalten des Sogs
(16) Metallklemmen nacheinander öffnen
(17) Sogstärke kontrollieren
(18) Konnektionsstelle auf Dichtigkeit überprüfen
(19) Entsorgung des Materials
(20) Dokumentation von Zeitpunkt des Systemwechsels sowie Menge, Farbe und Geruch des Sekrets

14.5 Herz-Kreislauf-System

14.5.1 Normales Elektrokardiogramm

Ein Elektrokardiogramm (EKG) ermöglicht die Aussage über die elektrische Aktivität des Herzens. Aussagen über die mechanische Funktion des Herzens und des Kreislaufs können nur indirekt getroffen werden.

Die EKG-Monitore zur Überwachung bieten nicht immer ein eindeutiges Bild der Herzfunktion, jedoch können grobe Funktionsstörungen gut erkannt werden.

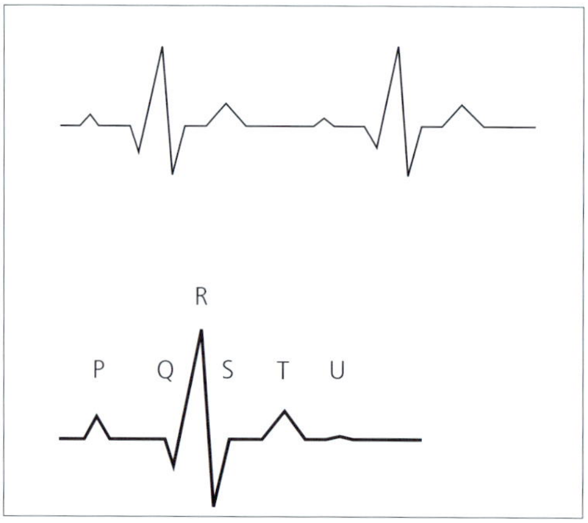

Abb. 14–9 **Das normale Elektrokardiogramm.**

Beschreibung des normalen Elektrokardiogramms

Atrium: Herzvorhof
Ventrikel: Herzkammer

Die P – Zacke

Die P – Zacke wird durch die elektrische Erregung der Vorhöfe verursacht. Sie geht der Kontraktion der Vorhöfe voran.

PQ – Intervall

Die PQ – Zeit entspricht der atrioventrikulären Überleitungszeit. Sie reicht vom Beginn der P – Zacke bis zum Beginn der Q – Zacke. Die PQ – Zeit ist von der Pulsfrequenz abhängig. Je höher die Frequenz, desto kürzer die PQ – Zeit.

QRS – Komplex

Der QRS – Komplex wird durch die elektrische Erregung der Ventrikel hervorgerufen und geht der Kontraktion der Kammern voraus. Die Q – Zacke ist die erste negative Zacke nach dem PQ – Intervall. Sie sollte kleiner sein als die R – Zacke. Die R – Zacke ist die größte Zacke des EKG's.

ST - Strecke

Die ST – Strecke reicht vom Beginn der S – Zacke bis zum Beginn der T – Zacke. In diesem Zeitraum sind beide Kammern völlig depolarisiert. Dieser Abschnitt darf beim normalen EKG maximal 1 mm über oder unter der isoelektrischen Linie (0 – Linie) liegen.

T - Zacke

Die T – Zacke entspricht der Repolarisation (Erregungsrückbildung) in den Ventrikeln (Herzkammern).

QT - Dauer

Die QT – Zeit reicht vom Beginn der Q – Zacke bis zum Ende der T – Zacke. Sie spiegelt die gesamte elektrische Kammersystole wider. Zur Abgrenzung sei erwähnt, daß es sich hierbei nicht um die mechanische Kontraktion handelt.

U - Welle

Die Bedeutung der U – Welle ist nicht erschöpfend geklärt. Sie tritt nach der T – Zacke auf und ist auf einem Monitor kaum zu sehen.

14.5.2 Mögliche EKG Veränderungen

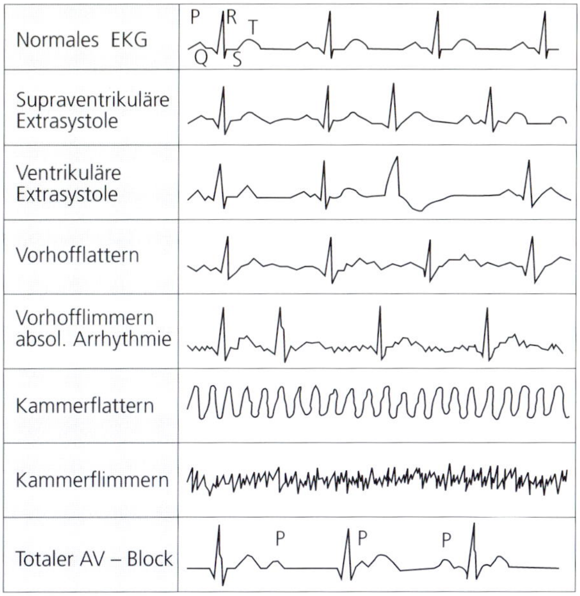

Abb. 14–10
Verschiedene EKG-Veränderungen (umgezeichnet nach Thews, Mutschler, Vaupel, 1991, Abb. 7–29, Seite 161) von oben nach unten: Normales EKG, supraventrikuläre Extrasystole, ventrikuläre Extrasystole, Vorhofflattern, Vorhofflimmern (absolute Arrhythmie), Kammerflattern, Kammerflimmern, totaler AV-Block.

Berechnung des mittleren arteriellen Blutdrucks

Erläuterung

Der mittlere arterielle Blutdruck (MAP) ist ein wichtiger Parameter bei der Beurteilung der Kreislauffunktion.

Beispiel

Gemessener systolischer Blutdruck: 130 mmHg.
Gemessener diastolischer Blutdruck: 70 mmHg.
Formel zur Berechnung des MAP: Diastolischer RR + (1/3)x(systolischer RR – diastolischer RR)
MAP = 70 + (1/3)x(130–70)
MAP = 90.

Ergebnis

Der mittlere arterielle Blutdruck beträgt 90 mmHg.

14.5.3 Messung des zentralen Venendrucks

Definition

Ermittlung des Drucks in der oberen Hohlvene bei liegendem ZVK (zentraler Venenkatheter).

Mit Hilfe des zentralen Venendrucks (ZVD) können Rückschlüsse auf das Blutvolumen, den Venentonus und die Funktion des rechten Herzens gezogen werden.

> **Beachte:** Der 0 – Punkt der Meßskala muß auf der Höhe des rechten Vorhofs sein. Hat man sich für die Maßeinheit cm Wassersäule entschieden, muß diese von jeder messenden Person weiterbenutzt werden. (Umrechnungsfaktoren siehe Kap. 14.5.3)

Material

- Infusionsflasche
- Infusionsständer
- Meßskala
- Thoraxschublehre
- Meßbesteck mit Dreiwegehahn
- Wasserfester Filzstift
- Wasserwaage

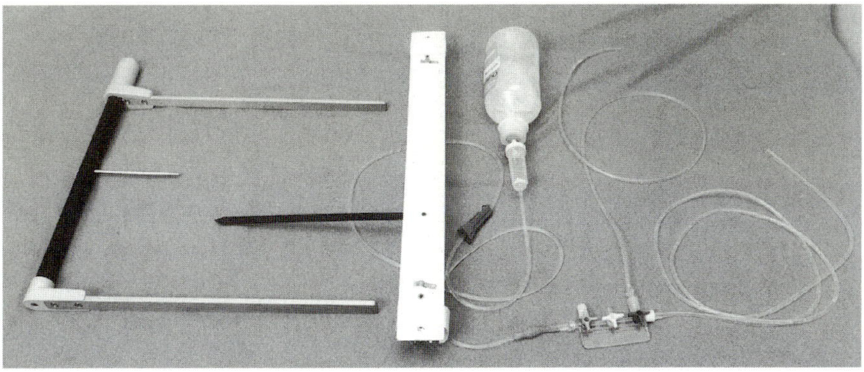

Abb. 14–11 **Thorax-Schieblehre, Manometer mit mmH$_2$O und mmHg-Anzeige und Justierpfeil, Infusion mit steriler NaCl-Lösung 0,9%, Dreiwegehahn-Bank, Meßschlauch zum Manometer (oben offen), Zuleitung zum Zentralen Venenkatheter.**

Vorbereitungen

Ermittlung des Meßpunkts

- Flachlagerung des Patienten auf den Rücken
- Einteilen der Thoraxhöhe (Brustkorbhöhe) in 5/5 mit Hilfe der Thoraxschublehre (Brustkorbschublehre)
- Ermitteln eines Punktes in der Höhe 2/5–3/5 unter Zuhilfenahme der Thoraxschublehre
- Ist keine Thoraxschublehre zur Hand, wird der Punkt durch Einteilung des Brustkorbs in 5/5 manuell ermittelt. Der Punkt befindet sich dann in der Höhe 2/5 von oben (d.h. Brustkorb) und 3/5 von unten (d.h. Rücken)
- Kennzeichnen des ermittelten Punkts mit einem wasserfesten Filzstift

Einstellung des 0 – Punkts

- Befestigen der Meßskala am Infusionsständer
- Einstellen des Zeigers der Meßskala auf den am Patienten markierten Punkt

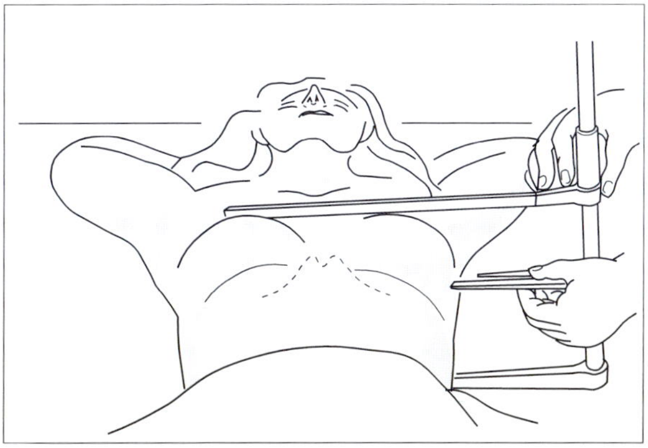

Abb. 14–12
Bestimmung des 0-Punkts mit der Thorax-Schublehre und anschließender Markierung des ermittelten Punkts mit einem wasserfesten Stift.

- Verschieben der Meßskala unter Zuhilfenahme der Wasserwaage bis der Zeiger in der Waage ist

Meßbesteck anbauen

- Anbringen eines Infusionsbestecks an die Infusionsflasche
- Einbau eines Dreiwegehahns
- Verbinden des Meßskalenschlauches mit dem Dreiwegehahn
- Konnektieren (Verbinden) des Verbindungsschlauchs mit Dreiwegehahn und ZVK (Zentraler Venenkatheter)

Durchführung der Messung

(1) Information des Patienten
(2) Entlüftung des Schlauchsystems mit z.B. 0,9% NaCl (Kochsalzlösung)
(3) Flachlagerung des Patienten
(4) Abstellen anderer Infusionen durch den Dreiwegehahn am ZVK
(5) Befüllen des Meßschlauchs
(6) Unterbrechen der Verbindung zur Infusion durch Dreiwegehahn am Meßschlauch
(7) Öffnen des Dreiwegehahns am ZVK zum Meßbesteck hin
(8) Warten bis die Wassersäule nicht mehr sinkt, sondern pendelt. Das Pendeln resultiert aus der Druckänderung im Thorax (Brustkorb) bei Ein- und Ausatmung und ist somit atemsynchron. Das Pendeln gibt zusätzlich den Hinweis auf die zentrale Lage
(9) Ablesen und dokumentieren des Pendelmittelwerts
(10) Normalwert bei Erwachsenen 2–10 cm Wassersäule
(11) Wiederherstellen des Zulaufs der regulären Infusionen
(12) Dokumentation

Beachte: Bei allen Manipulationen am ZVK besteht die Gefahr der Luftembolie (da durch das Ansaugen des Blutes vom rechten Herzen Luft mit angesaugt werden kann) und der Deplazierung (Verschiebung). Dies muß durch Vorsichtsmaßnahmen vermieden werden.
Bei negativem ZVD kann die Gefahr der Luftembolie durch Bildung eines Siphons zwischen Meßskala und Patientenzuleitungssystem ausgeschaltet werden.

1. Stellung des Dreiwegehahns vor und nach der Messung

Die Verbindung zwischen Infusion und ZVK ist hergestellt, die Verbindung zum Manometer ist unterbrochen. In dieser Stellung läuft die Infusion normal weiter.

2. Stellung des Dreiwegehahns zum Befüllen des Manometers

Verbindung zwischen Infusion und Manometer ist hergestellt, die Verbindung zum ZVK ist unterbrochen.

3. Stellung des Dreiwegehahns zur Messung des ZVD

Die Verbindung zwischen Manometer und ZVK ist hergestellt, die Verbindung zur Infusion ist unterbrochen.

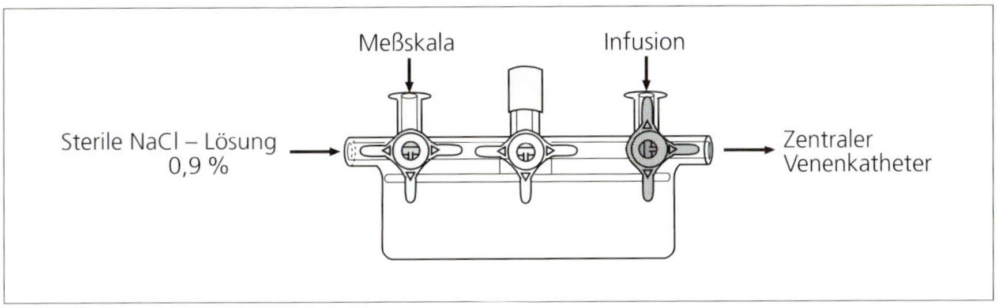

Abb. 14–13 **Dreiwegehahnstellung vor Beginn und nach Beendigung der Messung.**

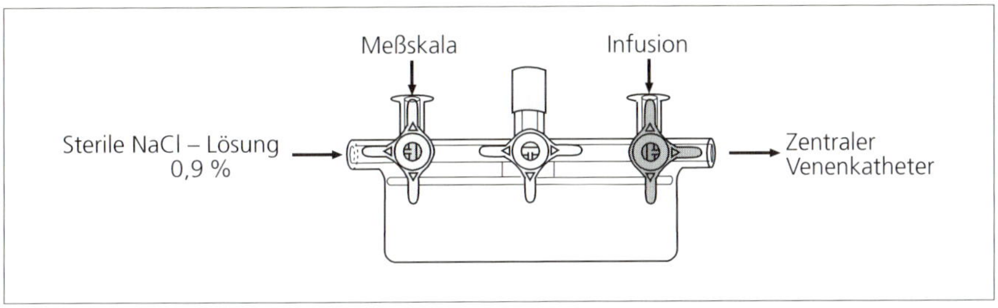

Abb. 14–14 **Dreiwegehahnstellung zum Befüllen des Manometerschlauchs.**

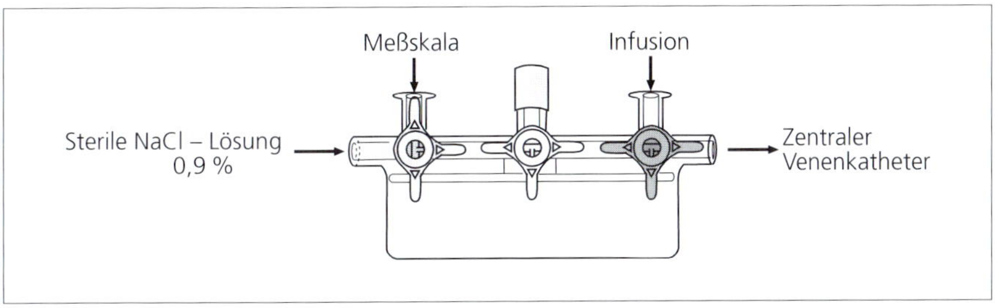

Abb. 14–15 **Dreiwegehahnstellung zur Messung (Verbindung zwischen Manometerschlauch und ZVK hergestellt).**

ZVD – Messung

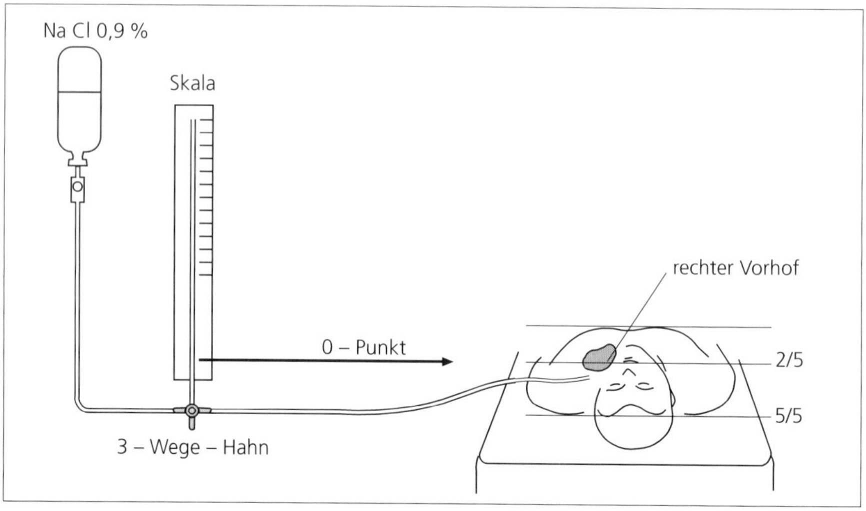

Abb. 14–16 **Aufbau zur Messung des Zentralen Venendrucks.**

Umrechnung von cmH_2O in mmHg

Erläuterung

In der Dokumentation sollte der ZVD immer entweder in cmH_2O oder in mmHg vermerkt werden, um Mißverständnisse zu vermeiden. Je nach vorhandenen Möglichkeiten zur ZVD-Messung kann die Umrechnung von cmH_2O in mmHg, bzw. umgekehrt erforderlich sein.

Beispiel

Der gemessene ZVD beträgt 12 cmH_2O.
$12 \times 0{,}74 = 8{,}88$

Ergebnis

12 cmH_2O entsprechen 8,88 mmHg.

Umrechnung von mmHg in cmH_2O

Erläuterung

Die Umrechnung von mmHg in cmH_2O ist beispielsweise nötig, wenn bei der Messung des Zentralen Venendrucks aus technischen Gründen mit mmHg gemessen wurde. Ohne die Umrechnung ergeben sich zwangsläufig falsche Werte.
1 mmHg entspicht 1,36 cmH_2O.

Beispiel

Der gemessene ZVD beträgt 8 mmHg.
$8 \times 1{,}36 = 10{,}88$

Ergebnis

8 mmHg entsprechen 10,88 cmH_2O.

14.5.4 Störungen im Wasser- und Natriumhaushalt

Wasser

Hypervolämiezeichen (Überwässerung):

- Husten
- Dyspnoe (Atemnot)
- Lungenödem (Wasseransammlung in der Lunge)
- Tachykardie (beschleunigter Puls)
- Hypertonie (erhöhter Blutdruck)
- Gestaute Venen
- Erhöhter zentraler Venendruck
- Kopfschmerz
- Krampfneigung

Hypovolämiezeichen (Wassermangel):

- Tachykardie (beschleunigter Puls)
- Hypotonie (erniedrigter Blutdruck)
- Kleine Blutdruckamplitude
- Schockindex über 1 (Berechnung siehe Kap. 5.5.11)
- Niedriger zentraler Venendruck
- Oligurie (Urinausscheidung unter 500 ml in 24 Stunden)
- Unzureichende periphere Durchblutung
- Hautblässe

Natrium

Hypernatriämiezeichen (Natriumüberschuß):

- Eventuell Zeichen einer Hypervolämie (Überwässerung)

Hyponatriämiezeichen (Natriummangel):

- Apathie (Teilnahmslosigkeit)
- Kopfschmerz
- Durst
- Anorexie (Appetitlosigkeit)
- Erbrechen
- Zeichen einer Hypovolämie (z.B. Tachykardie, Hypotonie)

Kalium

Hyperkaliämiesyndrom (Kaliumüberschuß):

- Bradykardie (verlangsamte Pulsfrequenz), Herzrhythmusstörungen, evtl. Herzstillstand
- Parästhesien (Mißempfindungen wie Ameisenlaufen)
- Metallischer Geschmack im Mund
- Schlaffe Lähmung
- Verwirrtheit
- Muskelschwäche

Hypokaliämiesyndrom (Kaliummangel):

- Tachykardie (beschleunigte Pulsfrequenz), Extrassytolen (außerhalb des normalen Rhythmus auftretende Herzschläge)
- Ödeme (Wasseransammlung im Zwischenzellraum)
- Nephropathie (Nierenveränderungen)
- Apathie (Teilnahmslosigkeit)
- Bewußtseinsstörungen bis Koma
- Paresen (Lähmungen)
- Appetitlosigkeit
- Obstipation (Verstopfung) bis paralytischer Ileus (Darmlähmung)

Calcium

Hyperkalzämiesyndrom (Calciumüberschuß):

- Polyurie (stark vermehrte Urinausscheidung)
- Polydipsie (gesteigertes Durstgefühl)
- Erbrechen
- Muskelschwäche
- Meteorismus (Blähungen)
- Obstipation (Verstopfung)
- Neuromuskuläre Untererregbarkeit
- Psychische Verstimmung
- Niereninsuffizienz
- Somnolenz (starke Schläfrigkeit)
- Koma
- Eventuell Herzstillstand

Hypokalzämiezeichen (Calciummangel):

- Gesteigerte neuromuskuläre Erregbarkeit
- Tetanische Krämpfe

14.6 Gehirnfunktion

14.6.1 Hirndruckzeichen

Definition

Symptome, die aus intrakranieller (schädelinnerer) Drucksteigerung resultieren.

Gründe

- Hirnödem (Einlagerung von Wasser im Gehirn)
- Hydrozephalus (Wasserkopf durch Erweiterung der wassergefüllten Räume im Gehirn)
- Traumatische (durch Verletzung), entzündliche und raumfordernde intrakranielle (schädelinnere) Prozesse

Symptome

- Hypertonie (erhöhter Blutdruck)
- Bradykardie (verlangsamte Pulsfrequenz)
- Kopfschmerz
- Schwindel
- Erbrechen
- Sehstörungen
- Bewußtseinseintrübung
- Zentrales Fieber
- Stauungspapille
- Krampfanfälle
- Lähmungserscheinungen

Beachte: Die Symptome müssen nicht alle gleichzeitig auftreten.

Glasgow-Coma-Scale zur Einschätzung der Bewußtseinslage

Die Glasgow-Coma-Scale dient der Dokumentation des neurologischen Status. Die Addition der Punktwerte ergibt bei normalem Bewußtseinszustand den Wert 15. Werte unter 8 deuten auf eine schwere Hirnfunktionsstörung hin. Nach der Glasgow-Coma-Scale liegt ein Koma vor, wenn:

1. die Augen nicht geöffnet werden
2. keinerlei Worte geäußert werden
3. keiner Aufforderung nachgekommen wird

Tab. 14–6 **Glasgow-Koma-Skala zur Überwachung der Bewußtseinslage**

Reaktion	Beobachtung	Punktzahl
Augenöffnen	spontan	4
	auf Geräusche	3
	auf Schmerzreiz	2
	kein Augenöffnen	1
Verbale Reaktion	orientiert	5
	verwirrte Unterhaltung	4
	unangemessene Wörter	3
	unverständliche Geräusche	2
	keine verbale Reaktion	1
Beste motorische Reaktion	kommt Aufforderungen nach	6
	lokalisiert Schmerz	5
	zieht normal zurück	4
	beugt auf Schmerz	3
	streckt auf Schmerz	2
	keine motorische Reaktion	1

14.6.2 Pupillenbeobachtung

Beobachtet wird die Pupillenreaktion auf Lichtreize, die Seitengleichheit der Pupillen sowie die Pupillenweite.

Tab. 14–7 **Beobachtung der Pupillen**

		Pupillenbeobachtung	
Pupillenreaktion		Pupillengleichheit	Pupillenweite
spontan	+	seitengleich	eng
verlangsamt	(+)	seitenungleich	mittel
keine	–		weit
			entrundet

14.6.3 Vorgehensweise bei der Reanimation

Definition

Herz-Lungen-Wiederbelebung.

Wiederherstellung ausgefallener Vitalfunktionen, bzw. Erhaltung von Vitalfunktionen.

Systeme zur Reanimation

Die Vorgehensweise bei einer Reanimation richtet sich in erster Linie nach der Anzahl der möglichen Helfer.

Reanimation durch eine Person

Tab. 14–8 **Reanimationsablauf im Krankenhaus durch eine Person**

Eine Person	
Notruf	
Flachlagerung auf harter Unterlage	
Atemwege freimachen	(1) Inspektion des Mund- und Rachenraums (2) Entfernen von Fremdkörpern (3) Überstrecken des Kopfes (4) Vorziehen des Unterkiefers
Atemwege freihalten	Überstrecken des Kopfes und Vorziehen des Unterkiefers Guedel- oder Wendl-Tubus Endotracheale Intubation (Arzt)
Beatmung 3x	Mund- zu Nase-Beatmung Mund- zu Mund-Beatmung Masken – Beatmungsbeutel – Beatmung Tubus – Beatmungsbeutel – Beatmung (Arzt)
Herzdruckmassage 15x	Extrathorakale Herzdruckmassage
Abwechselnd: **2x Beatmung** **15x Herzdruckmassage**	

Reanimation durch zwei Personen

Tab. 14–9 **Reanimationsablauf im Krankenhaus durch zwei Personen**

Erste Person	Zweite Person
Flachlagerung Auf harter Unterlage	**Notruf**
Atemwege freimachen Inspektion des Mund- und Rachenraums Entfernen von Fremdkörpern Überstrecken des Kopfes Vorziehen des Unterkiefers	
Atemwege freihalten Guedel- oder Wendl-Tubus Endotracheale Intubation (Arzt)	
Beatmung 3x Mund- zu Nase-Beatmung Mund- zu Mund-Beatmung Masken- Beatmungsbeutel-Beatmung Tubus-Beatmungsbeutel-Beatmung (Arzt)	
	Herzdruckmassage. Extrathorakale Herzdruckmassage 5x
Abwechselnd: **1x Beatmung** **5x Herzdruckmassage**	

14.7 Legen eines Blasenkatheters

14.7.1 Definition

Ein Blasenkatheter, der durch die Harnröhre in die Blase eingebracht wird, wird als transurethraler Katheter bezeichnet.

14.7.2 Gründe

- Zur genauen Bilanzierung der Flüssigkeitseinfuhr und Flüssigkeitsausfuhr
- Bei Blasenentleerungsstörungen
- Zur Urinableitung bei langen Operationen
- Zur Ruhigstellung der Blase nach operativen Eingriffen

14.7.3 Komplikationen

- Urethritis (Entzündung der Harnröhre)
- Blaseninfektion
- Aufsteigende Infektion bis in das Nierenbecken
- Entzündung von Hoden, Nebenhoden und der Prostata (Vorsteherdrüse des Mannes)
- Verletzung der Harnröhre beim Katheterisieren

14.7.4 Material

- Sterile Handschuhe
- Steriles Katheterisierungsset mit wasserdichter Unterlage, Schlitztuch, Tupfer, Gefäß für Desinfektionsmittel, Pinzette, sterile Handschuhe
- Blasenkatheter mit Ballon in der Größe 16–18 Charriere für Männer und Größe 14–20 Charriere für Frauen (Übersicht zu Kathetermaßeinheiten Kap. 15)
- Polyvidon-Jod-Lösung zur Desinfektion (alkoholfrei)
- Steriles Gleitmittel (z.B. Instillagel®)
- Sterile 10 ml Spritze gefüllt mit steriler NaCl 0,9%-Lösung zum Blocken des Katheterballons
- Geschlossenes Urin-Drainagesystem

Bachte: Zum Blocken des Katheterballons niemals Luft verwenden, da der Ballon auf dem Urin schwimmen und am Blasendach Drucknekrosen auslösen würde.

14.7.5 Durchführung

Die transurethrale Katheterisierung zählt zu den delegierbaren Aufgaben. Treten bei der Katheterisierung Schwierigkeiten auf, muß ein Arzt die Durchführung übernehmen.

Aufgrund möglicher Komplikationen muß unbedingt eine Katheterisierung unter Beachtung der aseptischen Regeln erfolgen.

(1) Information des Patienten
(2) Wahrung der Intimsphäre
(3) Rückenlagerung des Patienten
(4) Hygienische Händedesinfektion (Kap. 2.5)
(5) Griffbereites Plazieren der benötigten Materialien
(6) Eingießen der Desinfektionslösung in das vorgesehene Gefäß
(7) Öffnen der äußeren Hülle des Blasenkatheters auf der Seite des Anschlusses und Konnektierung des Urin-Drainagesystems

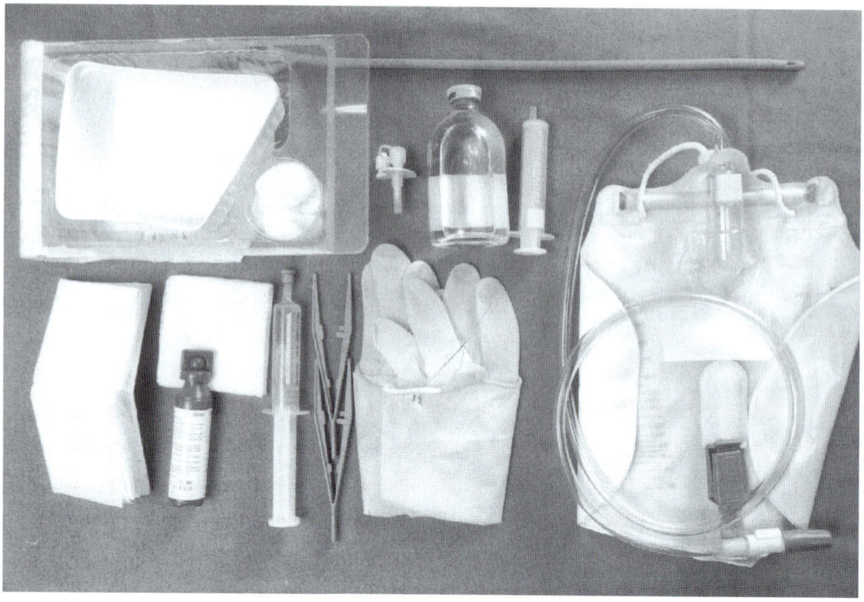

Abb. 14–17 **Material zum Legen eines Blasen-Dauerkatheters (von links nach rechts und von oben nach unten): Schale mit Tupfern, blockbarer Dauerkatheter, Spike und sterile NaCl-Lösung 9%, 10 ml Spritze, Lochtuch (wasserdicht), Polyvidon-Jod-Lösung (ohne Alkohol), sterile Kompressen, Gleitmittel mit Schleimhautanästhetikum (z.B. Instillagel), anatomische Pinzetten, Handschuhe, Urindrainagebeutel mit Rückflußventil und belüfteter Tropfkammer, Aufhängevorrichtung und Urinprobeentnahmestelle (Fassungsvermögen 2000 ml), Schlauchlänge 90 cm).**

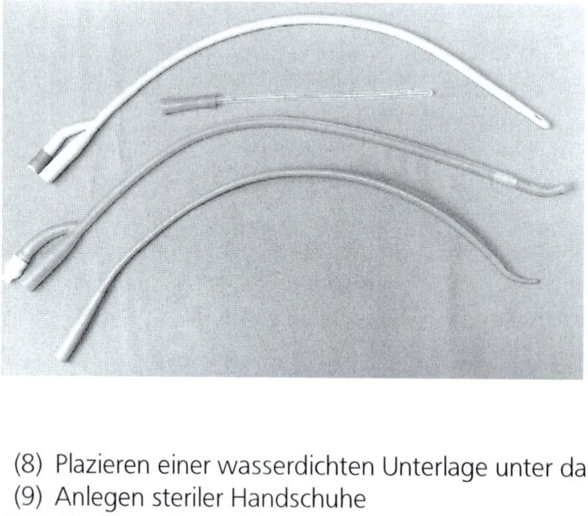

Abb. 14–18
Nelaton-Dauerkatheter, Einmalkatheter für Frauen, Tiemann-Dauerkatheter, Tiemann-Einmalkatheter.

(8) Plazieren einer wasserdichten Unterlage unter das Gesäß des Patienten
(9) Anlegen steriler Handschuhe
(10) Plazieren eines Schlitztuchs auf den Genitalbereich
(11) Desinfektion des Genitalbereichs mit sterilen Tupfern
(12) Zurückziehen der Vorhaut bei Männern und Desinfektion des Glans- Bereichs mit jeweils einem Tupfer 3x von der Harnröhrenöffnung aus, da sonst Erreger, die sich unter der Vorhaut bilden, in das Urosystem eingeschleppt würden

(13) Desinfektion bei Frauen: mit jeweils einem Tupfer zuerst die großen Schamlippen, dann die kleinen Schamlippen von Richtung Mons pubis (Schambeinhügel) in Richtung Anus und zuletzt den Harnröhreneingang
(14) Einspritzen von Gleitmittel mit lokalem Schleimhautdesinfizienz bei Männern
(15) Bestreichen des Blasenkatheters mit Gleitmittel bei Frauen
(16) Erneutes Anlegen steriler Handschuhe
(17) Einführen des Katheters ohne Gewalt mit einer Pinzette oder der Hand bis Urin zurückfließt
(18) Anheben des Penis zum Ausgleich der Harnröhrenkrümmung
(19) Blocken des Katheters mit der 10 ml NaCl 0,9%-Spritze mit der auf dem Katheter angegebenen Blockmenge in den dafür vorgesehenen Kanal und anschließendes Zurückziehen des Katheters bis zum Widerstand
(20) Zurückstreifen der Vorhaut bei Männern
(21) Anbringen des Ableitungssystems über den Oberschenkel hinweg (sonst besteht die Gefahr von Druckstellenbildung) am Bett unterhalb des Patientenniveaus
(22) Entsorgen der Materialien
(23) Dokumentation

Beachte: Bei Männern muß die Vorhaut nach Einführen des Katheters wieder nach vorne gestreift werden, da die Gefahr einer Paraphimose (Einklemmung der Glans penis mit Gefahr der Durchblutungsstörung) besteht.

14.7.6 Katheterpflege

Aufgrund der Infektionsgefahr ist eine regelmäßige und sorgfältige Pflege des Systems erforderlich.

- Reinigen des Harnröhreneingangs mit Polyvidon-Jod-Lösung mindestens 2x mal täglich (Wegen der Gefahr der Schleimhautreizung und Allergie auf Polyvidon-Jod wird häufig die Reinigung nur mit sorgfältigem Waschen und Trocknen durchgeführt)
- Zusätzliches Reinigen des Harnröhreneingangs und Katheters mit Polyvidon-Jod-Lösung nach jeder Stuhlentleerung (falls erforderlich)
- Regelmäßiges Befreien des Katheters von Verunreinigungen
- Bei versehentlicher oder beabsichtigter Diskonnektion (Auseinanderziehen) des ableitenden Systems, Desinfektion des Katheteransatzes und Anschluß eines neuen, geschlossenen Urin-Drainagesystems
- Entleerung spätestens kurz vor der maximalen Füllungsmenge des Auffangbeutels mit anschließender Desinfektion der Ablaßvorrichtung
- Entnahme von Urin zur bakteriellen Untersuchung nur aus der dazu vorgesehenen Stelle im System unter sterilen Bedingungen
- Wechsel des Dauerkatheters nach einer Woche wegen Infektionsgefahr

14.8 Suprapubische Katheterisierung

14.8.1 Definition

Einbringen eines Katheters in die Harnblase durch Punktion oberhalb des Mons pubis (Schamhügel).

14.8.2 Gründe

- Operation im Genitalbereich
- Bei Behinderungen der Urinausscheidung auf normalem Weg
- Zur Herabsetzung der Infektionsgefahr bei langer Katheterisierungsdauer

14.8.3 Komplikationen

- Verletzung von Bauchorganen und Gefäßen durch die Punktion
- Blasentamponade (Abflußstauung) durch z.B. Blutkoagel
- Infektion (Kap. 2)
- Abflußstörung
- Dislokation (Verschiebung) des Katheters

14.8.4 Material

- Sterile Handschuhe
- Steriles suprapubisches Einmal-Punktionsbesteck
- Desinfektionsmittel
- Lokalanästhetikum, 20 ml Spritze und lange Kanüle
- Steriler Kittel und Mundschutz
- Steriles Abdecktuch
- Sterile Kompressen
- Sterile Schere
- Eventuell steriler Nadelhalter, chirurgische Pinzette und Nahtmaterial zur Katheterfixation
- Einmalskalpell mit spitzer Klinge (Nr.11)
- Geschlossenes Urin-Drainagesystem
- Adhäsionsverband

14.8.5 Durchführung

Die Durchführung ist nur dem Arzt erlaubt. Die Aufgabe des Pflegepersonals besteht in der Vorbereitung des Materials, der Beobachtung und Betreuung des Patienten, der Lagerung sowie der Entsorgung der Materialien

(1) Information des Patienten
(2) Rückenlagerung des Patienten
(3) Rasur des Unterbauchs, falls notwendig
(4) Befüllen der Harnblase mit 300ml-500ml steriler NaCl-Lösung 0,9% über einen transurethralen Blasenkatheter
(5) Entfernung des transurethralen Blasenkatheters
(6) Desinfektion und sterile Abdeckung des Punktionsgebiets
(7) Lokalanästhesie des Punktionsgebiets
(8) Hautinzision an der Punktionsstelle mit dem Skalpell
(9) Einführen der Punktionsnadel durch die Inzisionsstelle in die Harnblase mit nachfolgender Einführung des Katheters
(10) Konnektieren des geschlossenen Ableitungssystems mit dem Katheter
(11) Je nach Modell Blocken des Katheters mit steriler NaCl-Lösung 0,9%, oder Fixierung mit Hilfe von Nahtmaterial (nicht-resorbierbar, Stärke 0 bis 1) und einem Nadelhalter
(12) Anlegen eines sterilen Wundverbands mit Kompressen und Pflaster
(13) Dokumentation

14.8.6 Pflege des suprapubischen Kathetersystems

- Spätestens alle zwei Tage Verbandwechsel unter aseptischen Bedingungen
- Bei Zeichen einer lokalen Entzündung an der Einstichstelle Applikation (Verabreichung) von Polyvidon-Jod-Salbe auf die Punktionsstelle
- Regelmäßiges Befreien des Katheters von Verunreinigungen
- Bei versehentlicher oder beabsichtigter Diskonnektion des ableitenden Systems Desinfektion des Katheteranschlusses und Anbringen eines neuen geschlossenen Urin-Drainagesystems
- Entleerung des Systems kurz vor der maximalen Füllungsmenge des Auffangbeutels mit anschließender Desinfektion der Ablaßvorrichtung
- Entnahme von Urin zur bakteriellen Untersuchung nur aus der dazu vorgesehenen Stelle im System unter sterilen Bedingungen

14.9 Legen einer Magensonde

14.9.1 Definition

Einführen eines flexiblen Schlauches durch Nase oder Mund über die Speiseröhre in den Magen.

14.9.2 Komplikationen

- Schleimhautverletzungen
- Plazierung in die Trachea (Luftröhre)
- Plazierung in das Duodenum (Zwölffingerdarm)
- Auslösung von Erbrechen
- Aspiration (Eindringen von festen oder flüssigen Stoffen in die Luftröhre)

14.9.3 Gründe

- Ableitung von Magensaft vor, während und nach Operationen
- Magensaftdiagnostik
- Blutungen
- Magenatonie (Lähmung der Magenbewegungen)
- Pylorusstenosen (Magenausgangsverengung)
- Magenulkus (Magengeschwür)
- Sondenernährung

14.9.4 Material

- Magensonde
- Auffangbeutel mit Halterung
- 20 ml Spritze
- Schutztuch
- Stethoskop
- Pflaster, schmal, braun
- Etwas Alkohol und Tupfer
- Bei wachen Patienten 1 Glas Wasser

14.9.5 Durchführung

Das Legen einer Magensonde gehört zum Tätigkeitsbereich des Arztes. Die Aufgabe der Krankenpflege besteht in der Vorbereitung, Assistenz beim Legen der Magensonde und der Beobachtung und Pflege bei liegender Magensonde.

(1) Information des Patienten
(2) Einführen der Magensonde möglichst bei nüchternem Patienten
(3) Lagerung halbsitzend mit nach vorne gebeugtem Kopf (z.B. Abb. 8–4)
(4) Einrichten des Arbeitsplatzes auf der rechten Seite des Patienten
(5) Einstreichen der Magensonde mit Lidocain-HCL-Gel 2%, 15 cm
(6) Vorsichtiges Einführen der Sonde in die Nase

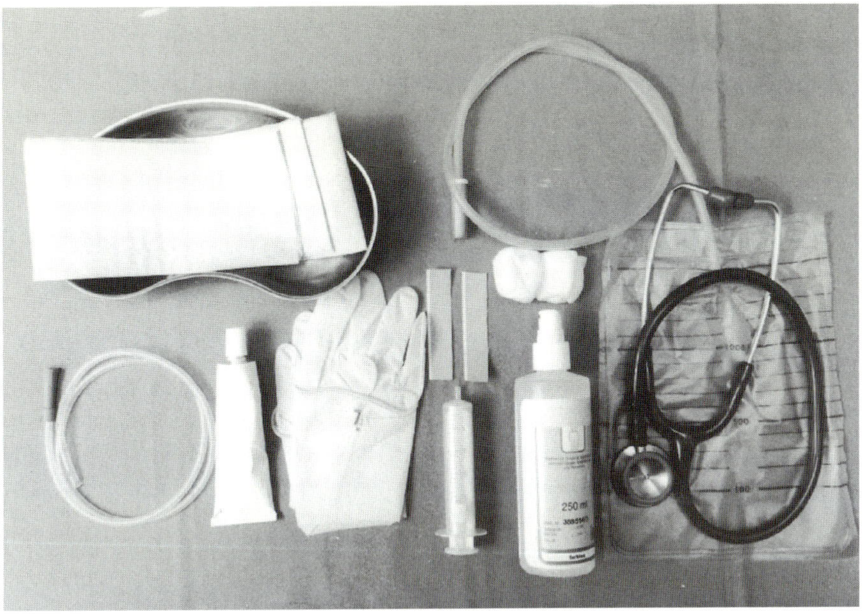

Abb. 14–19 **Material zum Legen einer Magensonde (von links nach rechts und von oben nach unten): Nierenschale, wasserdichte Unterlage, Magensonde (80 cm lang mit Längenangaben), Gleitmittel mit Schleimhautanästhetikum (z.B. Xylocain-Gel 2%), Handschuhe, Spritze, Pflasterstreifen zur Fixierung, Tupfer, alkoholisches Hautdesinfizienz, Auffangbeutel (1000 ml), Stethoskop.**

(7) Beim Vorschieben der Sonde Patient zum Schlucken anhalten
(8) Falls erforderlich schluckweise Wasser trinken lassen und dabei Sonde vorschieben
(9) Kontrolle der Mundhöhle auf Aufrollen der Sonde im Rachen
(10) Lagekontrolle bei 50 cm Markierung
(11) Lageprüfung durch Einblasen von Luft mit der Spritze und gleichzeitigem Abhören des Magens mit dem Stethoskop auf Luftblubbern
(12) Sofortiges Zurückziehen der Magensonde bei starkem Hustenreiz und Zyanose (Blaufärbung der Haut)
(13) Fixierung der Sonde bei korrekter Lage mit Pflaster an der Nase
(14) Anschließen und Aufhängen des Auffangbeutels unter Patientenniveau
(15) Lagekontrolle der Magensonde vor jeder Flüssigkeitszufuhr
(16) Dokumentation

Beachte: Bei längerer Liegezeit besteht die Gefahr der Druckstellenbildung. Deshalb sollte die Magensonde täglich anders fixiert werden. Gibt man aufgelöste Medikamente per Magensonde, muß nachgespült werden, da das Medikament sonst nur unvollständig den Magen erreicht, danach einige Zeit abklemmen!

14.9.6 Pflege der Magensonde

- Lagekontrolle vor jeder Verabreichung von Sondenkost oder Flüssigkeiten durch Einspritzen von Luft bei gleichzeitigem Abhören mittels Stethoskop über der Magenregion. Bei deutlich hörbaren blubbernden Geräuschen liegt die Magensonde richtig
- Durchführung der Nasenpflege
- Vermeidung von Dekubiti (Druckstellen) an der Nase durch regelmäßiges Lösen und Umpositionieren der Magensonde (mindestens 2x täglich)
- Durchführung von Soor- und Parotitisprophylaxe (Kap. 5.9.1)
- Frühzeitiges Wechseln des Ableitungsbeutels, um Reflux zu vermeiden
- Vermeidung von Reflux durch Anbringen des Ableitungsbeutels unter dem Patientenniveau
- Dokumentation von Fördermenge und Aussehen des Sekrets
- Verhinderung von Sondenverschluß nach Applikation (Verabreichung) beliebiger Substanzen durch Nachspülen mit Flüssigkeit

15 Anhang

15.1 Tabellen

15.1.1 Tabelle zu den Fadenstärken

Tab. 15–1 **Übersicht der Fadenstärken chirurgischen Nahtmaterials**

Resorbierbarer Faden	Metric	Nichtresorbierbarer Faden sowie PDS® und Vicryl®	Durchmesser in mm
	0,01	12–0	0,001–0,009
	0,1	11–0	0,010–0,019
	0,2	10–0	0,020–0,029
	0,3	9–0	0,030–0,039
	0,4	8–0	0,040–0,049
8–0	0,5	7–0	0,050–0,069
7–0	0,7	6–0	0,070–0,099
6–0	1	5–0	0,100–0,149
5–0	1,5	4–0	0,150–0,199
4–0	2	3–0	0,200–0,249
3–0	2,5	2–0	0,250–0,299
3–0	3	2–0	0,300–0,349
2–0	3,5	0	0,350–0,399
0	4	1	0,400–0,499
1	5	2	0,500–0,599
2	6	3	0,600–0,699
3	7	4	0,700–0,799
4	8	5	0,800–0,899
5	9	6	0,900–0,999

15.1.2 Tabelle zu Kanülenmaßen

Tab. 15–2 **Das Kanülenmaß Gauge (G) in seiner Entsprechung zu Millimeter und Inches**

Gauge (G)	Außendurchmesser in mm	Inches
35	0,13	0,005
34	0,18	0,007
33	0,20	0,008
32	0,23	0,009
31	0,25	0,010
30	0,30	0,012
29	0,33	0,013
28	0,36	0,014
27	0,41	0,016
26	0,46	0,018
25	0,51	0,020
24	0,56	0,022
23	0,64	0,025
22	0,71	0,028
21	0,81	0,032
20	0,89	0,035
19	1,07	0,042
18	1,27	0,050
17	1,50	0,059
16	1,65	0,065
15	1,83	0,072
14	2,11	0,083
13	2,41	0,095
12	2,77	0,109
11	3,05	0,120
10	3,40	0,134
9	3,76	0,148
8	4,19	0,165
7	4,57	0,180
6	5,16	0,203

15.1.3 Tabelle zur Ermittlung der Infusionsgeschwindigkeit

Tab. 15–3 **Infusionszeit in Abhängigkeit von Tropfenzahl und Infusionsmenge**

Infusionsmenge	Infusionszeit	Tropfen/Minute
50 ml	0,25 Stunden	67 Tropfen/Minute
50 ml	0,5 Stunden	33 Tropfen/Minute
500 ml	0,5 Stunden	333 Tropfen/Minute
500 ml	1 Stunde	166 Tropfen/Minute
500 ml	2 Stunden	83 Tropfen/Minute
500 ml	3 Stunden	55 Tropfen/Minute
500 ml	4 Stunden	42 Tropfen/Minute
500 ml	5 Stunden	33 Tropfen/Minute
500 ml	6 Stunden	28 Tropfen/Minute
500 ml	12 Stunden	14 Tropfen/Minute
500 ml	24 Stunden	7 Tropfen/Minute
1000 ml	3 Stunden	112 Tropfen/Minute
1000 ml	6 Stunden	56 Tropfen/Minute
1000 ml	12 Stunden	28 Tropfen/Minute
1000 ml	24 Stunden	14 Tropfen/Minute
2000 ml	12 Stunden	55 Tropfen/Minute
2000 ml	24 Stunden	23 Tropfen/Minute

15.1.4 Tabelle zu Kathetermaßeinheiten

Tab. 15–4 **Die Größe Charriere (Ch) und ihre Entsprechung in Millimeter Außendurchmesser**

Charriere (Ch), French (F)	Außendurchmesser in mm	Charriere (Ch), French (F)	Außendurchmesser in mm
1	0,33	**19**	6,33
2	0,67	**20**	6,67
3	1,00	**21**	7,00
4	1,33	**22**	7,33
5	1,67	**23**	7,67
6	2,00	**24**	8,00
7	2,33	**25**	8,33
8	2,67	**26**	8,67
9	3,00	**27**	9,00
10	3,33	**28**	9,33
11	3,67	**29**	9,67
12	4,00	**30**	10,00
13	4,33	**32**	10,67
14	4,67	**34**	11,33
15	5,00	**36**	12,00
16	5,33	**38**	12,67
17	5,67	**40**	13,33
18	6,00	**45**	15,00

15.1.5 Normalwerttabelle

Tab. 15–5 **Normalwerttabelle von häufig benötigten Parametern**

Parameter	Normalwert	SI-Einheit
Arterielle Blutgasanalyse	pH 7,4 +/- 0,04 pCO_2 33–45 mmHg pO_2 80–100 mmHg O_2 -Sättigung 96–98% Basenabweichung −2,0 – +1,2 mval/l Standardbicarbonat 22–26 mval/l	 4,4–6,0 kPa 10,0–12,8 kPa -2,0 – +1,2 mmol/l 22–26 mmol/l
Atemzugvolumen	Normalwert bei einer Einatmung oder Ausatmung : 7 ml/kg Körpergewicht Beispiel: 80 kg x 7 ml = 560 ml	
Blutfette	Cholesterin 180–260 mg% HDL-Cholesterin Männer > 65 mg/dl HDL-Cholesterin Frauen > 55 mg/dl LDL-Cholesterin < 150 mg/dl Triglyceride 74–120 mg%	4,7–6,7 mmol/l 0,85–1,37 mmol/l
Blutsenkung	Männer bis 15 mm nach 1h Frauen bis 20 mm nach 1h (Wert nach 2 Stunden bringt keine zusätzlichen Informationen!)	
Blutvolumen	Männer 75 ml/kg Frauen 65 ml/kg	
Blutzucker	Nüchtern 75–95 mg%	4,16–5,27 mmol/l
Cuff-Druck	Manometermessung des Low-Pressure-Cuffs 17–23 mmHg endexpiratorisch 15 mmHg	
Differenzialblutbild	Stabkernig 3,0 rel. % Segmentkernig 56 rel. % Eosinophile 2,7 rel. % Basophile 0,5 rel. % Lymphozyten 34 rel. % Monozyten 4,0 rel. %	
Elektrolyte	Kalium 4,0–4,8 mval/l Natrium 135–147 mval/l Calcium 4,2–5,6 mval/l Magnesium 1,3–2,2 mval/l Chlorid 98–107 mval/l Eisen 60–130 µg%	4,0–4,8 mmol/l 135–147 mmol/l 2,1–2,8 mmol/l 0,65–1,1 mmol/l 98–107 mmol/l 10,7–23,2 µmol/l

Tab. 15–5 **Normalwerttabelle von häufig benötigten Parametern** (Fortsetzung)

Parameter	Normalwert	SI-Einheit
Enzyme	Alpha-Amylase bis 120 U/l Alkalische Phosphatase 60–170 U/l Saure Phosphatase bis 11 U/l Prostataphosphatase bis 4 U/l GOT m/f bis 19/15 U/l GPT m/f bis 23/19 U/l LDH 120–140 U/l LAP 11–35 U/l GLDH m/f bis 4/3 U/l Gamma-GT Männer 6–28 U/l Gamma-GT Frauen 4–18 U/l Alpha-HBDH 55–140 U/l Cholinesterase 2000–3700 U/l Lipase 20–190 U/l CK m/f bis 80/70 U/l CK-MB bis 10 U/l	
Galle	ca. 700 ml in 24 Stunden, goldgelb bis braungrüne Flüssigkeit, pH ca. 7,2	
Gerinnung	Quick: 70–100 % PTT: 20–38 sec. Thrombinzeit (TZ) um 15 sec. Gerinnungszeit 3–6 min. Fibrinogen 300–330 mg%	 3,0–3,3 g/l
Hormone	TSH 0,3–4,5 mU/l 3 Stunden nach oralem TRH bis 30 mU/l Gesamt-Thyroxin (T4) 5–12 mikrogramm/dl Freies Thyroxin (FT4) 0,8–2,0 ng/dl Trijodthyronin (T3) 70–180 ng/dl	
Kapnometrie	Expiratorisch: 35–45 mmHg CO_2	
Kleines Blutbild	Hb (Männer) 14–18 g% Hb (Frauen)12–16 g% Hk (Männer) 43,2–49,2 % Hk (Frauen) 35,8–45,4 % Erys (Männer) 5,0 Mill./µl Erys (Frauen) 4,6 Mill./ µl Leukozyten 5000–8000 /µl Thrombozyten 200 000–300 000 /µl Retikulozyten 25000–50000 /µl MCV 81–100 / kubikmikroliter HBE 28–36 pg MCHC 31–36 g/dl	8,7–11,2 mmol/l 7,45–10,1 mmol/l 5,0 T/l 4,6 T/l 5–8 G/l 200–300 G/l 25–50 G/l 1,74–2,23 fmol

Tab. 15–5 **Normalwerttabelle von häufig benötigten Parametern** (Fortsetzung)

Parameter	Normalwert	SI-Einheit
Magensaft	ca. 1500 ml in 24 Stunden, farblose-klare Flüssigkeit, pH 1–2	
Nierenfuktion	Harnstoff 23–35 mg% Kreatinin 0,6–1,0 mg% Harnsäure 2–6 mg% Kreatinin-Clearence 95–160 ml/min Bilirubin 0,2–1,2 mg	3,8–5,8 mmol/l 53,0–88,4 µmol/l 119–357 µmol/l 3–21 µmol/l
Pankreassaft	ca. 1500 ml in 24 Stunden, farblose-klare Flüssigkeit, pH ca. 8	
Proteine/Immunglobuline	Gesamteiweiß 6,3–8,6 g% Albumin 2,9–5,2 g% Ig A 90–450 mg/dl Ig G 800–1800 mg/ml Ig M Männer 60–250 mg/dl Ig M Frauen 70–280 mg/dl	63–86 g/l 29–52 g/l
Pulsoxymetrie	Normalwert: 98–100 % 0_2	
Schockindex	Pulsfrequenz pro Minute geteilt durch den systolischen Blutdruck. Normalwert 0,5–0,8 Ab 1: beginnender Schock	
Tubusgrößen	Männer 9 mm Innendurchmesser oder 38 Charriere Frauen 8 mm Innendurchmesser oder 34 Charriere	
Urinausscheidung	Normalwert in 24 Stunden ca. 1500 ml Oligurie unter 500 ml Anurie unter 100 ml	
Zentraler Venendruck (ZVD)	Normalwert +2 bis +10 cm Wassersäule	

15.2 Berufsverbände

ADS

Arbeitsgemeinschaft Deutscher Schwesternverbände
Friedrich-Ebert-Allee 71
53113 Bonn
Tel: 0228/2330-47/48

Allgemeiner Krankenpflegeverband

Lucy-Romberg-Haus
Wiesenstraße 55
45770 Marl
Tel: 02365/34666

BDfK

Deutscher Berufsverband für Pflegeberufe e.V.
Bundesverband
Hauptstraße 392
65760 Eschborn
Tel: 06173/65086

DAG

Deutsche Angestellten Gewerkschaft
Karl-Muck-Platz 1
20355 Hamburg 36
Tel: 040/349151

FDK

Fachverband der Krankenpflege
Steinbacher Hohl 2–26
60488 Frankfurt
Tel: 069/7601-696

ÖTV

Hauptabteilung Gesundheitswesen, Kirchen und soziale Einrichtungen in der Gewerkschaft «Öffentliche Dienste, Transport und Verkehr»
Theodor-Heuss-Straße 2
70174 Stuttgart
Tel: 0711/20971

15.3 Kontaktadressen für Patienten

Allergiker- und Asthmatikerbund e.V.

Hindenburgstraße 110
41061 Mönchengladbach

Arbeitsgemeinschaft Selbsthilfegruppen e.V.

Friedrichstraße 28
35392 Gießen

Bundesverband der Kehlkopflosen e.V.

Obererle 65
45897 Gelsenkirchen
Tel: 0209/592282

Bundesverband der Organtransplantierten e.V.

Triftstraße 6
Postfach
13353 Berlin
Tel: 030/4617894

Deutsche Krebshilfe e.V.

Thomas-Mann Straße 40
53111 Bonn

Deutscher Diabetiker Bund e.V.

Danziger Weg 1
58511 Lüdenscheid

Deutsche Multiple Sklerose Gesellschaft

Bundesgeschäftsstelle
Rosental 5
80331 München

Dialysepatienten Deutschland e.V.

Weberstraße 2
55130 Mainz
Tel: 06131/85152

Deutsche Rheuma-Liga Bundesverband e.V.

Rheinallee 69
53173 Bonn
Tel: 0228/355425

15.4 Literaturverzeichnis

Alexander, Fawcett, Runciman (1994): Nursing Practice, Churchill Livingstone, London, ISBN 0443043388.

Beck, Schmidt (1989): Hygiene, 3. Auflage, Ferdinand Enke Verlag, Stuttgart, ISBN 3432927630.

Berufsfachschule für Krankenpflege Lichtenfels (1994) In: Die Schwester/Der Pfleger, Bibliomed, Melsungen, 33. Jahrgang, 7/1994.

Böhme, Hans (1991): Das Recht des Krankenpflegepersonals, Teil 2: Haftungsrecht, 3. Auflage, Kohlhammer Verlag, Stuttgart.

Brenner, G., Adelhardt, M. (1987): Rechtskunde für das Krankenpflegepersonal, 3. Auflage, Gustav Fischer Verlag, Stuttgart.

Cohen, F.L. (1980): Post surgical pain relief: Patient's status and nurses' medication choices. Pain 9: 265.

Cousins, M.J.; Phillips, G.D. (1986): Acute pain management, Churchill Livingston, New York.

Dettli, L. (1973): Bemerkungen der perinekrotischen Zone, VASA Bern, 223224.

Diestelhorst, Petra (6/1993): Pflege polytraumatisierter Patienten, Deutsche Krankenpflege-Zeitschrift, Seite 390, Verlag W. Kohlhammer, Stuttgart.

Ek, A.-C. et al. (1985): The lokal skin blood flow in areas at risk for pressure sores treated with massage, in: Scand. J. Rehab. Med. 17, 81–86.

Engelhardt (1984): Unfallheilkunde für die Praxis, Walter de Gruyter Verlag, Berlin, ISBN 3110077620.

Fagrell, B. (1973): Vital capillary microscopy. A clinical method for studying changes of the nutritional skin capillaries in legs with arteriosclerosis obliterans. Scand. J. Clin. Lab. Invest, suppl. 133.

Friedl W., Bieber E. (1984): Allgemeinchirurgische Operationen, Springer Verlag, Berlin, ISBN 354012246.

Frowein (Domes), Michael (1/1995): Pflegeanamnese bei chirurgischen Patienten, Pflege-Zeitschrift, Verlag W. Kohlhammer, Stuttgart, Seite 21–23.

Frowein, Michael (7/1995): Interaktion von Pflege- und Behandlungsteam, Pflege-Zeitschrift, Verlag W. Kohlhammer, Stuttgart, Seite 407.

Frowein, Michael (10/1995): Delegation ärztlicher Tätigkeiten an Pflegende – Unsicherheit über die Rechtslage bei der Durchführung von Injektionen, Infusionen und Blutentnahmen, Pflege-Zeitschrift, Verlag W. Kohlhammer, Stuttgart, Seit 624–626.

Gabka, I. (1988): Injektions- und Infusionstechnik-Praxis, Komplikationen und forensische Konsequenzen, Walter de Gruyter Verlag, Berlin.

Gadomski, M. et al. (1978): Prophylaxe und Therapie von Dekubitalgeschwüren. Med. lüinik, 73, 1633–1639.

Heinze, M., Jung, H. (1985): Die haftungsrechtliche Eigenverantwortlichkeit des Krankenpflegepersonals in Abgrenzung zur ärztlichen Tätigkeit, in: Medizinrecht, Seit 62ff.

Herold, Gerd (1994): Innere Medizin, August-Haas-Straße 43, 50737 Köln.

Juchli, Liliane (1991): Krankenpflege, 6. Auflage, Georg Thieme Verlag, Stuttgart, ISBN 3135000060.

Jung, H. (1984): Aufgabenübertragung an nichtärztliches Hilfspersonal – Wer haftet wann?, in: Münchner medizinische Wochenschrift, Seite 140ff.

Käufer, Christoph (10/1994): Verhütung postoperativer Wundinfektionen, Die Schwester / Der Pfleger, Bibliomed, Seite 854.

Kurtenbach Hermann (1994): Golombek, Günter, Siebers, Heidi: Krankenpflegegesetz, 4. Auflage, Kohlhammer Verlag, Stuttgart.
Larsen, Reinhard (1987): Anästhesie und Intensivmedizin für Schwestern und Pfleger, 2. Auflage, Springer Verlag, Berlin, ISBN 0387170235.
Larsen, Reinhard (1994): Anästhesie, 4. Auflage, Urban und Schwarzenberg, München, ISBN 354111004.
Lehmann, K.A. (1990) (Hrsg.): Der postoperative Schmerz. Bedeutung, Diagnose und Behandlung, Springer, Berlin.
Mischo Kelling, Zeidler (1992): Innere Medizin und Krankenpflege, 2. Auflage, Urban und Schwarzenberg, München.
Münch, G., Reitz, J. (1994): Lehrbuch für Krankenpflege, Walter de Gruyter Verlag, Berlin, ISBN 3110136155.
Norton, D. u.a. (1981): Pressure sores. In: Preventing Decubitus ulcers, Grunde & Stratton, New York.
Norton, D. u.a. (1975): An Investigation of geriatric Nursing Problems in Hospital, Edinburgh, London und New York.
Paetz, Burkhard (1990): Chirurgie für Krankenpflegeberufe, 17. Auflage, Georg Thieme Verlag, Stuttgart, ISBN 3133329171.
Pschyrembel (1990): Klinisches Wörterbuch, 256. Auflage, Walter de Gruyter Verlag, Berlin, ISBN 311010881.
Reifferscheid, M.,Weller S. (1981): Chirurgie, 5. Auflage, Georg Thieme Verlag, Stuttgart, ISBN 3134557055.
Roper, Nancy (1987): Die Elemente der Krankenpflege, Recom Verlag, Basel, (The elements of nursing), ISBN 3315000247.
Schell Werner (1991): Injektionsproblematik aus rechtlicher Sicht, 2. Auflage, Brigitte Kurz Verlag, Haagen.
Schneider, Alfred (1990): Rechts- und Berufskunde für medizinische Assistenzberufe, 3. Auflage, Springer Verlag, Berlin, ISBN 354052164.
Schumpelick, Bleese, Mommsen (1985): Chirurgie, Ferdinand Enke Verlag, Stuttgart, ISBN 3432945116.
Siegenthaler, W. (1984) (Hrsg.): Lehrbuch der inneren Medizin, Georg Thieme Verlag, Stuttgart.
Sirtl C., Jesch, F. (1986): Anästhesiologisches Notizbuch, Deutsche Abbott GmbH, Wiesbaden, ISBN 3926035021.
Thews, Mutschler, Vaupel (1991): Anatomie, Physiologie, Pathophysiologie des Menschen, 4. Auflage, Wiss. Verl.-Ges., Stuttgart.
Torrance, C. (1981): Pressure sores: Pathogenesis, prophylaxis and treatment. 5. Topical applications and wound agents. Nursing Times, 17–20.

Register